以 毒 攻 毒

——名老中医剧毒中药运用经验集萃

孙守华　秦志福　编著

U0346031

中国中医药出版社

·北　京·

图书在版编目（CIP）数据

以毒攻毒：名老中医剧毒中药运用经验集萃/孙守华，秦志福编著．—北京：中国中医药出版社，2011.1（2023.6重印）

ISBN 978 - 7 - 5132 - 0251 - 0

Ⅰ.①以… Ⅱ.①孙… ②秦… Ⅲ.①中草药—毒性—临床应用—经验—汇编 Ⅳ.①R285.1

中国版本图书馆 CIP 数据核字（2010）第 255417 号

中国中医药出版社出版
北京经济技术开发区科创十三街 31 号院二区 8 号楼
邮政编码　100176
传真　010-64405721
山东华立印务有限公司印刷
各地新华书店经销
*
开本 880×1230　1/32　印张 12.125　字数 268 千字
2011 年 1 月第 1 版　2023 年 6 月第 7 次印刷
书　号 ISBN 978 - 7 - 5132 - 0251 - 0
*
定价　45.00 元
网址　www.cptcm.com

内容提要

本书简要介绍了常用剧毒中药砒石、轻粉、蟾酥、斑蝥、马钱子、巴豆的来源、产地、采集、性能、功效、应用、用法用量、现代研究（成分、药理作用、临床报道、不良反应）等基本知识；重点阐述了名老中医运用常用剧毒中药的经验。从医疗安全出发，书末附录介绍了常用剧毒中药中毒的中西医救治方法。适用于中医药工作者及中医药爱好者阅读。

前　言

多数常用剧毒中药如砒石、轻粉、蟾酥、斑蝥、马钱子、巴豆等治疗量和中毒量非常接近，临床应用相当广泛，且近年来其应用范围有进一步扩大的趋势。若应用得当，则可"拯黎元于仁寿，济羸劣以获安"，甚至能"挽狂澜于既倒，扶大厦之将倾"，治疗多种危难重症如恶性肿瘤等会产生意想不到的疗效；若应用不当，则可引起中毒，甚至"能杀生人，不能起死"，危及患者的生命。在目前医疗纠纷不断发生且有愈演愈烈之势的社会大背景下，许多临床医师畏惧其毒而不用，使当用而未用其治疗的病症得不到有效的控制，着实可惜。随着医学科技的发展，许多名中医对其进行了深入而广泛的研究，取得了丰硕的成果，但这些成果散见于多种中医药著作中，不便临床医生应用和参考，为了解决这一问题，我们将名老中医运用该类药的临床经验进行了搜集和整理，编成了《以毒攻毒——名老中医剧毒中药运用经验集萃》一书，供同道们临床参考和使用。

由于时间仓促，水平有限，错误和疏漏之处在所难免，敬望同道提出宝贵意见，以便再版时修订提高。

本书编辑过程中，承蒙中国中医药出版社华中健、张钢钢、原素敏编辑的热情支持，在此深表感谢。

作者谨识

2010 - 10 - 8

◀◀◀◀◀

目　录

◀◀◀◀◀

◀◀◀◀◀

◀◀

◀◀◀◀◀

一、砒　石

Pi shi（《日华子本草》）

（一）概述

为矿物砷华 Arsenolite 的矿石，或为毒砂（硫砷铁矿）、雄黄等含砷矿物的加工品。主产于江西、湖南、广东、贵州等地。药材分白砒与红砒，二者三氧化二砷（As_2O_3）的含量均在 96% 以上，但前者更纯，后者尚含少量硫化砷等红色矿物质。药用以红砒为主。砒石升华的精制品即砒霜。砒石又名信石、人言。

【性能】辛，大热。有极毒。归肺、肝经。

【功效】外用攻毒杀虫，蚀疮去腐；内服劫痰平喘，截疟。

【应用】

1. 腐肉不脱之恶疮，瘰疬，顽癣，牙疳，痔疮。本品外用具攻毒杀虫，蚀死肌，去腐肉之功。虽可单用贴敷，因易中毒且引起剧烈疼痛，故多配其他药物以轻其剂缓其毒。若治恶疮日久，可配硫黄、苦参、附子、蜡同用，调油为膏，柳枝煎汤洗疮后外涂，如砒霜膏（《圣惠方》）。若配明矾、雄黄、乳香为细末,可治瘰疬、疔疮等,如三品一条枪(《外科正宗》)。

2. 寒痰哮喘。本品味辛大热,内服能祛寒劫痰平喘。主治寒痰喘咳,久治不愈,可配淡豆豉为丸服,如紫金丹(《普济本事方》)。

此外,古方还用治疟疾,现已少用。

【用法用量】外用适量,研末撒敷,宜作复方散剂或入膏药、药捻用。内服每次 2~4mg,入丸、散服。

【使用注意】本品极毒,内服宜慎;外用亦应注意,以防局部吸收中毒。孕妇忌服。不可作酒剂服。忌火煅。

【古籍摘要】

1.《日华子本草》:"治疟疾、肾气。带之辟蚤虱。"

2.《本草纲目》:"除齁喘积痢,烂肉,蚀瘀腐瘰疬。"又"蚀痈疽败肉,枯痔杀虫"。

【现代研究】

1. 化学成分:白砒和砒霜主要成分为三氧化二砷(As_2O_3),红砒石尚含少量硫化砷(As_2S_3)等。

2. 药理作用:砒石有杀灭微生物、疟原虫及阿米巴原虫作用。对癌细胞有特定的毒性,主要通过诱导细胞凋亡杀伤白血病细胞,对急性早幼粒性白血病细胞有诱导分化作用,三氧化二砷还能诱导人肝癌细胞凋亡和明显抑制肝癌细胞增殖,也可诱导多发性骨髓癌细胞凋亡。小量砒石可促进蛋白质合成,活跃骨髓造血机能,促使红细胞及血红蛋白新生。另外,还有抗组胺及平喘作用。

3. 临床研究:据报道,用砒石或经适当配伍治疗早期宫颈癌、皮肤癌、神经性皮炎、皲裂疮、哮喘、肛瘘、牙痛等多种疾病,均取得良好疗效。近年还报道:用三氧化二砷注射液

10ml 加入 5% 葡萄糖注射液 300～500ml 内静滴，每日 1 次，治疗急性早幼粒性白血病 72 例，其中初治者 30 例，有效率 90%，复发性及难治者 42 例，有效率 64.2%；用红砒研极细粉末，每次 2～3g，加白开水 60～80ml，放入小烧瓶内，置酒精灯上煮沸，用其蒸汽熏劳宫穴，先健侧后患侧，每次熏 20～30 分钟，每日 1 次，10 天为 1 个疗程，治疗颈淋巴结核 151 例，治愈 90 例；用白砒石 0.6g，浸入高度白酒 60ml，2 天后用生姜蘸药液擦患处，每日 3 次，每次 1～3 分钟，治疗斑秃 200 余例，效果良好。此外，又可用治汗斑、湿疹、酒齇鼻等多种病症，以及作牙髓失活剂。

4. 不良反应：三氧化二砷有极大毒性，口服 5mg 以上即可中毒，20～200mg 可致死，口服吸收后，随血液分布至全身各脏器，而以骨和毛发贮存量较大且较久。砷为原浆毒，对蛋白质的巯基有巨大亲和力，能抑制在代谢过程中起重要作用的许多含巯基的酶，使细胞呼吸和氧化过程发生障碍，还能直接损害小动脉和毛细血管壁。砷剂还可使肝脏变性坏死，心、肝、肾、肠充血，上皮细胞坏死。还可致癌、致畸、致突变等，又对皮肤、黏膜有强烈腐蚀作用。

（二）名老中医应用砒石的经验

1. 王兆铭

(1)应用
治疗内痔。
(2)配伍

始烧炼至半小时左右，锅内温度达

，两小时左右温度可

，由锅内可见少量白烟冒出，两

、没药

，加上锅盖继续烧炼 1 小

、明矾粘成一团，似松塔干燥

物，即从锅内取出。碾成细粉末，即可。砒棒：白砒石、淀
粉、15% 奴夫卡因各适量，先将白砒石过箩，再用淀粉打成浆
糊，加入奴夫卡因，制成如香棒形，阴干，备用。以上两种制
剂所含三氧化二砷均应控制在 10% 左右。换砒粉时多采用侧
卧位，换药前用 1：5000 高锰酸钾液或用温开水冲洗后即可上
药。先用凡士林纱布将痔核圆绕，使痔核与健康组织隔开，然
后再将砒粉 0.3g（可用点眼瓶内装盐水点滴调成，如无反应
可增加至 0.6～0.9g）用银片由尖向下涂抹在痔核的表面，或
将砒粉倒在纱布上敷于痔核的表面，包裹即可（注意不要撒
到健康组织上），每日 1 次，至痔核表面发生坏死，可改插砒
棒。插砒棒时多采用膝胸位，砒棒每次用量 0.3～0.6g，轻轻
插入痔核内（注意不要过深），病人觉疼时应再向外提出一
点。至痔核完全坏死变黑后停止使用砒粉、棒。每次在上完砒
粉、棒后，在痔核周围涂消肿止痛药膏。痔核坏死后改用凡士
林纱布或其他消炎生肌软膏，每日 1 次，直至坏死组织完全脱

落、伤口愈合为止。嘱患者饮大量水或多喝绿豆汤，以防中毒。

(3)用量

外用适量。

(4)用法

制散剂或棒剂外用。

(5)疗效

治疗内痔脱出 124 例，结果：全部治愈，治愈率为 100%。其中有 1 例愈后 3 个月又发现有痔核脱出，系原初期内痔脱出，经同样治疗又获痊愈。治愈日数最少 5 天，最多 67 天。以 11~30 天为最多。

2. 田素琴

(1)应用

治疗皮肤癌。

(2)配伍

多配伍攻毒之品如朱砂等，如白砒条：白砒石 10g，淀粉 50g，适量加入。揉成面团，捻成线条状，待自然干燥备供外用。配合使用一效膏（朱砂 50g，炙甘草 150g，冰片 50g，滑石粉 500g，淀粉 100g，加麻油适量调成糊状）。病变部位经常规消毒后，在肿瘤周围间隔 0.5~1.0cm 处刺入白砒条，深达肿瘤基底部，在肿瘤周围形成环状，再加一效膏外敷。一般在插条后 12~24 小时出现腐蚀作用，2~6 天肿瘤可脱落。白砒的每次用量为 2~3mg。

(3)用量

外用适量。

(4)用法

外敷患处。

(5)疗效

治疗皮肤癌22例，结果：4例7～15天治愈，6例16～30天治愈，3例31～40天治愈，7例41～60天治愈，2例61～90天治愈。随访观察17例，其中随访1～2年5例，2～5年7例，5年以上5例，除4例因其他病因死亡外，余者健在，无1例复发。

3. 史兰陵

(1)应用

治疗食管癌、宫颈癌。

(2)配伍

治疗食管癌多配伍攻毒去腐之品，如蟾酥、白矾等，如食管癌7方：白砒石0.3g，蟾酥15g，白矾30g，朱砂30g，青黛15g，共为细末，制蜜丸140粒。每次1丸，每日2～4次。如砒麝散：白砒石0.3g，麝香1g，和匀，每次取适量，撒膏药上贴患处体表部位，止痛。

治疗宫颈癌多配伍攻毒、去腐之品，如轻粉、雄黄、硼砂等，如结节型宫颈癌方：白砒石6g，轻粉4.5g，雄黄9g，生马钱子4.5g，鸦胆子4.5g，生附子4.5g，青黛9g，硼砂6g，乌梅15g，冰片1.5g，麝香3g，共为细末，每次取适量，撒布患处。治疗结节型宫颈癌。

(3)用量

成人内服白砒石，每日 4～8mg，外用适量。

(4)用法

制散外敷，制丸内服。

4. 冯益真

(1)应用

治疗儿童支气管哮喘。

(2)配伍

多配伍化痰平喘、益肾纳气之品，如明矾、地龙、紫河车、黄精等，如红砒劫痰方：红砒石 3mg，明矾 11.5mg，五味子 11.5mg，紫河车 23mg，地龙 23mg，黄精 23mg，制成片剂（以上为每片含量）。每片含红砒石 3mg。3～6 岁每天服 3～5 片，7～10 岁每天服 6～7 片，11～15 岁每天服 7～10 片，分早晚 2 次服。14 天为 1 个疗程，可连服 2～4 个疗程，每疗程后停服 5～7 天。

(3)用量

3～15 岁内服红砒石每天 9～30mg，分 2 次服。

(4)用法

制片剂内服。

(5)疗效

治疗儿童支气管哮喘 155 例，结果：近期控制 29.7%，显效 41.9%，有效 23.2%，总有效率 94.8%。显效以上达 71.6%，2 年以上未复发者占 22.9%。一般于服药 2～3 天起效，症状体征逐渐减轻和消失，多数患儿食欲增加，出汗减少，体力增强，感冒次数减少。治疗后复查，87.3% 的患儿其嗜酸性粒细胞有不同程度下降，此外细胞免疫及肺活量测定也有改善。

5. 刘长江

(1)应用

治疗宫颈鳞状上皮细胞非典型增生、宫颈原位癌。

(2)配伍

多配伍攻毒、化痰之品，如雄黄、山慈菇、蛇床子、硼砂、枯矾等，如新催脱方：炙砒石9g，山慈菇18g，雄黄12g，蛇床子3g，硼砂3g，麝香0.9g，枯矾18g，冰片3g，加适量江米粉（每料大约9g），制成长1cm，直径约0.2cm，一头尖、一头粗类似钉子状的栓剂，置阴凉处风干，备用。每次1~2枚，插入肿瘤瘤体上。

(3)用量

外用适量。

(4)用法

制钉剂外用。

(5)疗效

治疗宫颈鳞状上皮细胞非典型增生30例，近期治愈30例（100%）；原位癌32例，近期治愈29例（90.62%），患者已随访5~9年无复发；浸润癌27例，近期治愈14例（51.85%），有13例随诊5~9年，无新生病变及转移病变。

◄◄◄◄◄

6. 孙秉严

(1)应用

治疗多种恶性肿瘤。

(2)配伍

多配伍攻毒抗癌之品如轻粉、雄黄、金钱白花蛇、壁虎、核桃树枝等，如化毒片：轻粉、白砒石、雄黄、玄明粉、山慈菇、蜂房等，制片剂，每片0.5g，每次2～5片，每日1次，口服，治疗原发性支气管肺癌、胃癌、骨肉瘤、直肠癌、子宫颈癌、腹壁肿瘤等。

(3)用量

成人每日服白砒石5mg。

(4)用法

制丸、散等剂，1次或分2次口服。

(5)病案举例

例1：宋某，女，41岁，唐山市某局干部，1977年3月出现咳嗽、痰中带血，北京某医院检查确诊为"肺癌"，5月病情恶化，出现胸水、持续高热（39.5℃～40℃）。3个月来经西药解热，输液，中药羚羊角、水牛角等治疗，高热不退，每日勉强进食1两许，大便数周未解，卧床不起。1977年8月8日来诊。来诊时咳嗽，痰中带血，气喘，呼吸困难，胸闷胁痛，查见形体消瘦，面色苍白浮肿，重度贫血貌，舌苔灰白厚腻，脉沉迟无力，10指均无甲印，舌腮印（＋＋），左耳壳结节（±），胃脘及脐左压痛（＋）。血红蛋白30g/L。证属大寒瘀毒结，正虚。治以温热回阳扶正，驱毒破瘀攻下。

成药处方：化毒片，每日5片；化坚液，每日100ml。口服。

汤药处方：干蟾蜍1只，白花蛇舌草15g，百部30g，葶苈子30g，竹茹15g，附子25g，炮姜25g，肉桂25g，熟地黄30g，白茅根15g，赭石15g，白蒺藜30g，茯苓25g，黄芪30g，麦冬25g，白芍15g，枳实15g，木香15g，地骨皮15g，川大黄15g，玄明粉（冲）15g，牵牛子30g，槟榔30g，每日1剂，水煎2次，早晚服。

服药3剂后，大便黑粪及烂肉状物许多，热退能食。服药1个月后，每日进食3~4两许，已能坐起，血红蛋白87g/L。服药5个月后一切不适症状均消失，摄X线片复查，右肺癌肿完全消失。1983年追访健在。

例2：战某，女，64岁，辽宁省朝阳县某公社社员。上腹部痛腹胀20余年，1979年5月起，疼痛加剧，饮食骤减。入沈阳某附属医院治疗（住院号3910），5月13日行剖腹探查术，见腹腔内肿瘤广泛转移，只做部分切除即关闭腹腔，取活组织检查为"溃疡型腺癌"（病理号8313），医院医生认为其只能活3个月至半年。1979年6月20日来诊。来诊时见面色苍白，身体消瘦，舌苔白腻，脉沉细而弦。10指全无甲印，舌、腮印（+），左耳壳增生物（+），胃脘压痛（+）。舌面有裂纹。证属寒瘀气滞毒结，治以辛温破瘀驱毒攻下。

成药处方：化毒片，每日5片；化郁丸，每日1付；贝粉片，每日5片；化坚液，每日50ml。口服。

汤药处方：海藻15g，牡蛎15g，乌贼骨20g，陈皮10g，高良姜10g，荜茇10g，炮姜25g，肉桂25g，三棱15g，莪术15g，厚朴10g，枳壳15g，牵牛子30g，槟榔30g，川大黄

◀◀◀◀◀

15g，熟地黄 20g，党参 15g，玄明粉（冲）15g，每日 1 剂，水煎 2 次，早晚服。

服药 5 个月后，一切症状消失。服药 2 年多，1985 年追访健在。

7. 朱大年

(1)应用

治疗小儿支气管哮喘发作期，辨证属于寒哮者，症见哮鸣气促，形寒无汗，面㿠肢冷，鼻流清涕，口淡不渴，舌淡苔白，脉濡数或浮紧。

(2)配伍

多配伍化痰之品，如枯矾等，如寒喘丸：白砒石 3g，枯矾 9g，豆豉 30g，面粉 4.5g，上药共 46.5g，每克制成 45 粒粟米大小丸剂。每粒寒喘丸含砷量为 1.4mg 左右。每日 2～3 次，每次 1 粒，但对年龄较大和久病的患儿，也可适当加大用量，但每日用量不得超过 5 粒。如发于夜间者，午后 1 粒，睡前 2 粒；昼夜俱发者，每日 3 次，可采用 1、1、2 粒或 1、2、2 粒的服法；发于清晨者，可睡前服 1 粒，清晨 2 粒，均应用冷开水或冷茶吞服。预防发作，尤其是哮喘好发季节（如 4～5 月或 9～10 月间），根据患儿以往发作规律，在每日睡前或清晨服 1～2 粒。气候变化稍稳定后，即可停服。必须严格控制用量，不得随意加大，服用时间也不能过久。一般急性发作控制后，即可停服。用于预防也不要超过 2 周。服用过程中，要注意观察，若出现恶心、呕吐、腹痛、便稀或皮疹时，应立即停用，并服用绿豆汤，以防中毒。如有以上症状，应该让患者留观。

(3)用量

每日成人服白砒石 2.8～4.2mg，最多不超过 7mg。

(4)用法

制丸剂，内服。

8. 朱良春

(1)应用

治疗外阴白斑。

(2)配伍

多配伍攻毒之品，如轻粉、斑蝥、密陀僧、硫黄、雄黄、冰片、枯矾等，如白斑膏：砒石 3g，斑蝥 0.3g，密陀僧 3g，硫黄 12g，轻粉 12g，雄黄 6g，冰片 6g，枯矾 6g，米醋 500ml 研粉，醋调成膏外用。

(3)用量

适量。

(4)用法

制膏剂外用。

(5)疗效

治疗外阴白斑 11 例，痊愈 4 例，好转 7 例，有效率为 100%。用药时间最短 2 个月，最长 2 年。

9. 朱仁康

(1)应用

治疗寻常疣、头癣、手癣、足癣、体癣、神经性皮炎、银屑病、鸡眼、手足皲裂。

(2)配伍

治疗头癣、足癣、体癣多配伍解毒通络、祛风止痒之品，如斑蝥、硫黄、蛇床子、土槿皮等，如斑蝥醋：斑蝥（布包）3g，白砒18g，土槿皮180g，蛇床子125g，百部125g，硫黄125g，樟脑18g，轻粉（研细末）18g，先将前4味加入米醋5000ml内，浸泡1个月后去滓，再加入后4味。用时振荡，毛笔蘸药水外涂患处。灭菌止痒。

治疗寻常疣、鸡眼多配伍拔毒、去腐之品，如轻粉、飞朱砂、赤石脂、雄黄等，如千金散：煅白砒石15g，制乳香15g，制没药15g，轻粉15g，飞朱砂15g，赤石脂15g，炒五倍子15g，煅雄黄15g，醋制蛇含石15g，共研细末。将药粉掺入患处。

治疗神经性皮炎多配伍解毒通络、祛风止痒之品如斑蝥、制马钱子、蛇床子、制川乌、苦参、羊蹄根、千金子、蜈蚣、蝉衣、地肤子、大风子、土槿皮、海桐皮、白鲜皮等，如羊蹄根酒：白砒石6g，斑蝥（布包）6g，制马钱子15g，蛇床子15g，千金子15g，地肤子15g，蝉衣15g，大风子15g，羊蹄根180g，土槿皮180g，制川乌30g，槟榔30g，海桐皮30g，白鲜皮30g，苦参30g，蜈蚣末9g，将上药浸泡在2500ml的高粱酒中密封半月至1月后，滤去药渣，备用。用毛笔蘸药水外涂患处。

治疗银屑病、手足皲裂多配伍解毒润肤之品如棉子油等，如红油膏：红砒石250g，棉子油2500ml，黄蜡250~500g，先将红砒石捣成细粒，与棉子油同放入大铜锅内，置木炭火上，熬至红砒石呈枯黄色，离火待冷，取去药渣，再加温放入黄蜡（冬用250g，夏用500g）融化，离火，调至冷成膏。薄薄外涂患处。使用时先试涂一小片，观察有无过敏反应，如有反应即停用。

(3)用量

适量。

(4)用法

制酊剂、散剂外用。

10. 陈鸿宾

(1)应用

治疗疔疮。

(2)配伍

多配伍拔毒、去腐之品，如轻粉、红升丹、蟾酥、雄黄、朱砂、硇砂、乳香、没药等，如拔疔丹：白砒石3g，轻粉6g，蟾酥6g，雄黄12g，朱砂12g，硇砂6g，白丁香6g，炙蜈蚣6g，乳香4g，麝香0.6g，犀黄3g，将上药共研极细末，加糯米糊拌匀，制成麦粒大钉状小锭（或绿豆大小丸），晒干，瓷罐密贮备用。药钉徐徐插入疮口（不易插入者，可先将疮头刺破少许），或将药丸放于疮头处，外盖纸质膏药（以千槌膏为好）封贴，勿令泄气。隔1~2日，待有脓液外溢，方可揭开，脓栓即能随脓外溢，或用镊子取出。用于疔疮初起，能使炎症收束、局限或消散；用于酿脓期可使脓栓液化排出。

(3)用量

适量。

(4)用法

制丸剂外用。

11. 何时希

(1)应用

治疗支气管哮喘（寒型）。

(2)配伍

多配伍宣肺之品，如豆豉等，如紫金丹：白砒石（研飞
如粉）4.5g，豆豉（好者，用水略润，少时，以纸沮干，研
成膏）45g，用豆豉膏子和砒同杵极匀，丸如麻子大。每服5～
10丸（每粒含砷约0.5mg），用腊茶，澄清极冷吞下，临卧
时服。

(3)用量

成人服白砒石每日2.5～5mg。

(4)用法

制丸剂内服。

12. 李仕桂

(1)应用

治疗体癣、顽癣、神经性皮炎等。

(2)配伍

多配伍攻毒杀虫、祛风止痒之品，如轻粉、斑蝥、硫黄、
百部、苦参、大风子、蛇床子等，如癣药酒：白砒石27g，轻
粉30g，硫黄60g，斑蝥50g，马钱子50g，川乌90g，槟榔

90g，百部 90g，苦参 90g，白鲜皮 90g，海桐皮 90g，蛇床子 50g，续随子 50g，地肤子 50g，蝉蜕 50g，蜈蚣 50g，大风子 50g，樟脑 30g，白及 180g，土槿皮 150g，白酒 8000ml，将槟榔、百部、蛇床子、苦参、白鲜皮、海桐皮、土槿皮、地肤子，干燥后碎成粗粉；川乌、马钱子、斑蝥、蜈蚣、大风子单独碎为粗粉；砒石、樟脑、轻粉、硫黄宜碎成细粉，过 80～100 目筛。将诸药装入缸内，加入白酒，密封浸渍，每天搅拌 1 次，7 天后改为每周 1 次，1 个月后可滤酒，贮瓶备用。用棉签蘸药酒涂擦患处，每日涂擦 1～2 次，以愈为度。

(3)用量

适量。

(4)用法

制酊剂外用。

13. 李志民

(1)应用

治疗淋巴结核。

(2)配伍

多配伍攻毒散结、活血通络之品，如蟾酥、斑蝥、壁虎、玄参、连翘、炮穿山甲、露蜂房、贝母、僵蚕、牡蛎、蜈蚣、血竭、全蝎等，如复方全贝散：砒石 0.5g，斑蝥 1.5g，蟾酥 2g，全蝎 80g，贝母 120g，玄参 90g，白及 90g，连翘 120g，炮穿山甲 60g，僵蚕 60g，蜈蚣 45g，牡蛎 120g，壁虎 45g，朱砂 18g，露蜂房 45g，血竭 15g，麝香 1.2g，共为细末，每次 3g，每日 2 次，口服。

(3)用量

成人服白砒石每日 3mg。

(4)用法

分 2 次口服。

(5)疗效

治疗淋巴结核 68 例，结果：治愈 62 例，好转 6 例。

14. 李耀先

(1)应用

治疗牛皮癣、风癣。

(2)配伍

多配伍攻毒化痰、祛风止痒之品，如雄黄、斑蝥、生川乌、生草乌、巴豆霜、白矾、川椒、川槿皮、白芷等，如牛皮癣药膏（《北京市老中医经验选编·二》）：白砒石 0.3g，斑蝥0.6g，川椒 1.5g，生草乌 12g，生川乌 12g，川槿皮 1.5g，潮脑 1.5g，雄黄 12g，烟焦馏 12g，白芷 0.1g，巴豆霜 0.6g，白矾 0.6g，共为细面，将香油熬开后晾温，调和上药，敷患处。

(3)用量

适量。

(4)用法

制膏剂外用。

15. 沈胜利

(1)应用

治疗坏死性龈口炎。

(2)配伍

多配伍解毒活血、去腐之品，如青黛、黄连、川黄柏、乳香、没药、硼砂等，如霜梅乳没散：白砒石3g，川黄连3g，川黄柏3g，甘草3g，红枣3g，青黛6g，硼砂12g，乳香15g，没药15g，冰片4.5g，共研细末，先用洁治器轻轻刮除牙周的腐败组织和牙石、牙垢后，再用3%过氧化氢棉球或过锰酸钾溶液洗患部，以抑制厌氧菌生长，然后涂撒药末。

(3)用量

适量。

(4)用法

制散剂外用。

(5)疗效

治疗坏死性龈口炎381例，男性201例，女性180例；年龄以6~10岁最多。有效率为94.75%。其中经治疗后复发者20例，占5.25%，经再次治疗后均有所好转。

16. 吴介诚

(1)应用

治疗一切因阴疽，结核，瘤癌，骨髓炎等形成的日久不愈的瘘管。

(2)配伍

多配伍攻毒、生肌收口之品，如轻粉、雄黄、明矾、乳香、没药等，如化多骨亚降丹：白砒石31g，轻粉24g，明矾

93g，硼砂5g，雄黄8g，乳香3g，没药3g，先将白砒石、明矾煅红，待青烟尽，白烟出，停火放地上，待冷取出砒、矾，加入余药，共研极细末，外撒患处，或制成药捻插瘘管。

(3)用量

适量。

(4)用法

制散剂或药捻外用。

17. 张建明

(1)应用

治疗支气管哮喘发作期，辨证属于寒哮者，症见哮鸣气促，不能平卧，形寒肢冷，痰液清稀，喜热饮，舌淡胖，苔薄白。

(2)配伍

多配伍化痰之品，如豆豉等，如紫金丹：白砒石、豆豉，制成粟米大小丸剂。每服5~10粒（每粒含砷0.5mg），每日用量最多不超过150mg。7天为1个疗程，如续用，须停1周，方可应用。

(3)用量

成人服白砒石每日2.5~5mg。

(4)用法

制丸内服。

18. 张泽生

(1)应用

治疗支气管哮喘（寒型）。

(2)配伍

多配伍化痰之品，如豆豉等，如紫金丹：红砒石（研飞如粉）4.5g，豆豉（好者，用水略润）45g，先将豆豉捣成膏，再和红砒石同捣极匀，丸如麻子大。每服5~10丸（每粒含砷约0.5mg），临卧时用腊茶，澄清极冷吞下。

(3)用量

成人服红砒石每日2.5~5mg。

(4)用法

制丸内服。

19. 张觉人

(1)应用

治疗痈疽、瘰疬、痔疮等形成的瘘管。

(2)配伍

多配伍去腐生肌、活血定痛之品，如明矾、蝎尾、生草乌等，如药线（《外科十三方考》）：白砒石9g，明矾21g，蝎尾3g，生草乌末3g，各研细末，先于锅中滴麻油几滴，次将白砒石末放入，再将明矾末盖于面上，将锅在武火上烧之，俟砒、矾干结成饼，烟将尽未尽时，取出研末，再加蝎尾末、生草乌末，以面糊做成细条（如粗线丝）备用。用时取适量，插入瘘管中。

(3)用量

适量。

(4)用法

制锭剂外用。

20. 张亭栋

(1)应用

治疗急性非淋巴细胞性白血病。

(2)配伍

多配伍攻毒之品，如轻粉，如癌灵1号注射液联合辨证论治，癌灵1号：白砒石（三氧化二砷）1mg，轻粉（氯化亚汞）0.01mg，每支2ml，肌肉或静脉注射。每次8～10ml，每日2～3次，达完全缓解后改为维持治疗，每日2～4ml。毒热炽盛型用清营汤或清瘟败毒饮化裁。鼻衄用白茅根炭、荆芥炭；齿衄用白茅根炭、阿胶，咽喉溃烂用马勃、大青叶、六神丸；皮下瘀斑用三七、紫草；尿血用白茅根炭、大蓟小蓟、槐花炭；便血用地榆炭、陈棕炭、生地黄炭；大便秘结用大黄、芒硝；高热不退用安宫牛黄丸；神志昏迷用紫雪丹、至宝丹。阴虚血热型用玉女煎、青蒿鳖甲汤、左归饮等化裁。有合并感染者加金银花、连翘、紫花地丁、蒲公英、大青叶、板蓝根；盗汗不止用浮小麦、煅龙骨、煅牡蛎；伴有出血用侧柏炭、阿胶、龟板胶、白芨、三七；脾大用三棱、莪术、乳香、没药、血竭；淋巴结肿大用夏枯草、昆布、海藻、蛤壳；便秘者用瓜蒌仁或番泻叶代茶饮用。气血两虚型用八珍汤加淫羊藿、女贞子、何首乌、枸杞子、旱莲草等。自汗不止加浮小麦、五味子、煅龙骨、煅牡蛎；腹泻不止用诃子、赤石脂、山药等。肝肾阴虚型用六味地黄丸、一贯煎化裁。失眠多梦用朱砂、酸枣仁；心悸怔忡用黄连、桂心；盗汗用地骨皮、煅龙骨、煅牡蛎。脾肾阳虚型用四君子汤、右归饮化裁。如虚寒较甚者加附子、肉桂；便溏不止加苍术、赤石脂。骨髓中之原始细胞异常增加，常伴有发热、出血或骨痛，这时可用活血化瘀法，尤其骨痛与神经被浸润的疼痛可用血竭与麝香，会得到缓解。

(3)用量

成人每次肌肉或静脉注射三氧化二砷 4～5mg，每日 2～3 次。

(4)用法

制注射剂，每次 8～10ml，每日 2～3 次，肌肉或静脉注射，达完全缓解后改为维持治疗，每日 1～2mg，肌肉或静脉注射。

(5)疗效

治疗急性非淋巴细胞性白血病，完全缓解率为 27.2%，总缓解率为 86.3%，尤其对急性早幼粒细胞白血病效果更为突出。

21. 张家骏

(1)应用

治疗支气管哮喘发作期，外寒引动伏饮，痰滞互阻，肺失宣达的寒哮证。症见：咳嗽气急，咯痰不畅，痰白清稀，呈泡沫状，喉间哮鸣音，胸闷气短，端坐呼吸，入夜难以平卧，口唇紫绀，面色苍白，形寒肢冷，胸胁痞胀，腹满便秘，口黏纳差，舌苔粉白厚腻，脉浮滑而紧。

(2)配伍

多配伍止咳化痰之品，如白矾、杏仁、蝉衣、陈皮、马兜铃、甘草等，如加味紫金丹：白砒石3g，白矾9g，杏仁30g，蝉衣9g，陈皮9g，马兜铃15g，甘草9g，沉香6g，银杏肉20g，上药共研细末，用桑白皮30g煎汤，水泛为丸，如芝麻大。

(3)用量

"食后温开水送服，用量以白砒石含量按不同年龄来计算。分发作期、间歇期和静止期而定：发作期：3~5岁，每次45mg，日服3次；5~10岁，每次90mg，日服3次；10~15岁，每次135mg，日服3次；15~20岁以上，每次180mg，日服3次。此期连用3~5天，不超过7天。间歇期：3~5岁，每次25mg，日服3次；5~10岁，每次45mg，日服3次；10~15岁，每次78mg，日服3次，15~20岁以上，每次109mg，日服3次。此期可连用5~7天，不超过10天。静止期：为预防发作而用，成人每次90mg，日服3次，可连服14天，最长不得超过30天。"

(4)用法

制丸内服。同时依辨证论治给服汤药。常用方药为小青龙汤、射干麻黄汤加减（经验方：麻黄、射干、杏仁、厚朴、苏子、葶苈子、陈皮、半夏、茯苓、甘草、枳实、制南星、鹅管石），除少数病人给以输氧、补液和抗生素外，一般病人不用其他西药。

(5)疗效

治疗支气管哮喘发作期（寒型）患者30例，疗效显著，药后1~2天均见哮喘缓解、咯痰爽利，哮鸣音明显减少或消失。同时配以汤药，约 2～6 周见症状消失，哮喘控制而出院。30 例中未见明显副作用。

22. 张赞臣

(1)应用

治疗疔疮、痈疽。

(2)配伍

治疗痈疽多配伍攻毒、化痰、活血散结之品，如斑蝥、巴豆等，如代刀散：白砒石 1g，生斑蝥 4.5g，炙巴豆肉 6g，银朱 1.5g。共研细末，过筛。用时掺于疮头上，外用膏药覆盖。咬头溃脓。治疗痈疽、流注有脓不溃者。

(3)用量

适量。

(4)用法

制散剂外用。

23. 单健民

(1)应用

治疗口颊坏疽。

(2)配伍

多配伍攻毒、生肌之品，如轻粉、黄柏、人中白、枯矾、青黛粉等，如牙疳散：白砒石 3g，轻粉 2.1g，人中白 2.1g，枯矾 2.1g，黄柏粉 2.1g，青黛 2.1g，冰片 0.45g，黑枣 5 枚，将黑枣去核，每枣纳入白砒 0.6g，用丝线缠紧，置瓦上烘灰，烘至出尽白烟为度，后入乳钵内研细，再将其他药末混合，研至无声为度，加冰片收存备用。外用。

(3)用量

适量。

(4)用法

制散剂外用。

24. 孟磊

(1)应用

治疗宫颈癌。

(2)配伍

多配伍攻毒、生肌之品，如山慈菇、枯矾等，如催脱钉方：白砒石 9g，山慈菇 18g，枯矾 18g，麝香 0.9g，共研细末，加入适量江米粉，用水调匀，制成"丁"字形或圆形的栓剂。每枚长 1～1.5cm，直径 0.2cm，晾干备用。每次 1～3 枚，3～5 天换药 1 次。连续用 3～4 次。待癌组织坏死脱落后，改用玉红膏（当归身 60g，白芷 90g，紫草 90g，甘草 30g，制成油膏）；如宫颈癌合并局部感染，可先用雄黄 15g，硼砂 0.9g，铅丹 15g，孩儿茶 15g，蛤粉 30g，乳香 9g，没药 3g，冰片 1.8g，制成粉剂，纳入阴道中，待感染控制后，再用本方。

(3)用量

适量。

(4)用法

制锭剂外用。

(5)疗效

治疗子宫颈癌 11 例，结果：全部达到临床近期治愈（症状消失，局部肿块消失，阴道细胞学检查连续 3 次以上阴性）。

25. 杨学志

(1)应用

治疗宫颈中重度间变及宫颈癌。

(2)配伍

多配伍攻毒、生肌之品，如雄黄、明矾、没药等，如三品饼（杆）：白砒石 45g，明矾 60g，雄黄 7.2g，没药 3.6g，先将白砒石及明矾分别研成粗粉，混合后高温煅制成白色疏松块状物，质轻易碎。经药化检验合格后，研细，加雄黄、没药粉，混合均匀，压制成饼、杆型，紫外线消毒后备用。第 1 次敷贴 1 个"三品"饼于宫颈部，在第 2 次上药时，则插置 1 个"三品"杆于宫颈管内。以后根据具体情况选择应用杆或饼，每次间隔 7~9 天。上药时用凡士林纱布保护阴道穹窿。辅助药用紫草 30g，紫花地丁 30g，草河车 30g，黄柏 30g，旱莲草 30g，冰片 3g，共研细末，高压消毒，外用。

(3)用量

适量。

(4)用法

制锭剂外用。

(5)疗效

治疗宫颈中重度间变 46 例，结果：平均疗程 70.3 天，全部病例进行了阴道细胞学和（或）宫颈管刮片术的随访复查，均获满意效果，无1例复发。治疗子宫颈鳞状上皮癌162例，结果：5例治后摘除标本，病理检查未见癌残存；治后存活3年以上91例，5年以上35例。

26. 周绪彬

(1)应用

治疗已破溃的附骨疽及各种恶疮毒瘤。

(2)配伍

多配伍攻毒、生肌之品，如水银、雄黄、火硝、明矾等，如五虎丹：白砒石60g，火硝15g，明矾30g，水银30g，雄黄15g，除水银外先研细末，后加入水银中充分混匀，以不见水银星为度。然后倾入瓦罐内，上扣另一罐，以盐水调泥密封罐口，置炭火上炼制4小时，离火置阴凉处1周后取出，研末并拌入田螺肉粉300g，装瓶备用。疮面大而表浅者，可直接将本方撒于其上；有瘘道者则制成药条插入其中，外盖三黄膏，每日或间日换药1次；有死骨存留者，可配入推车散以加速死骨分离排出。

(3)用量

适量。

(4)用法

制散剂外用。

(5)疗效

治疗附骨疽44例，痊愈28例，显效7例，好转7例，无效2例，总有效率为95.4%。疗程18天至20个月，平均6至7个月。

27. 姜春华

(1)应用

治疗支气管哮喘（寒型），对于热型哮喘不宜。

(2)配伍

多配伍化痰之品，如明矾等，如砒矾丸：白砒石 2.5g，明矾 9g，豆豉 15g，研末为丸，绿豆大，每服 3～5 丸，每日 2～3 次，连服 2～3 周。

(3)用量

姜老确定砒石的用量时，用每 50g 砒石除杂质后，所含砒的百分率来确定。成人内服白砒石每日 3mg。

(4)用法

用量宜由小至大，逐渐达到安全有效剂量。

服后出现咽干、食少或面浮时及时加用清凉药、健胃药，如绿豆衣、黑大豆、白扁豆、防风、甘草、芦根、白茅根、玄参、山栀、黄连、菊花、钩藤、丹皮等。

(5)疗效

停喘时间为服药当天，或 3～5 日，逐渐缓解者，亦有迟至 15 日者，但为少数。服药后完全停止者 70%，大为改善者 20%。

(6)病案举例

梁某，男，55 岁。咳嗽 10 年，哮喘 3 年，冬重夏轻，现发作时有哮喘音，咳嗽频频，舌净，脉细。证属风寒犯肺，治宜平喘止咳，用甘草麻黄汤加味：麻黄 9g，百部 9g，杏仁 9g，大贝 9g，甘草 6g，5 剂，水煎服。砒矾丸，每次 5 丸，每日 2

次，共30粒。药后诸症缓解。

28. 姚菊芳

(1)应用

治疗早期宫颈间变及宫颈癌。

(2)配伍

多配伍攻毒、生肌之品，如雄黄、明矾等，如抗癌丁：白砒石1份，蚤休3份，雄黄2份，枯矾2份，共研成细末，江米糊适量调制，制成荸荠形、图钉形、栓形、饼形，栓杆粗3cm，长0.3~0.4cm，圆饼厚0.2~0.3cm，1~5分币大，视宫颈大小分别采用。以1∶2000新洁尔灭擦洗阴道、宫颈，拭干，夹取1枚抗癌丁，栓头扦于颈管，药饼贴紧宫颈，外塞纱布2块或带线纱球2个，压紧固定药丁位置，上药后卧床休息，少走路，24小时后，换纱布棉球，局部以新洁尔灭棉球擦拭，如药已融化则清除之，1~3天后洗去药泥，以小棉签卷出余药，以防烧伤阴道壁，涂上红汞甘油，促坏死组织脱落，每1~2天清洁1次，7~10天坏死组织脱落后复查刮片再上第2次抗癌丁。一般间变上药1~2次，原位癌上药2~6次，待宫颈恢复光滑无充血，复查刮片阴性时停止上药。

(3)用量

适量。

(4)用法

制锭剂外用。

(5)疗效

治疗宫颈间变11例，10例治愈，1例恶化。治疗原位癌

12 例和早浸 1 例，12 例健在，1 例 86 岁死于冠心病。5 例治后行子宫全切，4 例原位癌虽涂片阴性，但宫颈连续切片仍找到原位癌病灶，1 例早浸经连续切片均未找到癌灶。另有 1 例 6 年后涂片呈阳性，行子宫全切术。

29. 顾乃强

(1)应用

治疗阴茎癌。

(2)配伍

多配伍攻毒，活血止痛之品，如斑蝥、蟾酥、雄黄、轻粉、朱砂、制乳香、制没药等，如加味千金散：白砒石 6g，蟾酥 0.5g，斑蝥（去头、足）0.5g，雄黄 15g，轻粉 15g，朱砂 15g，制乳香 15g，制没药 15g，赤石脂 15g，五倍子 15g，醋制蛇含石 15g，洋金花末 1g，为细末，蜂蜜调成糊状，外涂于患处，外用红油膏覆盖，每日 1 次，直至瘤体全部腐蚀尽。改用红油膏（九一丹、东丹、凡士林）撒桃花散（白石灰 250g，大黄片 45.7g）外敷，直至创面愈合。

(3)用量

适量。

(4)用法

制膏剂外用。

30. 顾松筠

(1)应用

治疗皮肤癌。

(2)配伍

多配伍健脾之品如大枣，如信枣散：红砒石 0.2g，大枣 10 枚，大枣去核后将红砒石置于大枣内，放入恒温箱内烤干，研细混匀，密封于瓶中备用。用时与麻油调成糊状外敷。

(3)用量

适量。

(4)用法

制膏剂外用。

(5)疗效

治疗皮肤癌 22 例，结果：敷药后癌肿组织脱落时间分别为 20～60 天不等，经随访，20 例创面愈合良好，局部无复发，其中治愈后生存 5 年以上者 7 例，4 年以上者 3 例，3 年以上者 3 例，2 年以上者 5 例，1 年以上者 2 例，2 例无效。

31. 徐仲才

(1)应用

治疗小儿支气管哮喘（寒型）发作期。

(2)配伍

多配伍化痰之品如枯矾、豆豉，如寒喘丸：白砒石、枯矾、淡豆豉、面粉，制丸如麻子大，每粒含砷量 0.0016～0.002g，干燥后备用。每日 1～2 次，每次 2～3 粒。

(3)用量

成人每日内服白砒石 3～6mg。

(4)用法

制丸剂内服。

32. 章真如

(1)应用

治疗支气管哮喘（寒型）。

(2)配伍

多配伍化痰之品，如枯矾、豆豉，如寒喘丸：白砒石 3g，枯矾 9g，淡豆豉 30g，大枣（蒸熟去皮核捣成泥）10 个，先将白砒石、枯矾分别研细末，和均筛过，再加淡豆豉及枣泥搅拌，捣匀，丸如绿豆大，每料可做 500 粒，每粒含白砒石约 2.5mg，干燥后备用。禁忌热食、热饮，有咯血史及心脏病禁服。服药 1 料，为 1 个疗程，轻者 1 料收效，重者 1 料半，多至 2 料。

(3)用量

2～15 岁以上每日内服白砒石 5～15mg，15 岁以上每日内服白砒石 20mg，均分 2 次服。

(4)用法

制丸剂内服。

33. 程门雪

(1)应用

治疗支气管哮喘（寒型）。

(2)配伍

多配伍化痰之品，如豆豉等，如紫金丹：红砒石（研飞如粉）4.5g，豆豉（好者，用水略润）45g，先将豆豉捣成膏，再和红砒石同捣极匀，丸如麻子大。每丸含红砒石约0.5mg，每服5～10丸，临卧时用腊茶，澄清极冷吞下。

(3)用量

成人每日内服红砒石2.5～10mg。

(4)用法

制丸内服。

34. 焦树德

(1)应用

治疗支气管哮喘（寒型）。

(2)配伍

多配伍化痰之品，如豆豉等，如紫金丹：红砒石（研飞如粉）5g，豆豉45g，将豆豉用水略润后捣成膏状和红砒石同捣极匀，丸如麻子大。每丸含砷约0.5mg，每服5～10丸，临卧时用澄清极冷腊茶吞下。

(3)用量

成人每日内服红砒石2.5～5mg。

(4)用法

制丸内服。

35. 喻凯生

(1)应用

治疗支气管哮喘（寒型）。

(2)配伍

多配伍化痰之品，如豆豉，如砒豉丸：生白砒石 2g，淡豆豉 20g，分别研细末，过筛后混合，装入空心胶囊，每粒含生药 0.1g，首次吞服 2 粒，冷开水送下，忌热食 7 日。

(3) 用量

成人内服白砒石每次 18mg，7 日 1 次。

(4)用法

制胶囊剂内服。

(5)病案举例

文某，女，17 岁。1967 年 12 月 7 日初诊。自幼患哮喘之疾，久治不愈，遇寒即发。证见咳嗽气喘，喉中痰鸣，咯痰清稀，不得平卧，畏寒，面色苍白，口不渴，小便清长，舌淡苔白，脉沉紧。诊断：支气管哮喘，辨证属寒型，治用砒豉丸，首次吞服 2 粒，冷开水送下，忌热食 7 日。患者服药后，病情逐日好转，哮喘平复。7 日后续诊，再依前法吞服 2 粒，诸恙悉除。随访 3 年未见复发。

36. 魏永和

(1)应用

治疗宫颈癌。

(2)配伍

多配伍攻毒、活血、化痰之品，如蟾酥、硇砂、三棱、莪术、乳香、没药、铜绿、阿魏等。如外敷内服方，外敷方：砒石 8g，蟾酥 0.6g，三棱 35g，莪术 15g，乳香 15g，没药 15g，铜绿 5g，硇砂 8g，阿魏 10g，麝香 0.15g，冰片 0.3g，研末外

◀◀◀◀◀

敷局部。内服黄棱方：黄芪 45g，当归 16g，三棱 16g，莪术 16g，知母 16g，桃仁 16g，鸡内金 15g，穿山甲 15g，党参 15g，香附 12g，水蛭 30g，研细末，口服，每次 3~6g，每日 2~4 次。

(3) 用量

适量。

(4)用法

制散剂外用。

(5)疗效

治疗宫颈癌 24 例，结果：有效 9 例，好转 3 例，无效 12 例。在有效 9 例中，生存 3 年以上者 3 例，2 年半者 2 例，1 年以上者 3 例。

参考文献

1. 高学敏. 新世纪全国高等中医药院校规划教材·中药学（供中医药类专业用）［M］. 北京：中国中医药出版社，2002，9.

2. 王兆铭，冯文璋，黄伟. 砒粉、砒棒治疗内痔脱出 124 例分析［J］. 江西中医药，1958，8：22~24.

3. 史兰陵，史培泉编著. 癌症中医治验［M］. 济南：山东科学技术出版社，1990.

4. 陈武山，李智. 现代名中医哮喘诊治绝技［M］. 北京：科学技术文献出版社，2003，1：162.

5. 刘长江. 应用中药催脱钉防治宫颈癌远期疗效观察［J］. 中华肿瘤杂志，1984，(6)：450.

6. 孙秉严，孙丽瀛．孙秉严40年治癌经验集［M］．华龄出版社，1997，11．

7. 朱良春．中国百年百名中医临床家丛书·朱良春［M］．北京：中国中医药出版社，2001，1．

8. 中国中医研究院广安门医院．现代名老中医名著重刊丛书·朱仁康医疗经验［M］．北京：人民卫生出版社，2005，10．

9. 周国雄．吴介诚疮疡经验录［M］．北京：人民卫生出版社，1980，10．

10. 上海中医研究所．现代著名老中医名著重刊丛书·张赞臣临床经验选编［M］．北京：人民卫生出版社，2005，10．

11. 秦万章，唐汉钧．中国中医秘方大全·外科分卷［M］．上海：文汇出版社，1989，10．

12. 施杞．中国中医秘方大全·伤骨科分卷［M］．上海：文汇出版社，1989，10．

13. 吴敦序．中国中医秘方大全·儿科分卷［M］．上海：文汇出版社，1989，10．

14. 何时希．支气管性气喘20例的中药疗效观察［J］．上海中医药杂志，1957，2，8～11．

15. 陈鸿宾，倪毓生，陈晓燕．去腐生新法外治疮疡的临床经验［J］．上海中医药杂志，1981，8：17～18．

16. 张亭栋．急性非淋巴细胞性白血病证治［J］．中国中西医结合杂志，1985，12：713．

17. 李志民．复方全贝散治疗淋巴结核68例临床观察［J］．新疆中医药，1987，1：37．

18. 陈武山，李智．现代名中医哮喘诊治绝技［M］．北京：科学技术文献出版社，2003，1：163．

19. 陈武山，李智．现代名中医哮喘诊治绝技［M］．北京：科学技术文献出版社，2003，1：164．

20. 杨学志，等．中药锥切治疗宫颈中重度间变——附46例分析［J］．中医杂志，1984，25（10）：19．

21. 姜春华．砒对于支气管哮喘之特殊疗效［J］．上海中医药杂志，1956，2：24～27．

22. 董其圣．姜春华教授应用毒剧药的经验［J］．辽宁中医杂志，1996，23（8）：339～340．

23. 贾立群．朱世杰．现代名中医肿瘤科绝技［M］．北京：科学技术文献出版社，2002，6：388．

24. 顾松筠．中药信枣散治疗颜面皮肤癌［J］．中西医结合杂志，1986，3：146．

25. 章真如．章真如中医临床经验集［M］．北京：科学普及出版社，1993，38．

26. 秦养毅．喻凯生老中医验案三则［J］．湖南中医杂志1988，2：40．

27. 刘嘉湘．中国中医秘方大全·肿瘤分卷［M］．上海：文汇出版社，1989，10．

二、轻　粉

Qing fen（《本草拾遗》）

（一）概述

为水银、白矾（或胆矾）、食盐等用升华法制成的氯化亚汞（Hg_2Cl_2）结晶性粉末。主产于湖北、湖南、山西、陕西、贵州等地。避光保存，研细末用。轻粉又名汞粉、水银粉、腻粉、扫盆。

【性能】辛，寒。有大毒。归大肠、小肠经。

【功效】外用攻毒杀虫，敛疮。内服逐水通便。

【应用】

1. 外用治疮疡溃烂，疥癣瘙痒，湿疹，酒齄鼻，梅毒下疳。本品辛寒燥烈，有较强的攻毒杀虫止痒及生肌敛疮作用。治黄水疮痒痛，配黄柏、蛤粉、煅石膏共为细末，凉水或麻油调涂，如蛤粉散（《外科正宗》）；如配黄连末、猪胆汁调涂，治臁疮不合（《永类钤方》）；或配风化石灰、铅丹、硫黄为细末，生油调涂治干湿癣，如如圣散（《圣济总录》）；又可配大黄、硫黄加凉水调涂，治酒齄鼻、痤疮，如加味颠倒散（《疮疡外用本草》）。

2. 内服治水肿胀满，二便不利。本品内服能通利二便，逐水退肿。常配伍大黄、甘遂、大戟等同用，治水肿便秘实证，如舟车丸（《丹溪心法》）。

【用法用量】外用适量，研末调涂或干掺，制膏外贴。内服每次 0.06～0.15g，每日 1～2 次，入丸、散服，不入汤剂。

【使用注意】本品有毒（可致汞中毒），内服宜慎，且服后应漱口。体虚及孕妇忌服。

【古籍摘要】

1.《本草拾遗》："通大肠，转小儿疳并瘰疬，杀疮疥癣虫及鼻上酒齄、风疮瘙痒。"

2.《本草图经》："服之过剂及用之失宜，则毒气被逼窜入经络筋骨莫之能出，变为筋挛骨痛，发为痈肿疳漏，经年累月，遂成废疾。因而夭枉，用者慎之。"

【现代研究】

1. 化学成分：主要含氯化亚汞（Hg_2Cl_2），化学又名甘汞。

2. 药理作用：轻粉有广谱抑菌作用，对多种革兰阳性与阴性菌及致病性皮肤真菌均有良好抑菌效果。口服有一定泻下和利尿作用。

3. 临床研究：据报道，用轻粉或经适当配伍治疗疥疮、梅毒、酒齄鼻、神经性皮炎、哮喘等多种疾病，疗效满意。近年还报道：用轻粉、滑石粉等量制成狐臭散，局部外用治疗狐臭 100 余例，效果良好；由轻粉与海螵蛸等量制成的汗斑散，在患处外用治疗汗斑 31 例，效果满意；治疗阴茎癌，用红粉

9g，轻粉6g，水银3g，红枣适量，共研末为丸，丸如绿豆大，每日10丸，不可超过2次。此外，又可用治早期宫颈癌、瘘管、慢性泪囊炎等。

4. 不良反应：轻粉大量口服可致中毒。汞是一种原浆毒，可损害肾、肝等器官及组织，也可引起中枢神经和植物神经功能紊乱，并可抑制多种酶的活性。外用也可致接触性皮炎。

（二）名老中医应用轻粉的经验

1. 马云楼

(1)应用

治疗脓疱疮。

(2)配伍

多配伍拔毒生肌、祛风除湿止痒之品，如红升丹、枯矾、黄柏、荆芥、防风、苦参等，如黄石丹方：轻粉12g，红升丹12g，枯矾6g，黄柏60g，煅石膏60g，共研为极细末，用香油或豆油调敷患处。黄水多时，可直接将药粉撒布患处。严重者可酌情选用消风散：荆芥5g，防风5g，生地黄5g，苦参3g，胡麻仁3g，苍术6g，牛蒡子3g，知母3g，赤芍3g，蝉衣3g，金银花6g，黄芩1.5g，甘草1.5g，水煎服。此为10岁以上患者剂量，10岁以下患者量酌减。

(3)用量

适量。

◀◀◀◀◀

(4)用法

制散剂外用。

(5)疗效

治疗脓疱疮106例，年龄1～10岁97例，病程均在1个月以上，全部治愈。经7～15天治愈者81例，16～20天治愈者23例，1个月以上治愈者2例。

2. 于载畿

(1)应用

治疗慢性宫颈炎（宫颈核异质细胞）。

(2)配伍

多配伍解毒、活血之品，如雄黄、黄柏、蜈蚣等，如黄蜈散Ⅰ号：轻粉13%，雄黄12.3%，黄柏64%，蜈蚣7%，冰片3%，麝香0.7%，将上述各药去杂质、焙干，分别研成细末，过100目筛后，按处方中规定的剂量混合，备用。在研磨冰片时，应与其他药粉一起研磨，以免冰片粘于器皿上难于取下。药物研好后，密闭存藏。研磨用的乳钵，用前应使用酒精消毒。

(3)用量

成人每次0.1g左右，轻者1周1次，重者1周2～3次。

(4)用法

制散剂，用窥器撑开阴道，暴露宫颈，用干棉球拭净阴道及宫颈分泌物。在预先制成的专用棉球上（扁形而且较宫颈稍大，中央贯穿长棉线，无菌干燥）撒药粉1g左右，用长柄镊子送入阴道，使药粉紧贴于宫颈上。棉球线头留于阴道外，待 24 小时后，患者自行拉出棉球。轻者 1 周上药 1 次，重者 1 周上药 2~3 次。注意治疗期间，避免性生活，月经或怀孕期间停止上药。

(5)疗效

共治疗慢性宫颈炎（宫颈核异质细胞）71 例，总疗效：逆转为巴氏 I 级者 11 例，逆转率为 15.5%，逆转为巴氏 II 级者 60 例，逆转率为 84.5%。总逆转率为 100%。

3. 邓来送

(1)应用

治疗特发性面神经麻痹、风湿关节炎、骨性关节炎、痈疽肿毒等。

(2)配伍

多配伍解毒、活血、祛风之品，如升丹、乳香、没药、白芷、木鳖子、槐枝、柳枝等，如加味太乙膏：轻粉 12g，升丹 1250g，乳香 12g，没药 12g，血余 30g，阿魏 10g，白芷 60g，当归 60g，玄参 60g，赤芍 60g，生地黄 60g，大黄 60g，木鳖子 60g，肉桂 60g，槐枝 100g，柳枝 100g，麻油 2500g，将后 9 味饮片与槐枝、柳枝（切片）浸入麻油内，春五夏三秋七冬十，候日数到，入洁净大锅内，小火熬至药枯浮起为度，住火片刻，用细布滤净药渣；将锅抹净，用纱布将油滤入锅内，将血余投下，小火熬至血余浮起，以柳棒挑看似膏溶化之象方算熬熟。净油（过滤干净）500g 中，将飞过铅丹 200g（冬春）或 20~25g（夏秋）徐徐投下，火加大些，不停搅拌，候锅内先发青烟，后至白烟叠叠旋起，气味香馥者，其膏已成。及时止火，将膏滴入水中试其软硬，如老则加熟油，若稀加炒丹，每各少许，渐渐加火，务要老嫩适宜为佳。候烟尽，取下锅来，再将乳香、没药、轻粉搅匀，倾入水内，以柳棍搂成一块，再换冷水浸片刻，乘温每膏250g，扯拨转成块，又换冷水投浸。用时每取一块，铜勺内熔化，摊贴痛处。

(3)用量

适量。

(4)用法

制膏剂外用。

4. 王子平

(1)应用

治疗跌打损伤，瘀血奔心，痰迷心窍等症。

(2)配伍

多配伍攻毒、活血、化痰、开窍之品，如水银、雄黄、天竺黄、刘寄奴、当归尾、净乳香、琥珀、麝香等，如三黄宝蜡丸：轻粉2g，水银2g（同轻粉研至不见星），雄黄20g，天竺黄20g，朱砂7g，刘寄奴20g，大戟20g，当归尾10g，儿茶7g，净乳香2g，琥珀2g，麝香2g，上药研细末，用黄蜡适量泛丸。每服1~3g，用黄酒送下，忌凉水、生冷、烧酒3日。

(3)用量

成人内服每日0.01~0.06g。

(4)用法

制丸剂内服。

5. 王玉章

(1)应用

治疗慢性下肢溃疡。

(2)配伍

多配伍拔毒、活血、生肌之品，如红升丹、银珠、铅丹、乳香、没药等，如化腐生肌丹：轻粉 40g，红升丹 30g，铅粉 40g，银珠 30g，铅丹 10g，乳香 50g，没药 50g，血竭 20g，松香 10g，冰片 10g，上药共研细末，混合即可，疮面在常规消毒下，外涂，然后外用敷料覆盖包扎，隔日换药 1 次。

(3)用量

适量。

(4)用法

制散剂外用。

6. 王庆林

(1)应用

治疗外伤及手术伤口感染，口腔及阴部溃疡，脓疮，烧伤后期腐肉渐脱，愈合迟缓的一切慢性溃疡等症。

(2)配伍

多配伍攻毒、化腐、生肌之品，如红升丹、铅粉、净铜绿、炉甘石、生石膏等，如王氏祖传验方葱叶生肌散：轻粉 3g，红升丹 3g，铅粉 30g，净铜绿 15g，炉甘石 60g，朱砂 3g，麝香 2g，冰片 6g，生石膏 30g，赤金箔 20 张，将炉甘石烧红

◀◀◀◀◀

投入童便中煅淬，连煅七次后，同各药一起研为细末，装入径如拇指粗细的鲜大葱管叶内，放置火上焙干制枯，成黄焦色为度，不可烧黑，然后剥去葱叶，加入麝香、冰片、赤金等，置乳钵中研细，过120目筛装瓶密贮备用。用时可用棉签黏附弹撒敷布，或用喷粉器喷洒创面，外敷以油纱包扎即可。化腐提毒，生肌止痛，收敛伤口。

(3)用量

适量。

(4)用法

制散剂外用。

(5)病案举例

例1：李某，男，41岁，石油工人。左小肢内侧被传送皮带撕伤皮约有手掌大小，因创面较大且不干净，经西医外科包扎换药治疗两月余不愈，转来治疗，经检查下肢内踝上侧有25cm×18cm暗红色痂皮溃疡，按之有脓液从痂下溢出，痂厚0.3cm，诊断：擦伤感染（下肢溃疡），应用葱叶生肌散加入凡士林调成10%软膏外敷，促使干痂软化，内服消疮饮和三妙饮，经4天治疗，痂皮全脱，创面大隐静脉长约20cm裸露，呈淡黄绿色，高出创面，继用葱叶生肌散敷布，外敷油纱治疗，裸露栓塞的静脉液化脱落，溃疡周围上皮组织明显增生，治疗23天而痊愈，瘢痕平整。

例2：王某，男，24岁，医院职工，一月前因乘火车，车门滑动挤轧伤右手拇指末节，致使该指末节残伤，随即经某医院外科清创缝合后感染，治疗无效，全拇指肿胀，复诊时要截指，因本人畏惧指残而转来就诊。检查：右手拇指末节外伤性截指肿胀，指骨末节暴露0.5cm，疮面有脓性分泌物。诊断：

外伤性截指感染，初次治疗除继用抗生素外，局部撒布葱叶生肌散，外敷消肿止痛膏，1 周后肿胀消退脓液减少，疮面红活，继用葱叶生肌散配合服用八珍汤，经 3 周而愈。

7. 王宏琳

(1)应用
治疗慢性中耳炎。

(2)配伍
多配伍拔毒、除湿止痒之品，如红升丹、滑石等，如双粉散：轻粉 0.5g，红升丹 0.1g，冰片 0.2g，滑石 0.2g，人工麝香 0.1g，上药共碾为细末备用。先将外耳道用淡盐水洗净，取药粉少许，以纸卷轻轻吹或顿入即可。每日 2 次。

(3)用量
适量。

(4)用法
制散剂外用。

(5)疗效
治疗慢性中耳炎81 例，除 3 例干性中耳炎和 2 例病程 10 年以上者无效，其余76 例均获治愈，有效率为93.8%。

8. 文琢之

(1)应用
治疗各类溃疡、白癜风。

(2)配伍

治疗各类溃疡多配伍拔毒、生肌之品，如银朱、朱砂、硼砂、煅石膏、寒水石等，如七星丹：轻粉 9g，银朱 9g，朱砂 9g，硼砂 9g，煅石膏 30g，寒水石 30g，冰片 9g，先将煅石膏、硼砂、朱砂、银朱、寒水石入乳钵内研为细末，再加入轻粉、冰片于乳钵内研极细末即可。装瓶密封备用。清洁溃疡面后，将丹药少许撒布疡面，外覆药膏或油纱，每天 1 次，如属阴证顽疡，久不收口者，可视病情 2~3 天 1 次。

治疗白癜风多配伍解毒、增色之品，如密陀僧、硫黄、雄黄等，如白癜风秘方：轻粉 15g，密陀僧 120g，硫黄 30g，雄黄 30g，冰片 3g，共研细末。冬春用红皮萝卜切成小片，夏秋用茄子切小片蘸药粉搽患处。

(3)用量

适量。

(4)用法

制膏散剂外用。

(5)病案举例

冯某，男，52 岁，1998 年 4 月 12 日初诊。左手腕背侧溃烂 4 个月。查：患者左腕伸侧溃疡约 4cm×4cm，深达筋骨，可见肌腱、骨骼等深部组织。脓腐虽不多，但紧贴疡面难以去除，疡面灰黑，周围组织紫暗，触觉迟钝。体温、血常规检查均正常，X 线摄片示骨骼无损伤。诊断：腕痈。以七星丹撒布疡面，覆盖无菌纱块，每天换药 1 次。3 天后疡面灰黑渐退，脓腐趋少。1 周后局部见新生肉芽，患者自觉有微温、微痒感。继用 2 周，加用生肌玉红膏至痊愈。

9. 石筱山、石幼山

(1)应用

治疗积症，痰瘀交凝的疼痛，软组织损伤或骨折后骨节活动受限，无名肿毒坚硬疼痛，慢性中耳炎，外耳道湿疹。

(2)配伍

治疗积症，痰瘀交凝的疼痛，骨节活动受限及无名肿毒坚硬疼痛者，多配伍拔毒、活血、化痰之品，如雄黄、蜘蛛、炉甘石、炮穿山甲、乳香、没药、全蝎等，如黑虎丹：轻粉30g，雄黄78g，蜘蛛80只，炉甘石60g，五倍子30g，炮穿山甲30g，乳香30g，没药30g，儿茶30g，冰片15g，全蝎40只，蜈蚣40条，麝香15g，经炮制后各研细末，和匀收贮，宜密封。掺与膏药（如阳和痰核膏）或敷药（如三色敷药）上随症使用。

治疗慢性中耳炎，外耳道湿疹，多配伍拔毒、化痰之品，如铅丹、穿山甲等。如红粉散：轻粉、铅丹、铅粉、穿山甲，上药各为细末，备用。每取少许，将药粉吹入耳道即可。

(3)用量

适量。

(4)用法

外用。

(5)病案举例

例1：徐某，女，58岁，1987年5月14日初诊。滑跌致骶尾部挫伤3周余，曾经外院X摄片未见异常，刻诊，两腰肌及骶部板滞疼痛，不能起坐俯仰，伴胸脘少腹胀痛，便秘，

T_{11}～L_3压痛，并且以 T_{12} 为甚，苔腻，微黄，脉弦。再予 X 摄片（湿片）显示：T_{12} 压缩性骨折，诊断：T_{12} 压缩性骨折（瘀阻），症属脊柱骨折后，瘀血内积，腑气不通，先以通下攻瘀为治。外敷三色三黄膏加黑虎丹、接骨粉。柴胡 6g，枳实 9g，厚朴 6g，玄明粉（冲）9g，生大黄 9g，当归 9g，川芎 9g，桃仁 4.5g，煅自然铜（先煎）12g，红花 3g，地鳖虫 9g，木香 3g，炙甘草 3g，7 帖。

二诊：5 月 19 日，腑气已行，胸脘胀痛渐平，少腹腰脊及骶部仍然酸痛板滞，苔薄白脉细弦，继予活血固腰，续骨定痛。外敷三色三黄膏加黑虎丹、接骨粉。当归 9g，丹参 9g，川芎 9g，桃仁 4.5g，地鳖虫 9g，赤芍 9g，续断 12g，桑寄生 12g，延胡索 9g，地龙 9g，骨碎补 9g，枳实 6g，血竭 4.5g，炙甘草 6g，7 帖。嘱加强腰部功能锻炼。

三诊：5 月 26 日，T_{12} 压缩性骨折近 5 周，腰脊及骶部仍酸痛板滞，引及少腹部，苔薄白，脉细，再拟上法。外敷三色三黄膏加黑虎丹、接骨粉。当归 9g，丹参 9g，川芎 9g，桃仁 4.5g，白术 9g，白芍 9g，续断 12g，狗脊 12g，杜仲 12g，青皮 6g，陈皮 6g，延胡索 9g，地龙 9g，骨碎补 9g，血竭 4.5g，炙甘草 6g，7 帖。

四诊：6 月 2 日，T_{12} 压缩性骨折，腰脊酸痛较前减轻，骶尾部酸痛板滞已瘥，少腹部偶有胀痛，苔薄白，脉细，再拟活血固腰续骨，息痛。外敷三色三黄膏加接骨粉。当归 9g，续断 12g，川芎 9g，桃仁 9g，白术 9g，白芍 9g，鸡血藤 12g，狗脊 12g，杜仲 12g，青皮 6g，陈皮 6g，骨碎补 9g，延胡索 9g，血竭 4.5g，生地黄 12g，熟地黄 12g，7 帖。

五诊：6 月 9 日，腰脊酸痛隐隐，少腹偶有胀滞作痛，苔薄白，脉细，治拟益气和营，调补肝肾。外敷三色三黄膏加接骨粉。炙黄芪 12g，当归 9g，续断 12g，川芎 9g，党参 12g，丹参 12g，桃仁 9g，川桂枝 6g，延胡索 9g，白术 9g，白芍 9g，骨碎补 9g，狗脊 12g，杜仲 12g，炒广陈皮 6g，血竭 4.5g，7 帖。

六诊：6 月 16 日，腰脊酸痛隐隐，少腹胀滞作痛减轻，苔薄白，脉细，再拟益气和营，调补肝肾。外敷三色三黄膏加接骨粉。炙黄芪 12g，当归 9g，续断 9g，川芎 9g，党参 12g，丹参 12g，桃仁 9g，桂枝 6g，延胡索 9g，白术 9g，白芍 9g，骨碎补 9g，狗脊 12g，杜仲 12g，炒广陈皮 6g，血竭 4.5g，徐长卿 12g，7 帖。

例 2：张某，女，54 岁，1994 年 10 月 5 日初诊。右肩关节素有宿疾，近月来疼痛渐增，神疲畏寒，右肱骨大结节上方压痛明显，局部略肿，前举后伸活动受限，X 摄片示：右肩关节无明显异常。苔白腻，脉弦滑。诊断：肩周炎（痰湿互阻），症为痰湿互阻，筋脉气血失畅，治拟豁痰、和营通络。牛蒡子 9g，炙僵蚕 9g，白蒺藜 9g，当归 9g，白术 9g，白芍 9g，青皮 6g，陈皮 6g，威灵仙 15g，制南星 9g，制半夏 9g，羌活 9g，独活 9g，川芎 9g，炒桑枝 9g，7 帖。手法，外敷三色三黄膏加黑虎丹、丁桂散。

二诊：10 月 12 日，右肩关节肿胀已减，仍觉酸痛，抬举后伸活动受限。苔薄腻，脉弦。再拟祛风活血，豁痰通络息痛。牛蒡子 9g，炙僵蚕 9g，白蒺藜 9g，当归 9g，白术 9g，白芍 9g，青皮 6g，陈皮 6g，威灵仙 15g，制南星 9g，炙穿山甲 9g，羌活 9g，独活 9g，川芎 9g，徐长卿 12g，7 帖。手法，外敷三色三黄膏加黑虎丹、丁桂散，嘱加强功能锻炼。

◀◀◀◀◀

三诊：10月19日，右肩关节酸痛依然，抬举120度，后伸10度，苔薄白，脉细弦。再拟祛风散寒，温经化痰法治之。制川乌9g，制草乌9g，木瓜9g，当归9g，白术9g，白芍9g，青皮6g，陈皮6g，威灵仙15g，制南星9g，淫羊藿12g，羌活9g，独活9g，川芎9g，徐长卿12g，生甘草6g，7帖。手法，外敷三色三黄膏加黑虎丹、丁桂散。

四诊：10月26日，右肩关节酸痛明显减轻，抬举135度，后伸15度，苔薄白，脉细弦。再拟上法从治。制川乌9g，制草乌9g，木瓜9g，当归9g，白术9g，白芍9g，青皮6g，陈皮6g，威灵仙15g，制南星9g，淫羊藿12g，羌活9g，独活9g，川芎9g，徐长卿12g，生黄芪15g，生甘草6g，7帖。手法，外敷三色思三黄膏加黑虎丹、丁桂散。

五诊：11月2日，右肩关节酸痛均瘥，胃纳如常，苔薄白，脉弦紧。再拟前法。制川乌9g，制草乌9g，木瓜9g，当归9g，白术9g，白芍9g，青皮6g，陈皮6g，威灵仙15g，制南星9g，葛根9g，羌活9g，独活9g，川芎9g，徐长卿12g，生黄芪15g，生甘草6g，7帖。手法，外敷三色三黄膏加黑虎丹、丁桂散。

10. 史兰陵

(1)应用

治疗胃癌、宫颈癌。

(2)配伍

治疗胃癌多配伍攻毒、通腹之品，如斑蝥、土茯苓、巴豆等，如胃癌经验方：轻粉15g，斑蝥（去头足）30g，巴豆霜

30g，防风45g，蝉衣45g，土茯苓120g，蜂房60g，为末，蜜丸绿豆大，日服1丸。治疗胃癌。

治疗宫颈癌多配伍攻毒、去腐之品，如砒石、雄黄、硇砂、白矾等，如宫颈癌经验方［详见：砒石］，治疗宫颈癌结节型。另有宫颈癌经验方：轻粉4.5g，雄黄60g，铅粉60g，硇砂3g，白矾60g，冰片60g，五倍子60g，蜈蚣240g，大黄30g，藤黄30g，蛤粉30g，桃仁30g，共为细末，外用撒布患处，治疗宫颈癌结节型。宫颈癌经验方：轻粉3g，雄黄9g，蜈蚣2条，黄柏15g，冰片0.3g，麝香1.5g，共研细末，撒布患处，治疗宫颈癌黄水淋漓。

(3)用量

成人内服每日0.1g，外用适量。

(4)用法

内服后宜立即漱口；外用敷患处。

11. 刘世蓉

(1)应用

治疗褥疮。

(2)配伍

多配伍拔毒、生肌之品，如铅丹、血竭等，如鼓和丹：轻粉15g，铅丹15g，血竭15g，朱砂15g，冰片9g，干姜12g，肉桂15g，胡椒15g，煅石膏60g，共碾极细末，装瓶。外敷撒于疮面，每日换药1次。疮面大的可先将腐肉剪掉，洗净疮面，使露出新肉，再撒上药粉；若有死腔，必须剪开死腔，修除腐肉，洗净疮口再上药粉；若有瘘管、窦道，可将药粉加面粉做成鹅管眼药大的细药条，插入瘘管之内，或把线条用菜油或紫草油浸透，粘上药粉，插入瘘管。配合全身支持治疗和定时翻身、按摩治疗。

(3)用量

适量。

(4)用法

外用。

(5)疗效

治愈多例褥疮，其中2例典型病例，1例40天愈，1例78天治愈。

12. 刘金安

(1)应用

治疗疗毒、疖肿、恶疮、瘰疬、臁疮、漏管、褥疮、疳疮、痔疮、骨结核（骨痨）等。

(2)配伍

多配伍拔毒、生肌之品，如铅丹、血竭等，如毒镖膏（刘氏家传秘方）：轻粉18g，铅丹180g，朱砂6g，乳香18g，没药18g，血竭18g，芙蓉叶18g，三七18g，五倍子18g，红花9g，甘草粉18g，麝香3g，小燕3个，咸鸭蛋7枚，香油500g。方中小燕即是夏天房内鸟类燕，以在卵皮出来不过10余日的最佳，整个放油内炸；咸鸭蛋最好是臭的，无臭的用生咸的，整个连皮放油内炸之；甘草粉、朱砂粉、血竭、三七末、红花、芙蓉叶粉、五倍子等备好。先将香油用文武火熬开，再将上列全部药味放油锅内炸黑黄色为度，去渣用油汁；

次将乳香、没药、轻粉，先共研细，再徐徐下锅内，搅拌，用文火熬之，见各药变成黄色起锅，再下铅丹，搅匀，见黑色，至膏滴水成珠，再下麝香，搅匀。下铅丹时，要徐徐下之，用铁勺搅之成膏药。再将膏药倒在水盆内，以除去火毒，火毒出净后，膏药即变成灰白色，取出，即可用之。用时将膏药放水中泡化（冬用热水，夏用凉水），待膏软和后，看症大小，取膏适量，贴于疮上。药上有脓水时，再用凉水洗净，再贴用之，疮症痊愈为止。

(3)用量

适量。

(4)用法

外用。

(5)疗效

屡用屡验，疗效显著。如治骨结核，贴药半月可愈。

13. 刘春林

(1)应用

治疗梅毒。

(2)配伍

多配伍攻毒之品，如红升丹等，如驱毒散：轻粉 1.5g，红升丹 1.5g，麝香 0.09g，将研细之细末，掺入纸烟中，每日分 4~8 次吸入，共 7 日吸完为 1 个疗程。停药 3 天，可再吸第 2 疗程。一般用 3 个疗程，最多用 5 个疗程。

(3)用量

适量。

(4)用法

外用。

(5)疗效

治疗梅毒27例，6例隐性梅毒均吸入5剂，治疗后3～4个月血清反应完全转阴，全身不适等消失；1例胎传隐性梅毒仅吸3剂，治疗后3个月血清转阴；2例胎传梅毒实质性角膜炎均吸入5剂，视力完全恢复，3～4个月血清反应转阴；1例晚期梅毒伴胃痛，经吸5剂胃痛消失；1例梅毒性主动脉炎，吸入5剂，其心悸、气短和胸闷消失，4个月后主动脉阴影缩小，血清转阴；4例隐性梅毒吸入3～5剂，全身不适及肌肉疼痛等完全消失，治疗3～4个月血清滴度降低为弱阳性和阴性之间；1例梅毒性咽炎、1例胎传梅毒神经性耳聋及1例晚期梅毒性视神经炎分别各吸5剂后，咽炎痊愈，听觉稍恢复及视力稍好转；1例晚期梅毒实质性角膜炎患者吸入6剂后，视力好转。27例中共治愈20例（74.1%），另7例除3例无效外，4例有进步，总有效率为88.9%。

14. 师法宣

(1)应用

治疗慢性骨髓炎瘘管。

(2)配伍

多配伍拔毒、生肌之品，如铅粉、铜绿、血竭、珍珠等，如化管药条：轻粉0.9g，铅粉6g，铜绿6g，血竭12g，珍珠1.5g，藏红花9g，儿茶9g，制乳香9g，制没药9g，寒水石12g，冰片9g，麝香0.9g，共研细末，装入瓷瓶备用。内托散：人参 6g，黄芪 24g，炮穿山甲 12g，当归 12g，皂角刺 12g，金银花 12g，白芷 12g，白芍 12g，陈皮 9g，甘草 6g，水煎服。病变在上加桔梗；口渴加天花粉；热毒炽盛加连翘、黄连、蒲公英；脓托出后，渐减炮穿山甲、皂角刺、白芷量。

(3)用量

适量。

(4)用法

外用。

(5)疗效

治疗慢性骨髓炎瘘管 4 例，其中 3 例均以中药内服、外敷，并用化管药条引流，均在 3 个月左右瘘管闭合，死腔消失，患肢活动恢复正常。另 1 例虽间断，但亦有好转。

15. 孙步云

(1)应用

治疗银屑病。

(2)配伍

孙老从银屑病患者冬病夏愈或冬重夏轻现象得出银屑病患者"与先天肾精亏损，阴寒毒邪侵肤有着密切相关"。"至冬阴寒凛冽时，阴寒毒邪侵肤，腠理气血凝滞，脉络受阻，血行不畅，寒闭热伏，阳气不得升发外达，蕴久化热，出现一派血热、血虚、风燥、血瘀之征，此乃本病之启动病机"。故多配伍清热、祛风、活血及养血补肾之品，如天地龙膏由轻粉 5g，黄升丹 10g，蟾酥 2g，守宫 15g，地龙 15g，白及 10g，冰片 3g，鸡蛋 6~8 只等 10 味药组成，将鸡蛋一端打破，去蛋白留蛋黄，将前药分装入鸡蛋内搅匀，微火焙干后，连同鸡蛋研成细末，过100目筛，以牛胆汁调成膏状，存放1周后备用。外擦患处，每日3次。15天为1个疗程。同时用天地虫方：生乌梅20g，白僵蚕15g，生地黄15g，鸡血藤15g，枸杞子15g，黄精15g，地鳖虫10g，乌梢蛇10g，凌霄花10g，狼毒1.5g，每日1剂，水煎分3次服。加减：血热风燥者，加紫草、白鲜皮、玄参等；血虚风燥者，加当归、制首乌、丹参等；血瘀风燥者，加红花、莪术、苏木等。

(3)用量

适量。

(4)用法

外用。

16. 孙秉严

(1)应用

治疗多种恶性肿瘤。

(2)配伍

多配伍攻毒抗癌之品，如雄黄、金钱白花蛇、壁虎、核桃树枝等，如化毒片［详见：砒石］，每次2~5片，每日1次，口服，治疗原发性支气管肺癌、胃癌、骨肉瘤、直肠癌、子宫颈癌、腹壁肿瘤等。如消瘤丸：轻粉、蟾酥、雄黄、铜绿、黄药子、蜈蚣、巴豆仁等，制蜜丸，如梧桐子大小，每次2丸，可逐渐增加至5~6丸，每日1次，口服，治疗颅内肿瘤、喉癌、乳腺癌、食管癌等。

(3)用量

成人每日 0.06~0.15g。

(4)用法

丸、散等剂：1次或分2次口服。口服后必须漱口，以防口腔糜烂。

(5)病案举例

例1：王某，女，55岁，北京市崇文门外人。1969年1月在北京某医院接受乳腺切除术（住院号171433），次年5月呕吐、吐血、昏迷，又入该院，每日输液输血。诊断为乳腺癌，贲门转移。1970年7月3日来诊。已卧床数月不起。查体面色苍白，浮肿，身体消瘦，舌淡苔白厚腻，脉沉细弦，6个指甲有小甲印，舌、腮印（+），右耳壳结节（+），胃、脐旁有压痛，血红蛋白35g/L，血小板 87×10^9/L。证属寒瘀毒结，治以驱毒温阳，破瘀攻下。

成药处方：化毒片，每日5片；化郁丸，每日1丸；胃丹片，每日5片；化坚液，每日50~100ml；口服。

汤药处方：干蟾蜍10g，急性子10g，肉桂10g，炮姜10g，白人参10g，菟丝子20g，熟地黄15g，三棱15g，莪术15g，桃仁15g，红花10g，厚朴12g，枳实12g，竹茹10g，赭石30g，牵牛子30g，槟榔30g，川大黄15g，玄明粉（冲）15g，每日1剂，水煎2次，早晚服。

服药后，大便很多，内有烂肉状物，即能少饮汤水，所以，自服药日起未再输液输血，饮食日增。10日后复查血红蛋白增至100g/L，胃肠造影见食管下端胃底贲门部位明显充盈缺损，黏膜皱襞破坏，呈僵硬状态，诊为贲门癌。服药至1971年1月（历时6个月），一切症状消失，复查血红蛋白140g/L，血小板 200×10^9/L，胃肠造影未见异常，8个指甲均出现正常甲印，舌、腮印消失，1997 年追访健在。

例 2：王某，女，51 岁。1963 年 12 月 12 日因"腰腹疼痛，阴道流粉红色分泌物，味臭数月"就诊于天津某医院，检查见阴道通畅，宫颈口外有两个 0.5cm × 0.5cm × 0.2cm 大小的赘生物（蒂连于子宫内），赘生物活检报告为"子宫颈息肉癌变"（病理号 63 - 4094）。1964 年 1 月来诊，来诊时腹痛，大便燥结，查见身体消瘦，表情痛苦，舌淡苔白，脉沉弦而劲。甲印微寒型，舌腮印（±），胃脘及脐左压痛（+）。

成药处方：消瘤丸，每日 20 丸；新丹，每日 1 付；化郁丸，每日半付，口服。

汤药处方：乌贼骨 10g，牡蛎 15g，鳖甲 10g，当归 15g，川芎 10g，莪术 10g，三棱 10g，茜草 10g，炮姜 10g，丹参 12g，桃仁 12g，牵牛子 30g，槟榔 30g，川大黄 10g，玄明粉（冲）10g，每日 1 付，水煎 2 次，早晚服。

服药后大便通，饮食渐增。治疗 4 个月，不适症状全部消失。1965 年 5 月到天津某医院检查，宫颈息肉完全消失。随访已健在 6 年。

17. 朱广典

(1)应用

治疗窦道等。

(2)配伍

多配伍拔毒、活血生肌之品，如铅丹、制乳香、没药、血竭、赤石脂、煅石膏等，如温柔膏：轻粉 10g，铅丹 30g，制乳香 20g，没药 20g，血竭 10g，赤石脂 30g，生大黄 20g，炙蜣螂 10g，冰片 5g，煅石膏 60g，蜂蜜 200g，葱白（打碎取汁）300g，将前 9 味药研面，与蜂蜜、葱汁共搅匀成膏，备用。应用时摊在干净黑布上，胶布固定患处，每天换药 1 次。

(3)用量

适量。

(4)用法

制膏剂外用。

(5)疗效

治疗窦道 48 例，疗效甚佳。

18. 朱仁康

(1)应用

治疗面部疔疮、溃疡、湿疹、头癣、体癣、足癣（桃花癣）、神经性皮炎、银屑病、酒齄鼻及粉刺等。

(2)配伍

治疗面部疔疮多配伍解毒之品，如银朱、铅丹等，如疔疖膏：轻粉 4.5g，银朱 15g，铅丹 15g，嫩松香 125g，蓖麻油 30ml，凡士林 18g，先将轻粉研细，然后与银朱、铅丹和在一起；另将蓖麻油入铜锅内加温，加入松香熔化，再加凡士林调和，最后加入前药末调和成膏。挑少许药膏涂疮头上，外用纱布胶布固定；或用拔毒膏 1 张挑膏药少许，对准疮头贴上。

治疗溃疡疮面，腐肉已清，已露新肌多配伍生肌收口之品，如龙骨、血竭、赤石脂、煅石膏等，如生肌散：轻粉 30g，血竭末 9g，龙骨末 9g，炙乳香 3g，煅石膏末 30g，赤石脂末 30g，以上各药依次加入，研成细末，装瓶备用。用时以少许直接撒在疮面，外盖玉红膏纱条，再盖敷料。

治疗湿疹多配伍解毒、除湿、止痒之品，如斑蝥、枯矾、黄柏、百部、土槿皮等，如祛湿散：轻粉 30g，黄柏末 30g，白芷末 30g，煅石膏 60g，冰片 6g，先将轻粉、冰片研细，然后与其他药末研细极匀。用药膏调，搽于疮面；渗水多时亦可撒于疮面，治疗慢性湿疹。薄肤膏：轻粉 125g，密陀僧末 620g，白及末 180g，枯矾 30g，凡士林 1.87kg，先将轻粉研细，至不见星为度，逐次加入密陀僧、白及末，最后加入枯矾研极细，加入凡士林调成油膏。涂擦于皮损处，治疗慢性湿疹，皮损较厚者。五倍子膏：轻粉 60g，五倍子末 310g，黄柏末 90g，先将轻粉研细末，不见星为度，然后与五倍子末、黄柏末同研极匀。另用凡士林约 280g，麻油 180ml，调成适当稠度的油膏。薄敷患处，每日 1～2 次，治疗慢性阴囊湿疹，神经性皮炎。

治疗头癣、足癣、体癣多配伍解毒通络、祛风止痒之品，如斑蝥、白砒、土槿皮、蛇床子、百部等，如斑蝥醋［详见：砒石］，外涂患处。

治疗银屑病多配伍解毒、通络之品，如黄柏、当归、白芷、姜黄等，如玉黄膏：轻粉 6g，冰片 6g，当归 30g，白芷 9g，姜黄 90g，甘草 30g，蜂白蜡 90～125g，先将当归、白芷、姜黄、甘草浸泡麻油内 3 天，然后炉火上熬至枯黄，离火去渣，加入轻粉、冰片（预先研末），最后加蜂白蜡熔化（夏季加 125g，冬季加 90g），调搅后冷却成膏。用玉黄膏 30g 加入黄柏末 9g，调和成膏，外搽，每日 1～2 次，治疗银屑病进行期皮损。

治疗神经性皮炎、脂溢性皮炎多配伍解毒、祛风之品，如雄黄、铅丹、硫黄、黄柏、枯矾、煅石膏、白芷等，如皮癣膏：轻粉25g，雄黄15g，铅丹15g，硫黄15g，铜绿15g，枯矾6g，胆矾6g，煅石膏30g，蛤粉30g，黄柏25g，白芷25g，五倍子30g，以上各药均取净末，研和极匀，加凡士林500g调和成膏。外擦患处，每日1～2次。

治疗酒齄鼻、粉刺多配伍解毒、祛风之品，如硫黄、杏仁等，如酒齄鼻擦剂：轻粉6g，杏仁12g，硫黄12g，先将轻粉研细，加杏仁同研，最后加硫黄研和。用手指洗净，蘸药摩擦患处，治疗酒齄鼻、粉刺。

治疗寻常疣、鸡眼多配伍拔毒、去腐之品，如白砒、飞朱砂、赤石脂、雄黄等，如千金散［详见：砒石］，外掺患处。

(3)用量

适量。

(4)用法

制散剂或液剂外用。

19. 朱良春

(1)应用

治疗外阴白斑、恶性淋巴瘤、直肠癌、阴道癌、宫颈癌等。

(2)配伍

治疗外阴白斑多配伍解毒之品，如砒石、斑蝥、密陀僧、硫黄、雄黄、冰片、枯矾等，如白斑膏［详见：砒石］，外涂患处。

治疗恶性淋巴瘤多配伍攻毒、化痰、活血之品，如雄黄、白硇砂、朱砂、乳香、没药、血竭等，如恶性淋巴瘤丸：轻粉2.1g，雄黄30g，朱砂60g，枯矾30g，硼砂15g，白硇砂15g，白及15g，血竭30g，全蝎30g，蜈蚣30g，水蛭30g，乳香60g，没药60g，天花粉60g，苏合油15g，前14味共为细末，加苏合油制水丸如绿豆大，每次2～10丸，起效时间20～30天，至少口服3个月才能收到效果，连服6个月未见毒性反应。

治疗直肠癌、阴道癌、宫颈癌多配伍攻毒、活血之品，如蟾酥、雄黄、三仙丹、乳香、没药、血竭等，如宫颈癌外用方：蟾酥0.6g，轻粉3g，雄黄6g，三仙丹6g，乳香4.5g，没药4.5g，血竭4.5g，冰片7.5g，儿茶5.5g，蛇床子2g，白矾270g，上药各研极细末，先将白矾用开水溶化，和入药末，最后加蟾酥、血竭、蛇床子，拌匀，制成1分硬币大小药片，每次1片，外置患处，隔2～3天换药1次。

(3)用量

成人每日内服1～8mg，外用适量。

(4)用法

制丸剂内服或片剂外用。

20.　陈茂梧

(1)应用

治疗各种肿瘤及未化脓的无名肿毒，深部静脉炎，关节肿痛等。

(2)配伍

治疗疔疮多配伍拔毒、去腐之品，如白降丹、朱砂等，如消瘤散：轻粉 20g，白降丹 80g，朱砂 2g，共研极细末，每用 5g，调鸡蛋白 1 枚，刷患处，每日 2～3 次，皮肤发痒，肿痛自消。若皮肤灼热疼痛起泡破皮，即是过敏，暂时停刷，待皮肤痊愈后再刷。此方只能外用，不能内服，小儿慎用。

(3)用量

适量。

(4)用法

制膏外用。

21．陈鸿宾

(1)应用

治疗疗疮、臁疮等。

(2)配伍

治疗疗疮多配伍拔毒、去腐之品，如白砒、红升丹、蟾酥、雄黄、朱砂、硇砂、乳香、没药等，如拔疗丹［详见：砒石］，徐徐插入疮口，或将药丸放于疮头处，外盖纸质膏药。祛腐膏：轻粉 6g，红升丹 3g，明雄黄 3g，乳香 6g，没药 6g，血竭 12g，制炉甘石 12g，煅龙骨 12g，煅石膏 30g，甘草 3g，将上药共研极细末，另用凡士林搅拌成膏备用。用于疮面浅、脓腐少、肉芽暗淡的疮疡。

治疗臁疮多配伍去腐生肌之品，如红升丹、龙骨、血竭、制炉甘石等，如臁疮膏：轻粉 30g，红升丹 30g，龙骨 120g，血竭 60g，煅石膏 240g，制炉甘石 120g，没药 90g，甘草 30g，将上药研极细末，另用凡士林搅拌成膏备用。

(3)用量

适量。

(4)用法

制膏剂外用。

22. 李仕桂

(1)应用

治疗体癣、顽癣、神经性皮炎等。

(2)配伍

治疗体癣、顽癣、神经性皮炎多配伍攻毒杀虫、祛风止痒之品，如砒石、斑蝥、硫黄、百部、苦参、大风子、蛇床子等，如癣药酒［详见：砒石］，外擦患处。

(3)用量

适量。

(4)用法

制酊剂外用。

23. 李翰卿

(1)应用

治疗宫颈癌。

(2)配伍

多配伍解毒、活血之品，如黄柏、蜈蚣等，如宫颈癌外用第三号方：轻粉 3g，冰片 0.3g，麝香 0.15g，蜈蚣 2 条，黄柏 15g，上药研末，加入适量基质制成软膏。将软膏深入阴道内。

(3)用量

外用适量。

(4)用法

制膏剂外用。

24. 吴介诚

(1)应用

治疗一切疔疮，一切溃疡和瘘管，诸癣疥癞等。

(2)配伍

治疗一切疔疮，多配伍攻毒、清热之品，如银朱、金银花、丹皮、生地黄、白芷、紫花地丁、栀子、蒲公英、连翘、黄芩等，如拔毒膏：轻粉15g，银朱15g，松香15g，樟脑15g，冰片6g，蓖麻子肉93g，前5味各为细末，与蓖麻子肉共捣为膏，每取适量，外敷患处。配合清热解毒方：金银花、丹皮、生地黄、白芷、紫花地丁、栀子、蒲公英、连翘、黄芩，水煎服。

治疗一切溃疡和瘘管多配伍化腐生肌之品，如铅丹、火硝、象皮、血竭等，如一号化腐丹：轻粉24g，血竭9g，铅丹6g，煅石膏15g，黄柏18g，乳香24g，冰片3g，共研极细末，用消毒棉签撒药于溃疡面上，治疗一切疮疡破溃流脓，肉芽组织腐败。八宝丹：轻粉31g，水银62g，白矾62g，硼砂31g，火硝62g，皂矾46g，朱砂31g，冰片3g，依古法用杠炭火升约3小时，炼成丹药待用。外撒患处，以黑膏药覆盖，治疗一切溃疡腐肉败坏，创口不愈，恶肉不去，或慢性瘘管，日久不愈。新八宝丹：轻粉3g，红粉31g，生半夏6g，冰片2g，共研极细末，外撒患处，或制成药捻插瘘管，治疗一切溃疡或慢性瘘管，日久不愈。化多骨亚降丹［详见：砒石］，外撒患处，或制成药捻插瘘管，治疗一切阴疽，结核，瘤癌，骨髓炎等瘘管，日久不愈。极高丹：轻粉 3g，煅石膏 18g，白及 31g，朱砂 6g，玄明粉 12g，乳香 9g，冰片 4.2g，共研极细末，用消毒棉签撒药于溃疡面上，以黑膏药覆盖，治疗一切慢性疮疡溃后或瘘管等腐败已去，肉芽组织清洁，颜色鲜红者。琥珀膏：轻粉 99g，铅丹 62g，琥珀渣 12g，江粉 248g，共研极细末，用清油调成乳状，摊于油纸上，覆盖疮顶，外盖纱布，治疗疖、痈、疔、毒等及溃疡，瘘管等溃烂，或疮疡溃破后红、肿、热、痛及烫伤烧伤等。青黛黄龙油膏：轻粉 31g，黄柏62g，二龙丹 93g，青黛 15g，铅丹 9g，共研极细末，用清油调成乳状，装瓷缸内，用时外贴患处，治疗疮疡溃烂，浸淫皮肤，脓水不干，瘙痒疼痛等。生肌象皮油膏：轻粉 15g，血竭12g，象皮 31g，甘草 46g，紫草 9g，白芷 15g，当归 62g，白蜡 93g，麻油 500g，先将象皮、甘草、紫草、白芷、当归入麻油内浸泡 3 天，用慢火熬枯，滤去渣，将油入锅内煎沸，加入血竭，化尽后下白蜡，微火熬化，再下轻粉细末搅匀，1 日后即可使用。油膏摊于油纸上，覆盖疮面，治疗疖、痈、疔、疮、慢性溃疡，创口溃烂，久不生肌敛口，脓水淋漓不尽者。桃红生肌丹：轻粉 31g，铅丹 12g，煅铅粉 24g，龙骨 31g，牡蛎 31g，白及 24g，乳香 24g，冰片 15g，共研极细末，用清油调成乳状，涂布溃疡面，外盖纱布，治疗疖、痈、疔、疮等已溃破，脓腐已尽，创口日久不愈，褥疮日久不愈。

治疗诸癣疥癞多配伍杀虫、止痒之品，如蛇床子、黄柏等，如蛇黄丹：轻粉 18g，黄柏 77g，蛇床子 62g，乳香 6g，共研极细末，加轻粉混匀，用清油调成乳状，装瓷缸内，用时外搽患处。治疗疮疡溃烂，脓水淋漓，瘙痒疼痛及诸癣疥癫等。

(3)用量

外用适量。

(4)用法

制散剂、膏剂、药捻等外用。

(5)病案举例

钟某，男，18岁。下颌部生疮3天。3天前下颌部发一小疹，翌日即灼热而痛，日渐扩大，疼痛发硬，影响咀嚼，伴有恶寒发热，食欲减退。曾用西药未愈。局部5cm×4cm硬肿浸润，有数个脓头已破；流脓不多。舌质红，薄黄苔，脉弦数。诊为：疔疮。治宜清热解毒。处方：金银花、丹皮、生地黄、白芷、紫花地丁、栀子、蒲公英、连翘、黄芩，水煎服。另服紫雪丹，每日3次，每次1.5g。外敷拔毒膏于疮顶，疮周厚围六合丹。两天后肿硬渐消，化脓溃破，继用清热解毒之剂内服，当脓排尽；乃用化腐生肌药方治之，共治20天痊愈。

25. 吴良章

(1)应用

治疗酒齄鼻。

(2)配伍

多配伍攻毒清热之品，如密陀僧、玄参、硫黄等，如酒齄鼻膏：轻粉24g，密陀僧60g，玄参30g，硫黄30g，各研成细粉，用白蜜调成糊剂，局部搓擦，早晚1次，每次约5分钟。一般用药不得少于1个月，凡能坚持1~3个月者，常能获得满意效果。

(3)用量

外用适量。

(4)用法

制膏外敷。

(5)疗效

治疗酒齄鼻69例，痊愈32例（46.4%），显著进步21例（30.4%），进步10例（14.5%），不明6例（8.7%）。

26. 肖龙友

(1)应用

治疗急惊风、湿疹等，预防麻疹、水痘。

(2)配伍

多配伍攻毒、安神之品如朱砂等，如蒿虫散：轻粉0.15g，朱砂0.15g，青蒿虫7条，先将轻粉、朱砂用乳钵研细，再将青蒿虫放入合研，瓶装备用。婴儿哺乳时，将药粉涂在乳头上服入，或用白糖水冲服少许。

(3)用量

内服微量。

(4)用法

制散剂内服。

27. 张亭栋

(1)应用

治疗急性非淋巴细胞性白血病。

(2)配伍

多配伍攻毒之品如砒石等，如癌灵 1 号注射液联合辨证论治 [详见：砒石]。

(3)用量

成人每次 0.08 ~ 0.1mg，每日 2 ~ 3 次，肌肉或静脉注射。

(4)用法

制注射剂肌肉或静脉注射。

28. 张觉人

(1)应用

治疗一切疔疮、痈疽、发背、乳痈、附骨疽、无名肿毒等。

(2)配伍

多配伍攻毒、化痰、活血之品，如蟾酥、雄黄、铜绿、朱砂、枯矾、胆矾、穿山甲、全蝎、蜈蚣、地龙、乳香、没药、寒水石等，如蟾酥制剂：轻粉 6g，蟾酥 9g，雄黄 6g，铜绿 3g，朱砂 12g，枯矾 3g，胆矾 3g，穿山甲 9g，全蝎 9g，蜈蚣 9g，地龙 9g，乳香 3g，没药 3g，寒水石 6g，牛黄 9g，麝香 9g，冰片 9g。蟾酥散：先将蟾酥用酒溶化，再同各药混合研匀即可。蟾酥丸：先用适量米糊同蟾酥散拌和，制成绿豆大小丸，然后置石灰坛中干燥即可。蟾酥锭：先用适量米糊同蟾酥散捣和，捻成麻线粗，1.5cm 长的药条，然后置石灰坛中干燥即可。蟾酥膏：先取蟾酥散 1 份，陈猪油 10 份，再捣和成膏即可。蟾酥酒：先取蟾酥散 1 份，火棉酒 10 份，再混合即可。

◀◀◀◀◀

(3)用量

成人内服每日 0.015 ~ 0.03g，外用适量。

(4)用法

蟾酥散：直接撒布溃疡面；蟾酥丸：每次 3 ~ 6 丸，用葱白 5 寸捣烂包药，用热黄酒一杯送下，盖被出汗为度。如不出汗者，可再服 3 ~ 5 丸，总以出汗为度。若病已 3 ~ 5 日疾病重者，可再服 3 ~ 5 丸。疮疡在上者，饭后服；疮疡在下者，饭前服。蟾酥锭：疮疡已溃，如欲使其迅速干脓，或拔出脓头时，将药锭按疮孔的大小深浅，折断一部分塞入疮孔，外面再以膏药封住，约一昼夜揭下膏药，疮疡脓头即随膏药拔除，如一次未拔出者可再塞一次或两次。蟾酥膏：外涂患处。蟾酥酒：专供口腔或阴道病变用。用时先以脱脂棉塞于口腔或阴道患部周围，再用脱脂棉拭净患部分泌物，然后以脱脂棉蘸药遍涂患部，继以电吹风吹干，药在患处形成一层薄膜即可。

29. 张赞臣

(1)应用

治疗痈疽、臁疮、乳头皲裂、癣、秃疮等。

(2)配伍

治疗痈疽多配伍解毒、活血通络之品，如蟾酥、雄黄、制乳香、制没药、血竭等。如追毒丹：轻粉 1.0g，雄黄 3g，蟾酥 1.5g，蜈蚣 1 条，硇砂 1.5g，朱砂 3g，白丁香 1.5g，冰片 1g，麝香 0.3g。除冰片、麝香外，先将其他 7 味药共研极细末，过筛，最后加入冰片、麝香研匀。用时放于膏药中，贴疮头上。箍脓咬头，攻毒散结。治疗痈疽化脓、头不溃破、根脚不收等病症。提脓丹：轻粉4.5g，青黛4.5g，煅石膏15g，人中白9g，儿茶9g，玄明粉15g，冰片1.5g，除冰片外，先将轻粉、玄明粉分别研细，再和入余药共研极细末，过筛，最后加入冰片研匀。用时放于疮口上，外盖膏药，每日换药1~2次。提脓拔毒。治疗疔疮、痈疽溃破者。扫盆排毒丹：轻粉18g，红升丹30g，煅石膏120g，血竭30g，乳香末18g，冰片4.5g，除冰片外，先将轻粉、红升丹分别研细，再和入余药共研极细末，过筛，最后加入冰片研匀。用时放于疮口上，外盖膏药，每日换药1~2次。拔毒祛腐，生肌收口。治疗疮疡溃后、腐肉不脱，久不收口。

治疗臁疮多配伍拔毒祛腐、生肌收口之品，如铅粉、铜绿、赤石脂、煅石膏、炉甘石等，如白金膏：轻粉6g，铅粉24g，赤石脂9g，煅石膏9g，铜绿9g，炉甘石9g，人中白9g，龙骨6g，冰片3g，白蜡60g。除白蜡、冰片外，先将其他药共研极细末，过筛。另取猪油420g，清水3~4匙煎熬，弃渣取净油，即加入药粉，用竹棍不断搅拌，再熬至油滚，用钢筛过滤，趁热加入白蜡，将离火时加入冰片，和匀。瓷瓶收贮。用时将药膏涂于消毒纱布上，贴患处。拔毒祛腐，生肌收口。治疗臁疮久溃不敛；痈疽溃后，久不收口；乳头皲裂，癣痒流滋。

治疗秃疮多配伍拔毒、活血、祛风清热之品，如铜绿、绿矾、硫黄、当归、丹皮、红花、羌活、独活、黄连、黄芩、黄柏等，如秃疮膏：轻粉4.5g，铜绿9g，绿矾9g，硫黄9g，血竭9g，烟胶9g，樟脑6g，黄连4.5g，黄芩4.5g，黄柏9g，玄参9g，生地黄30g，当归9g，丹皮9g，红花4.5g，羌活4.5g，独活6g，先将前7味共研极细末，过筛。余药用麻油炸枯，去渣，加入黄蜡25g，白蜡25g，烊化，文火继续煎熬浓缩后加入药粉，搅匀，至滴水成珠为度。瓷瓶收贮。用时搽于患处，纱布包扎，隔1～2日换药1次。清热去湿，杀虫止痒。治疗秃疮。

(3)用量

外用适量。

(4)用法

制散剂外用。

30. 单健民

(1)应用

治疗口颊坏疽。

(2)配伍

多配伍攻毒、生肌之品，如白砒石、黄柏、人中白、枯矾、青黛粉等，如牙疳散［详见：砒石］外用。

(3)用量

适量。

(4)用法

制散剂外用。

31. 房芝萱

(1)应用

治疗各种化脓性感染溃疡、瘘管。

(2)配伍

多配伍拔毒、生肌之品，如京红粉、朱砂、血竭、琥珀等，如甲字提毒粉：轻粉30g，京红粉30g，朱砂9g，血竭12g，琥珀粉9g，冰片6g，麝香0.9g，将上药分别研为极细末，以不见金星为度，过120~140目铜筛后混匀。创面在常规消毒下用本品撒创面，每日换药1次，以1个月为1个疗程。

(3)用量

适量。

(4)用法

制散外敷。

(5)疗效

治疗各种化脓性感染溃疡30例，并用洗必泰纱条作对照。疗效判断标准（近期疗效）：痊愈：创面完全愈合，临床症状消失。显效：创面缩小达70%以上，临床症状基本消失。好转：创面缩小达40%以上，临床症状改善。无效：治疗1个疗程、创面缩小不足40%或根本没有缩小或有扩大趋势，临床症状无改善。结果：临床疗效对比：观察组30例，总有效者30例，占100%；对照组总有效者28例，占93%。说明观察组疗效优于对照组。两组化腐提毒作用的比较：选择创面腐肉较多，覆满创面者进行用药比较。以腐肉脱落，有鲜红的肉芽组织暴露为净化时间标准，发现观察组的净化时间较对照组为短，两者有显著性差异（$P < 0.01$）；两组生肌作用比较：以创面净化至创口愈合作为"生肌"的时间标准，发现观察组生肌时间较对照组为短。两组有显著性差异（$P < 0.01$）。两组治疗后病理形态比较：观察组治疗后创面肉芽组织新生较

快，中性白细胞、淋巴细胞、浆细胞、吞噬细胞数量增多或明显增多；纤维母细胞、新生毛细血管增生旺盛，胶原纤维、网状纤维形成活跃，其肉芽组织具有较强的吞噬及抗感染能力，能够加速伤口修复过程。观察组治疗后 4~5 天疮面坏死组织已全部脱落，肉芽组织红润，细菌培养阴性；治疗后 30 天疮面全部愈合。对照组治疗后 10 天坏死组织全部脱落干净；治疗后 30 天疮面渐愈合。两组平均治愈天数先后相差 5 天。不良反应：局部反应：观察组中病人有 6 例出现用药后局部烧灼感，约持续 1~4 小时后消失，未出现局部过敏反应。全身反应：观察组中 30 例病人用药前后均做血、尿常规及肝、肾功能对照检查，无异常所见。

32. 易菊清

(1)应用

治疗多种恶性肿瘤。

(2)配伍

易老常说，肿瘤形成的主要病因为毒热暴决，且毒盛于热，仅用一般的清热解毒药，往往药重药轻，唯有大毒剧毒之品，方可力挫病势。临床常配伍攻毒之品如雄黄、朱砂、蟾酥、制马钱子、鸦胆子、全蝎、蜈蚣、硇砂、牛黄、麝香之类，配制成丸剂或胶囊剂使用，每获良效。如易老研制的化瘤 17 号胶囊（丸）中就含有轻粉、蟾酥、雄黄、朱砂、牛黄、麝香、硼砂，全方大毒剧毒之品约占 1/2 比重。此方历经 40 年临床运用，疗效显著。

(3)用量

成人每日 0.06~0.15g。

(4)用法

制丸剂内服。

(5)病案举例

刘某，男，34 岁，1976 年 12 月 28 日初诊。1976 年 10 日发现两耳下有 2cm×2cm 之肿块，推之不移，经某医院病理确诊为网织细胞肉瘤。10 天后右侧肿块增至 5cm×5cm，左侧肿块增至 4cm×5cm，再去某院作病检复查，诊断同前，经某肿瘤医院放射治疗后转来。刻诊：形体消瘦，口腔、两颊及咽喉部多处红肿溃烂，两耳下仍见肿块，左为 3cm×2cm，右为 2cm×2cm，质硬，不痛，舌红少苔，脉象细数。辨证为热毒痰浊互结，凝滞经脉，又因放疗灼伤，气阴亏虚。易老处以清热解毒，化痰散结，益气养阴法。成方：化瘤 17 号丸，每日 9g，饭后分 3 次服。汤方：人参 15g，玄参 15g，生牡蛎 15g，浙贝母 15g，山慈菇 15g，蒲公英 15g，金银花 15g，山豆根 15g，枸杞子 15g，赤芍 15g，丹参 15g，重楼 15g，天葵子 15g，紫花地丁 12g，板蓝根 12g，射干 12g，夏枯草 12g，牡丹皮 9g，白花蛇舌草 30g，水煎每日服 1 剂。辅以外用麝香独脚莲散滴入酒、醋各少许加温水调敷肿块之上，每隔日更换 1 次。上法治疗 3 个月，肿块基本消失。6 个月后，原肿块下方又出现 3 枚指头大淋巴结肿，伴有低热，舌苔薄黄，脉细数，遂将前方中白花蛇舌草增至 60g，每日加服犀黄丸 6g，小金片 4 片。中药守方加减 1 年半后，肿块完全消失，1978 年 1 月恢复正常工作，随访至 2003 年初，患者仍健在。

33. 周凤梧

(1)应用

治疗疔毒。

(2)配伍

多配伍清热解毒之品如铜绿、银朱、蓖麻子仁等，如冰朱蓖麻膏：轻粉1.2g，铜绿1.2g，银朱2.1g，龙眼肉4.5g，冰片0.9g，蓖麻子仁6g，共捣为膏敷患处，每日一换。

(3)用量

适量。

(4)用法

制膏剂外敷。

(5)疗效

治疗疔疮10余例，效果均甚满意。

34. 周国雄

(1)应用

治疗湿重于热型湿疹。

(2)配伍

多配伍清热除湿之品，如青黛、煅石膏、大黄、蛇床子、黄柏、黄芩等，如外撒湿疹散：轻粉1.5g，青黛3g，煅石膏4.5g，大黄4.5g，蛇床子10g，黄柏4.5g，黄芩3g，冰片0.3g，血余炭10g，上药共研细面，先用苦参30g，土茯苓30g，蛇床子30g，白药皮30g，川椒10g，布包水煎，待温时湿敷皮疹处。每日洗 30~60 分钟，然后再薄薄涂于患处，除湿止痒。待渗液基本消失后，可加适量凡士林及羊毛脂配成软膏薄薄涂之。内服用平胃散与益黄散化裁：苍术 10g，白术 10g，陈皮 10g，川厚朴 10g，猪苓 10g，茯苓 10g，清水豆卷 12g，冬瓜皮 30g，白花蛇舌草 3~5g，泽泻 10g，六一散（包煎）10g，水煎服。

(3)用量

适量。

(4)用法

制散剂外敷。

35. 柯与参

(1)应用

治疗胃癌。

(2)配伍

治疗胃癌多配伍攻毒、活血之品，如蟾酥、马钱子、雄黄、制乳香、制没药、明矾等，如解毒止痛消瘤丸：轻粉 1.5g，雄黄 9g，制马钱子 15g，蟾酥 1.5g，枯矾 6g，升麻 15g，延胡索 30g，制乳香 15g，制没药 15g，朱砂 9g，蜈蚣 20 条，人中白 9g，丹参 30g，冰片 6g，共为极细末，糯米为丸如绿豆大。每次 15~20 丸，每日 2 次，饭后服。治疗元气衰微，血枯津涸硬型胃癌。

(3)用量

成人每日 0.06~0.15g，分 1~2 次口服。

(4)用法

◀◀◀◀◀

丸剂内服。

36. 赵炳南

(1)应用

治疗淋巴结核、小腿溃疡、扁平疣、慢性湿疹、头癣（秃疮）、神经性皮炎、皮肤瘙痒症、手足皲胝、疮面水肿肉芽增生等。

(2)配伍

治疗淋巴结核、小腿溃疡等多配伍拔毒、生肌之品，如红升丹、琥珀粉、煅珍珠粉等，如紫色疽疮膏：轻粉9g，红升丹9g，琥珀粉9g，乳香粉9g，血竭9g，煅珍珠粉9g，冰片0.9g，蜂蜡30g，香油120g，锅内盛油，在火上沸开后离火，将前5味药入油内溶匀，再入蜂蜡，使其完全溶化，将冷却时兑入珍珠粉、冰片，搅匀成膏。贴敷患处。治疗淋巴结核，小腿溃疡，慢性溃疡，扁平疣，手足皲胝等。急性炎症性皮损，新鲜肉芽勿用；此药膏具有一定毒性，若大面积皮损面使用时，应注意汞剂吸收中毒；对汞过敏者禁用。

治疗慢性湿疹、神经性皮炎多配伍拔毒、收湿、止痒之品，如雄黄、铅粉、五倍子、枯矾等，如粉色干燥药粉：轻粉120g，铅丹360g，铅粉120g，五倍子240g，枯矾120g，与其他药粉合用撒扑或油调成糊剂用，常用量为5%～20%。治疗慢性湿疹（顽湿疡）神经性皮炎，头癣（秃疮）。本药粉有一定刺激性，凡发现湿热性（急性皮炎）皮肤病，溃烂疮面多黏膜损害，慎用，对汞过敏者禁用。搽黄药粉：轻粉12g，雄黄12g，朱砂12g，栀子30g，上药细研，用黄瓜蒂、茄子皮或生姜片蘸药外搽，或配成 10% 软膏外用。治疗神经性皮炎（干癣），慢性湿疹（顽湿疡）。溃疡勿用。止痒药粉：轻粉 15g，铅粉 30g，密陀僧 15g，炉甘石 30g，枯矾 30g，乳香 60g，老松香 30g，冰片 6g，装入布袋，外扑皮损，或用油调外敷，也可配成 5%～20% 软膏外用。治疗湿疹，神经性皮炎，皮肤瘙痒症。本药有一定刺激性，对于急性炎症性皮肤病、黏膜病损慎用。对汞过敏者禁用。

治疗疮面水肿肉芽增生多配伍祛腐、生肌之品，如硼砂、煅石膏等，如平胬散：轻粉 3g，硼砂 6g，乌梅 10g，煅石膏 3g，研细末，每取适量，直接撒布疮面上，纱布压扎。治疗各种疮面水肿肉芽增生。新鲜疮面，脓毒未净者勿用；对汞过敏者禁用。

治疗局限型硬皮病、斑痕疙瘩等多配伍解毒、活血、化痰之品，如马钱子、鲜羊蹄根梗叶、百部、斑蝥、全蝎、金头蜈蚣、皂刺、穿山甲等，如黑色拔膏棍：轻粉 15g，硇砂面 9g，白及面 30g，藤黄面 15g，松香 60g，铅丹 300g，马钱子 30g，斑蝥 15g，鲜羊蹄根梗叶 60g，大风子 60g，百部 60g，皂刺 60g，鲜凤仙花 30g，羊踯躅花 30g，透骨草 30g，苦杏仁 30g，银杏 30g，蜂房 30g，苦参子 30g，穿山甲 15g，川乌 15g，草乌 15g，全蝎 15g，金头蜈蚣 15 条，前 4 味制成药面，马钱子及其后共 18 味加入盛有香油 4000ml、生桐油 1000ml 的铁锅内，浸泡上药后，文火炸成深黄色，离火后过滤；再将药油置武火熬炼至滴后成珠（温度大约 240℃左右），然后下铅丹、药面、松香。每 500ml 药油加樟丹 300g，药面 90g，松香 60g，瓷瓶收贮。外涂患处，加温包扎。治疗神经性皮炎、皮肤瘙痒症、局限型硬皮病、斑痕疙瘩等。注意皮肤有损伤者勿用。

(3)用量

适量。

(4)用法

制膏外用。

(5)病案举例

例1：吴某，男，43岁。1971年7月20日初诊。右小腿有一块皮肤发硬，色淡红，已4个多月。2月间发现右小腿下亦有一块皮肤变硬，色淡红，有时稍痒，小腿有时抽筋，范围逐渐扩大。曾经某医院诊断为"局限型硬皮病"。经治效果不显。现纳食不香，大便溏泻，夜寐不安，失眠多梦，全身无力。检查：右小腿伸侧中1/3处有一块约为7cm×8cm大小之硬皮，右侧足背有一块约4cm×6cm大小之硬皮，色淡红，表皮有蜡样光泽，触之坚实，皮肤毳毛脱落，皮损四周可见毛细血管扩张。舌质淡红，苔薄白，脉沉细而弱。西医诊断：局限型硬皮病，中医辨证为脾肾阳虚，气血两亏，风寒外袭，经血痹塞不通。治宜补肾养血，益气健脾，温经通络。药用全当归9g，党参15g，黄芪30g，川芎9g，白术15g，茯神9g，龙眼肉15g，远志9g，桂枝9g，外用黑色拔膏棍，加温外贴包紧。

用药2周后，失眠情况好转，饮食稍增，局部皮损色转淡粉红，周围粉红晕渐退，全身疲乏已好转。按前方加鹿角霜6g，菟丝子15g，补骨脂15g。外用药同前。

用药2周后，局部皮损转淡色，渐软，有时局部微微出汗，继服前方。又进上方2周，其治疗6周后，全身情况基本恢复正常，局部皮肤蜡样光泽消失，接近正常皮肤色，触之柔软，有皮纹出现，并见新生毳毛，症获显效。

例2：栗某，女，37岁。1970年8月26日初诊。10余年来右眉间有一条皮肤发硬，并逐渐变长，颜色也逐渐变暗。经某研究所诊为"局限型硬皮病"，经多种治疗无效。检查：眉间发际至鼻梁骨约 6～7cm 长沟形病灶，凹陷，皮肤粗糙较硬，边界清楚。舌质淡苔薄，脉沉细。西医诊断：局限型硬皮病，中医辨证为脾虚湿蕴，经络阻隔，气血凝滞。治宜健脾除湿，通经活络，软坚。方用阳和丸、人参健脾丸、人参归脾丸。外用脱色拔膏棍30g。

用药 10 天后，硬皮变软，变红，继用药 10 天后，硬皮红软，中间凹陷变浅，自觉发痒。仍用前药 2 个月后获效。

37. 赵韵芬

(1)应用

治疗痈疽、疔、疖等表浅化脓性感染疾病及一切化脓性溃疡。

(2)配伍

多配伍攻毒、活血之品，如银珠、铅丹、木鳖子、黄芩、川黄柏、玄参、苦参、血竭、赤芍等，如清解膏：轻粉4.5g，银珠4.5g，铅丹1200g，铅粉720g，冰片4.5g，血竭4.5g，生地黄250g，当归250g，羌活60g，黄芩60g，川黄柏50g，玄参60g，苦参60g，甘草60g，白芷30g，赤芍30g，大黄90g，木鳖子20g，植物油（菜油或麻油）4800g。先用植物油将生地黄及其之后药物煎至枯黄焦脆，过滤去渣。放炒铅丹，再将过滤去渣的药油倒入锅内，徐徐加铅粉，用大火熬炼至起泡变成黑色，以滴水成珠为度，一般熬2～3小时左右，最后再放轻粉、银珠、血竭、冰片，用柔和而有韧性的白纸剪成约

◀◀◀◀

10cm×10cm 大小，将熬好的膏药溶化后摊于纸上备用，用时将膏药在火上烤化后贴于患处。

(3)用量

适量。

(4)用法

制膏剂外用。

38. 顾乃强

(1)应用

治疗皮肤癌、阴茎癌。

(2)配伍

多配伍攻毒、活血止痛之品，如蟾酥、雄黄、斑蝥、白砒、朱砂、制乳香、制没药等，如加味千金散［详见：砒石］，外涂于患处，外用红油膏覆盖，每日1次，直至瘤体全部腐蚀尽。

(3)用量

适量。

(4)用法

制膏剂外用。

39. 顾筱岩

(1)应用

治疗一切阳性疮疡、痈、有头疽、疖、疔未溃者。

(2)配伍

多配伍攻毒之品，如铅丹、银朱等，如千捶膏改制方：轻粉30g，飞铅丹60g，飞银朱60g，蓖麻油90g（夏天为60g），嫩松香360g，先将蓖麻子油、嫩松香一并置搪瓷杯中，放入锅中，隔水炖烊，并以木棒不断搅拌，约5分钟，稍冷，再缓缓入银朱、铅丹搅匀，最后缓缓加入轻粉，搅匀成膏。以文火隔水炖保温，摊于薄纸上，备用（注意采用简易制法配制时，须将蓖麻油、松香混合物稍冷却后再入银朱、铅丹、轻粉搅匀。摊膏前也只可用文火隔水炖保温）。外敷患处。

(3)用量

适量。

(4)用法

制膏剂外用。

40. 倪毓生

(1)应用

治疗一切溃疡脓腐较少而新肌生长迟缓者（如下肢静脉曲张性溃疡不愈、乳腺癌术后创口不愈、血管瘤溃后不愈、烫伤后溃疡不愈等）及腹蛇咬伤创口不愈。

(2)配伍

治疗一切溃疡脓腐较少而新肌生长迟缓者多配伍解毒、去腐生肌之品，如紫草、熟石膏、珍珠粉、枯矾、煅龙骨等，如去腐生新膏：轻粉10g，制没药10g，珍珠粉1.5g，冰片1.5g，枯矾3g，白芷15g，紫草15g，煅龙骨15g，熟石膏15g，甘草10g，蜈蚣10g，当归30g，丹参30g，白蜡60g，麻油500ml，先将当归、紫草、白芷、丹参、甘草5味药浸于麻油内24~

36 小时，然后倾入铜锅内文火熬药至枯黄，过滤去渣；次加入没药待溶解后（因没药为脂溶性药物，不需煎熬）纱布过滤，再加入白蜡微火溶化后徐徐加入轻粉、蜈蚣、煅石膏、枯矾、冰片、珍珠粉、煅龙骨（此 7 味药需预先研细末和匀，过120 目筛），不停地搅拌，离火隔水冷凝成膏，合装备用。先将疮面洗净（用双氧水、生理盐水或凉开水均可），视其范围大小，将膏药均匀摊布在香油纸上（或直接涂于清毒纱布上）贴之，夏天一日一换，冬季隔日一换，溃疡愈合后仍须上药数次以生肌固皮，巩固疗效。本膏以生肌长肉为主，去腐为辅，对于腐肉死肌未脱，脓腐较多者不宜应用。当选用相应的去腐类药物，待瘀腐渐去，脓腐减少时用之，可去瘀化腐促新生。

治疗腹蛇咬伤创口不愈者多配伍拔毒、去腐、生肌之品，如海升散、自制羊膜、紫草、熟石膏、珍珠粉、枯矾、煅龙骨等，如去腐生新膏（方见上述）；海升散：海马拔毒生肌散［雄黄 45g，铅丹 60g，大海马 60g，生大黄 30g，川黄柏 60g，蜈蚣 40 条，甘草 45g，全蝎 30g，穿山甲 60g，姜黄 90g，冰片10g，麝香（后下）65g，上药研细末过 120 目筛，拌和研匀，收贮备用，勿令泄气］8 份，红升丹 2 份。将上药共研细末（过 120 目筛），收贮备用；自制羊膜：取健康产妇羊膜（新鲜胎盘之薄衣），生理盐水漂洗后，加入 75% 酒精 100ml，地塞米松 10mg，庆大霉素 16 万单位，浸泡 12 ~ 48 小时备用。外治方法：彻底清除创口内残存的异物，如死骨、坏死组织及毒牙等，创口引流不畅者给予扩创引流。创面肉芽不鲜，脓腐不易脱者，先薄而均匀地撒上 20% 海升散，创口较深者，用20% 海升散药捻，再盖上涂有去腐生新膏的纱布，隔日 1 次。待肉芽转健后，单纯用祛腐生新膏外敷。创面肉芽新鲜，无脓腐组织而生肌不速者，先用生理盐水清洗，尔后视创面范围，将自备羊膜盖贴于创面，覆盖消毒敷料，3日1换。

(3)用量

适量。

(4)用法

制膏剂外用。

(5)疗效

治疗腹蛇咬伤创口不愈32例，结果：全部治愈（创口愈合，患肢功能恢复），疗程最短者15天，最长者3个月。

41. 席作武

(1)应用

治疗直肠癌。

(2)配伍

多配伍解毒、活血、燥湿之品，如轻粉、雄黄、黄柏、玄参、山豆根、儿茶、乳香、没药、硼砂、枯矾等，如直肠癌药片：蟾酥6g，儿茶6g，乳香5g，没药5g，冰片7.5g，蛇床子2g，轻粉3g，硼砂6g，雄黄6g，血竭5g，白矾27g，分别研成细末，先将白矾用沸水溶化，最后用其他药混匀，制成1分硬币大小的药片，置于癌肿处，每次1片，隔2~3天换1次。抗癌灌肠液：蟾酥30g，雄黄15g，蛇床子30g，枯矾12g，乌梅15g，轻粉1.5g，黄柏30g，玄参60g，山豆根12g，加水1000ml，文火煎至500ml，将水滤出，放置，药渣再加水800ml，文火煎至500ml。滤出煎液共为1000ml，火煎至沸，投入原处方中的枯矾12g，使其溶解即可。每次15~20ml，保留灌肠，每日2次（早晚各1次）。

(3)用量

适量。

(4)用法

制片剂或灌肠液外用。

42. 黄中槐

(1)应用

治疗宫颈癌。

(2)配伍

多配伍解毒、去腐、生肌之品，如藤黄、铅粉、生穿山甲、芒硝、小鼠粉、象皮等，如抗宫颈癌Ⅰ号：轻粉6g，藤黄6g，铅粉10g，冰片3g，硼砂15g，川楝子15g，此方消炎解毒，适用于宫颈癌早期。抗宫颈癌Ⅱ号：鲫鱼粉30g，生穿山甲10g，冰片3g，芒硝3g，朱砂6g，此方去腐生新，适用于宫颈癌中期。抗宫颈癌Ⅲ号：乌贼骨24g，小鼠粉24g，象皮15g，冰片3g，麝香适量，此方生肌，适用于宫颈癌后期。以上三方用法相同，即将上药研极细末，另用蚕茧壳1个，挖一小孔，将药粉装入，上于宫颈糜烂处，隔日冲洗换药1次，上药后，除阴道内分泌物增多外，一般均无不良反应。配合内服方药为：炮穿山甲15g，当归30g，三棱10g，莪术10g，鸡内金12g，天花粉60g。水煎服，每日1剂。胃纳欠佳者加党参15g，焦白术15g，怀山药20g；小便坠胀感者，加黄芪20g，升麻12g；癌肿消除缓慢者加桃仁15g，水蛭3g，丹参15g，乳香6g，没药6g。

(3) 用量

适量。

(4)用法

制散剂外用。

43. 黄有荣

(1)应用

治疗开放性骨折后伤处腐肉溃烂。

(2)配伍

多配伍拔毒、生肌之品，如守宫粉、大黄、硼砂、白芷等，如拔毒生肌散：轻粉 21g，守宫粉 63g，硼砂 54g，白芷 72g，花椒 45g，大黄 180g，槐花 90g，桑枝 90g，黄蜡 45g，猪油 3000g，上药研末调匀，外敷患处。

(3)用量

适量。

(4)用法

制膏剂外用。

(5)疗效

治疗开放性骨折后伤处腐肉溃烂 30 例，伤口无感染，2周内愈合者 23 例，伤口有浅表感染，在 3～4 周内愈合者 3 例；伤口深部感染，软组织坏死，在 2～5 个月内愈合者 4 例。本组骨折临床愈合时间最短 22 天，最长 155 天，平均 50.4 天。本组随访病例均无骨髓炎或骨不连现象发生。

44. 黄金昶

(1)应用

治疗恶性肿瘤。应用指征：只要体内有癌毒，无论早中晚，亦不论对放化疗敏感与否皆可使用。

(2)配伍

多配伍以毒攻毒之品，如斑蝥、马钱子、蟾酥、狼毒、钩吻、喜树、守宫、白花蛇等，温阳之品如附子、肉桂、桂枝、干姜、硫黄、川椒目、吴茱萸、高良姜、鹿角胶、鹿茸等，破瘀之品如桃仁、红花、三棱、莪术、泽兰、地鳖虫、水蛭、蜈蚣、全蝎、穿山甲等，通利二便之品如大黄、元明粉、二丑、槟榔、番泻叶、巴豆、土茯苓、金钱草等。

(3)用量

轻粉的用量应严格按照《中华人民共和国药典》执行。内服每次 0.06~0.15g，每日 1~2 次。或外用：适量。

此外，应根据病人病情调整用量：如年龄大，病情发展缓慢，饮食欠佳者，药宜少，量宜轻；若年龄小，发展快，恶性程度高，药宜多，量宜大。

(4)用法

轻粉丸、散剂宜 1 次或分 2 次口服。口服后必须漱口，以防口腔糜烂。

(5)注意事项

全面了解轻粉的不良反应、治疗及中毒剂量，以便在出现不良反应时及时救治，并牢牢记住治疗及中毒剂量，服用时自小剂量始，逐渐加量。同时勿犯"寒寒"、"热热"、"虚虚"、

"实实"之戒。保持大小便畅通，防止蓄积中毒。

45. 章治康

(1)应用

治疗婴儿湿疹、疖肿。

(2)配伍

多配伍解毒消肿之品，如牛黄等，如二号化毒丹：轻粉3g，牛黄1.5g，先将牛黄研细，再加轻粉研细，以不见星为度，装瓶密封。量儿大小，每日服0.15~0.3g，蜂蜜少许调服。治疗婴儿湿疹，疖肿，大便干秘者。服药期间，忌食鸡蛋、花生、鱼腥发物。

(3)用量

儿童每日0.1~0.2g。

(4)用法

制散剂内服。

46. 焦树德

(1)应用

治疗肺癌、直肠癌、宫颈癌。

(2)配伍

多配伍拔毒消肿、祛腐止痛之品，如蟾酥、雄黄、煅寒水石、胆矾、血竭、铜绿、乳香、没药、蜗牛、蜈蚣等，如飞龙夺命丹：轻粉1.5g，乳化蟾酥6g，硼砂9g，煅寒水石9g，铜绿9g，雄黄9g，乳香9g，没药9g，朱砂9g，血竭9g，枯矾

9g，冰片1.5g，蜈蚣（酒浸焙干，去头）1条，蜗牛21个，麝香1.5g，各研为极细粉末，将蜗牛研烂加蟾酥合研成黏稠状，再加入轻粉等各药粉，反复研磨到极均匀，做成绿豆大的药丸，每次5粒，每日2次，葱白煎汤送服，配合辨证论治。

(3)用量

成人每日0.015～0.03g。

(4)用法

制丸剂内服。

47. 管汾

(1)应用

治疗银屑病。

(2)配伍

多配伍解毒、除湿之品，如黄芩、青黛、枯矾等，如加味黄芩膏：轻粉3g，青黛5g，枯矾5g，黄芩膏87g，冰片适量，调匀备用。每取适量，外搽患处。

(3)用量

适量。

(4)用法

制膏外用。

48. 谭新华

(1)应用

治疗体表溃疡。

(2)配伍

多配伍解毒、生肌之品，如炉甘石、象皮、龙骨等，如十味生肌散：轻粉20g，炉甘石60g，象皮30g，龙骨30g，乳香30g，没药30g，血竭20g，儿茶20g，冰片15g，麝香0.5g，上药共研细末（麝香另研）过120目筛，再加入麝香和匀密封。常规消毒疮面，十味生肌散调麻油制成生肌散油纱条，外敷疮面，再用无菌纱布包扎，每天或隔天换药一次。

(3)用量

适量。

(4)用法

制膏外用。

49. 潘春林

(1)应用

治疗白癜风。

(2)配伍

多配伍解毒、增色之品，如密陀僧、硫黄、枯矾等，如去白散：轻粉5g，密陀僧60g，硫黄30g，枯矾30g，共研细末，调入地塞米松霜即成。每日擦患处3~5次。用药后局部皮肤可出现潮红或起粟粒样丘疹，20余天后肤色发黑而转正常。

(3)用量

适量。

(4)用法

制膏外用。

◀◀◀◀◀

(5)疗效

治疗白癜风 22 例，治愈 16 例，好转 4 例，无效 2 例。

(6)病案举例

袁某，男，24 岁，工人。右下颌部、颜面不规则形白斑 3 处，总面积 16cm^2，病程已 4 年，曾经外地几个大医院皮肤科中西医治疗 3 年无效，经本方治疗 52 天，白斑消退肤色正常，随访 1 年未复发。

50. 魏伯涵

(1)应用

治疗鹅掌风。

(2)配伍

多配伍解毒、除湿之品，如硫黄、龙骨、炉甘石等，如冰轻硫炉膏：轻粉 1g，冰片 2g，硫黄 3g，龙骨 4g，炉甘石 5g，先将轻粉、冰片、龙骨研极细末，过 120 目筛，再与硫黄、炉甘石混匀，用凡士林调膏备用。先将患处用生理盐水擦拭干净，然后外涂，每日 3 次。

(3)用量

适量。

(4)用法

制膏外用。

参考文献

1. 高学敏 . 新世纪全国高等中医药院校规划教材·中药

学（供中医药类专业用）［M］．北京：中国中医药出版社，
2002，9.

2. 张永洛，于载畿，何淑兰．"黄蜈散" I 号方治疗宫
颈核异质细胞 71 例临床分析［J］．山西医药杂志，1983，1：
16～18.

3. 邓莉，陈国唤，余平生．祖传秘方加咪太乙膏的制备
［N］．中国中医药报，2007－08－06［2776］．

4. 王中礼．祖传验方葱叶生肌散治疗创伤感染［J］．陕
西中医，1983，4（3）：24～25.

5. 耕耘，李蓉．国家级名老中医验方大全［M］．新疆：
伊犁人民出版社，2000，5：227.

6. 陈慈根．复方粉霜丹治疗外阴尖锐湿疣［J］．浙江中
医杂志，1994，7：301.

7. 唐美容．中药面膜美容保健简介［J］．湖南中医杂志，
1998，14（4）：59.

8. 艾儒棣．文琢之中医外科经验论集［M］．重庆：科学
技术文献出版社重庆分社，1982，1.

9. 史兰陵，史培泉编著．癌症中医治验［M］．济南：山
东科学技术出版社，1990.

10. 吴军，王景蓉．七星丹治溃疡［J］．新中医，2001，
33（9）：28

11. 朱良春．中国百年百名中医临床家丛书·朱良春
［M］．北京：中国中医药出版社，2001，1.

12. 孙步云．中医药治疗银屑病 226 例临床观察［J］．中
医杂志，1995，36（2）：99～100.

13. 孙秉严，孙丽瀛．孙秉严 40 年治癌经验集［M］．华

龄出版社，1997，11.

14. 汪道忠，朱连合．温柔膏治疗窦道临床应用一得 [J]．辽宁中医杂志，1992，10：40.

15. 中国中医研究院广安门医院．现代著名老中医名著重刊丛书·朱仁康临床经验集 [M]．北京：人民卫生出版社，2005，10.

16. 陈鸿宾，倪毓生，陈晓燕．去腐生新法外治疮疡的临床经验 [J]．上海中医药杂志，1981，8：17～18.

17. 宋孝瑜，吴信受，彭勃，等．房芝萱教授祖传秘方"甲字提毒粉"的临床研究 [J]．北京中医杂志，1992，4：3～5.

18. 张亭栋．急性非淋巴细胞性白血病证治 [J]．中国中西医结合杂志，1985，12：713.

19. 张觉人．蟾酥丸 [J]．上海中医药杂志，1956，5：30～32.

20. 上海中医研究所．现代著名老中医名著重刊丛书·张赞臣临床经验选编 [M]．北京：人民卫生出版社，2005，10.

21. 秦万章，唐汉钧．中国中医秘方大全·外科分卷 [M]．上海：文汇出版社，1989，10.

22. 施杞．中国中医秘方大全·伤骨科分卷 [M]．上海：文汇出版社，1989，10.

23. 吴敦序．中国中医秘方大全·儿科分卷 [M]．上海：文汇出版社，1989，10.

24. 甘肃新医药学研究所主编．柯与参医疗经验荟萃 [M]．兰州：甘肃人民出版社，1984，2.

25. 孟继民. 易菊清治疗恶性肿瘤经验 [J]. 中医杂志, 2004, 45 (2): 15~16.

26. 史宇广, 单书健. 当代名医临证精华·皮肤病专辑 [M]. 北京: 中医古籍出版社, 1988, 2.

27. 周凤梧. 治验方两则 [J]. 新中医, 1973, 4: 19.

28. 周国雄. 吴介诚疮疡经验录 [M]. 北京: 人民卫生出版社, 1980, 10.

29. 肖承惊, 张书云. 肖龙友先生验方拾零 [J]. 山东中医杂志, 1982, 5: 294.

30. 北京中医医院. 现代著名老中医名著重刊丛书·赵炳南临床经验集 [M]. 北京: 人民卫生出版社, 2006, 20.

31. 邱琼芬. 清解膏治疗痈疽疗疖疗效好 [J]. 贵州医药, 1983, 6: 41.

32. 贾立群, 朱世杰. 现代名中医肿瘤科绝技 [M]. 北京: 科学技术文献出版社, 2002, 6: 388.

33. 吴峰. 顾筱岩论治疗疮经验, 河南中医, 2002, 22 (1): 29~30.

34. 倪毓生, 胡义根. 去腐生新膏治疗慢性溃疡 [J]. 新中医, 1986, 6: 27~29.

35. 韩先知. 黄中槐治疗癌症经验 [J]. 浙江中医杂志, 1991, 6 (2): 278.

36. 戴铁生, 董德明. 去腐生新法治疗腹蛇咬伤创口不愈 32 例 [J]. 江西中医药, 1993, 24 (3): 30.

37. 陈其华. 十味生肌散治愈体表巨大溃疡 17 例 [J]. 四川中医, 1993, 4: 33.

38. 黄金昶. "以毒攻毒"、"温阳"、"破瘀"、"通利二便"四法治疗肿瘤之我见［J］．中国医刊．2006，26（1）：189～190.

39．焦树德．用药心得十讲（第2版）［M］．北京：人民卫生出版社，1995，10.

40．周超．去白散治疗白癜风［J］．上海中医药杂志，1987，9：34.

41．刘嘉湘．中国中医秘方大全·肿瘤分卷［M］．上海：文汇出版社，1989，10.

42．万细丛．冰轻硫炉膏治疗鹅掌风［J］．四川中医，1986，6：39.

三、蟾 酥

Chan su（《药性论》）

（一）概述

为蟾蜍科动物中华大蟾蜍 *Bufo bufo gargarizans* Cantor 或黑眶蟾蜍 *B. melaostictus* Schneider 的耳后腺及皮肤腺分泌的白色浆液，经加工干燥而成。主产于河北、山东、四川、湖南、江苏、浙江等地。多为野生品种。夏、秋二季捕捉蟾蜍，洗净体表，挤取耳后腺及皮肤腺的浆液，盛于瓷器内（忌与铁器接触），晒干贮存。用时以碎块置酒或鲜牛奶中溶化，然后风干或晒干。

【性能】辛，温。有极毒。归心经。

【功效】解毒，止痛，开窍醒神。

【应用】

1. 痈疽疔疮，瘰疬，咽喉肿痛，牙痛。本品有良好解毒消肿，麻醉止痛作用，可外用及内服。治痈疽及恶疮，常配伍麝香、朱砂等，用葱白汤送服取汗，如蟾酥丸（《外科正宗》）。治咽喉肿痛及痈疖，与牛黄、冰片等配用，如雷氏六神丸。治牙痛，单用本品研细少许点患处（《本草正》）。本品亦用于五官科手术的黏膜麻醉，配川乌、生南星、生半夏为末，烧酒调敷患处，如外敷麻药方（《医宗金鉴》）。

2. 痧胀腹痛，神昏吐泻。本品辛温走窜，有辟秽化浊，开窍醒神之功，嗅之亦能催嚏。用治伤于暑湿秽浊或饮食不洁而致痧胀腹痛，吐泻不止，甚至昏厥，常与麝香、丁香、雄黄等药配伍，用时研末吹入鼻中取嚏收效，如蟾酥丸（《集验简易良方》）。

【用法用量】内服每次 0.015 ~ 0.03g，每日 2 次。研细，多入丸、散用。外用适量。

【使用注意】本品极毒，内服慎勿过量。外用不可入目。孕妇忌用。

【古籍摘要】

1.《药性论》："治脑疳，以奶汁调，滴鼻中。"

2.《本草汇言》："疗疳积，消臌胀，解疔毒之药也。能化解一切瘀郁壅滞诸疾，如积毒、积块、积脓、内疔痈肿之证，有攻毒拔毒之功。"

【现代研究】

1. 化学成分：主要有蟾酥毒素类：如蟾毒、蟾毒配基脂肪酸酯、蟾毒配基硫酸酯等，蟾毒配基类，蟾毒色胺类，以及其他化合物：如多糖类、有机酸、氨基酸、肽类、肾上腺素等。

2. 药理作用：蟾毒配基类和蟾蜍毒素类均有强心作用，又有抗心肌缺血、抗凝血、升压、抗休克、兴奋大脑皮层及呼吸中枢、抗炎、镇痛及局部麻醉作用。蟾毒内酯类和华蟾素均有抗肿瘤作用，并能升高白细胞、抗放射线；还有镇咳、增加免疫力、抗疲劳、兴奋肠管和子宫平滑肌等作用。

3. 临床研究：据报道，用蟾酥或经适当配伍治疗化脓性感染、神经性皮炎、急性咽炎、淋巴结结核、淋巴结炎、急慢性牙髓炎等多种疾病，以及抢救呼吸及循环衰竭、局部麻醉，均获满意疗效。据报道：用蟾酥与茯苓1：9比例治成强心散、胶囊或片剂服，治疗心力衰竭30例，有效率86.7%；用华蟾素注射液静脉点滴治疗慢性乙型肝炎118例，有效率76.3%；每日用华蟾素注射液20ml或40ml加5%葡萄糖注射液500ml静脉点滴，治疗癌性疼痛143例，止痛有效率为94.9%。此外，又常用以拔牙，治疗瘘管、结核病、小儿再生障碍性贫血、第三腰椎横突综合征、晚期复发性肝癌等。

4. 不良反应：静注或腹腔注射蟾酥后小鼠出现呼吸急促、肌肉痉挛、惊厥、心律不齐，最后麻痹而死亡。

（二）名老中医应用蟾酥的经验

1. 马吉福

(1)炮制

马老炮制蟾酥用酒制法：取蟾酥捣碎置瓷盘中，加入约2倍量的60%白酒，时常搅动，至呈稠膏状取出，干燥，粉碎备用。

(2)应用

治疗直肠癌。

(3)配伍

多配伍攻毒、活血之品，如雄黄、山慈菇、八角金盘、败
酱草、石见穿、大黄、丹参、鸡血藤等，如抗癌4、9号，抗
癌栓4号：蟾酥20g，雄黄20g，白及粉15g，颠茄浸膏5g，甘
油明胶65g，甘油70g，取蟾蜍、雄黄、白及粉的细末加颠茄
片研成糊状物，再将甘油胶溶水后加热，待熔后，再将上述蟾
酥等糊状物加入，不断搅拌均匀，加入已涂过润滑剂的栓模内
（鱼雷形），冷凝取出蜡纸包裹备用。以上量制成栓剂100颗。
嘱患者取俯卧位，将栓剂1颗轻轻塞入肛门内，深达10cm左
右，俯卧0.5小时，每日2次，30天为1个疗程。抗癌9号：
黄芪30g，党参15g，八角金盘12g，石见穿30g，败酱草15g，
山慈菇30g，八月札30g，鸡血藤30g，丹参15g，山楂12g，
大黄6g，枳壳10g，便血加槐花炭、侧柏炭，里急后重加川黄
连、木香、赤芍，大便不通加瓜蒌仁、皂角子等，每日1剂，
水煎服，30天为1个疗程。

(4)用量

适量。

(5)用法

制栓剂外用，每日3次。

(6)疗效

治疗直肠癌47例。结果：生存期达1年者4例，达2年
者6例，达3年者12例，达4年者4例，达5年者19例，生
存不满1年者2例，3年与5年生存率分别为74.47%
和40.43%。

2. 王泽光

(1)炮制

王教授炮制蟾酥用酒制法：取蟾酥捣碎置瓷盘中，加入约2倍量的60%白酒，时常搅动，至呈稠膏状取出，干燥，粉碎备用。

(2)应用

治疗原发性肝癌。

(3)配伍

多配伍补肾、解毒、活血之品，如人参、鹿茸、紫河车、马钱子、雄黄、藏红花、犀角、羚羊角、冰片、鸡内金、水蛭、牛黄、血竭、甘遂、祖师麻、鳖甲、制川乌、穿山甲、麝香等，抗癌5号粉：人参、鹿茸、紫河车、蟾酥、制马钱子、雄黄、藏红花、犀角、羚羊角、冰片、鸡内金、水蛭、牛黄、血竭、甘遂、祖师麻、鳖甲、制川乌、穿山甲、麝香等，研末，每次3g，每日1次，冲服。

(4)用量

成人每日0.03g。

(5)用法

制散剂，每日1次，口服。

(6)疗效

用抗癌5号粉配合辨证论治［肝气郁滞型用抗癌1号（柴胡、白芍、当归、郁金、鳖甲、三棱、青皮、青黛、半枝莲），血瘀气滞型用抗癌2号（生牡蛎、郁金、穿山甲、蜈蚣、土鳖虫、三棱、莪术、赤芍、芫花、露蜂房），湿热蕴毒型用抗癌3号（茵陈、制大黄、栀子、姜黄片、草河车、连翘、金钱草、蒲公英、商陆、土茯苓），肝阴亏虚型用抗癌4号（太子参、北沙参、当归、赤芍、牵牛子、半边莲、青蒿、仙鹤草、牡丹皮、厚朴）〕共治疗原发性肝癌110例，结果：主要症状与体征的变化：肝区疼痛消失或减轻者86例（78.18%），饮食增加（1天食量增加1两半以上）者95例（86.36%），腹胀减轻（包括腹水消失或减少）65/97例（67.01%），皮肤巩膜黄染消失或减轻者59/70例（84.29%），肝肿大回缩（持续1个月以上）比原肿大回缩在50%以上者4例（3.64%），回缩在25~50%者48例（43.64%），肝脏肿大无变化者（1个月以上）17例（15.45%），肝脏肿大增加者41例（37.27%）。甲胎蛋白的变化：AFP定性转阴或定量下降者16/79例（20.25%）。生存期：110例肝癌患者治疗后存活期最长者17.4个月，最短者4.6个月，平均7.4个月，4.6~5.5个月5例，5.5$^+$~6.5个月46例，6.5$^+$~7.5个月24例，7.5$^+$~8.5个月11例，8.5$^+$~9.5个月9例，9.5$^+$~10.5个月6例，10.5$^+$~11.5个月4例，11.5$^+$~12.5个月3例，12.5$^+$~14.5个月1例，14.5$^+$~17.5个月1例。

(7)病案举例

李某，女，52岁，工人，1989年1月13日初诊。因肝区疼痛进行性加重，经两家市级医院肝部超声波检查为典型束状波，肝右叶肿块5.2cm×4.7cm，左叶肿块2.7cm×3.6cm，放射性同位素肝扫描显示为占位性病变，γ-谷胺酰转肽酶测定为138单位，甲胎蛋白（AFP）试验阳性，做X线检查发现右膈明显抬高，活动受限，有局限性隆起，后经穿刺，细胞学检查诊断为原发性肝癌。现症：低热，肝区进行性疼痛病势较重，腹围 91cm，腹水严重，腹胀满呼吸困难，饮食减少，疲倦，消瘦，皮肤巩膜黄染，腹壁静脉曲张，肝肋下 6cm，质硬表面凸凹不平，触痛明显，便结，尿赤，舌苔黄腻，质红紫暗，脉弦数而滑。辨证：湿热毒邪蕴结，肝失疏泄。治法：泻火解毒，清利肝胆。方药：抗癌 5 号 3g，冲服，并用抗癌 5 号粉适量，加黄酒调成糊状外敷肝区。抗癌 3 号药每日 1 剂，水煎服。经 2 个月治疗，冲服抗癌 5 号粉剂 180g，外敷用去 150g，服抗癌 3 号水煎剂 60 剂，低热消除，腹水消退，腹围 72cm，胀满减轻，食欲增加，皮肤巩膜黄染退净，肝大回缩至肋下 1cm，肝区疼痛不明显，大小便如常，舌苔淡白稍黄，质红和隐见紫斑，脉缓稍弦。经 B 超复查，肝右叶肿块 3.9cm×3.5cm，左叶肿块 2.6cm×2.7cm，提示肝右叶肿瘤面积缩小 44.15%，左叶肿瘤面积缩小 27.78%，γ-谷胺酰转肽酶 26 单位，甲胎蛋白（AFP）转至阴性，X 线检查右膈抬高不明显，存活 14.5 个月。

3. 史兰陵

(1)炮制

史老炮制蟾酥用酒制法：取蟾酥捣碎置瓷盘中，加入约 2 倍量的 60% 白酒，时常搅动，至呈稠膏状取出，干燥，粉碎备用。

(2)应用

治疗肺癌、食管癌、肝癌、白血病等。

(3)配伍

治疗肺癌多配伍攻毒化痰之品，如鸦胆子、玳瑁、海藻等，如龟鸦玳酥散：蟾酥 0.6g，玳瑁 15g，海藻 15g，龟板 15g，鸦胆子 7.5g，后 4 味装泥罐焙黄为末，再加蟾酥研细。每次 0.6g，每日服 2 次。治疗肺癌有阻塞症状者。

治疗食管癌多配伍攻毒去腐之品，如砒石、白矾等，如食管癌 7 方［详见：砒石］。

治疗肝癌多配伍攻毒活血之品，如斑蝥、牛黄、守宫、地鳖虫、水蛭等，如肝癌经验方：蟾酥 3g，牛黄 3g，乳香 30g，没药 30g，地鳖虫 9g，水蛭 9g，血竭 3g，朱砂 3g，玄参 10g，大黄 6g，砂仁 3g，蛤粉 15g，大戟 10g，千金子 6g，蜈蚣 10g，麝香 3g，共为细末，口服，每次 3g，每日 2 次。治疗肝癌。肝癌经验方：蟾酥 1.5g，牛黄 3g，乳香 30g，没药 30g，犀角 1.5g，地鳖虫 6g，水蛭 6g，血竭 3g，朱砂 6g，人参 6g，砂仁 4.5g，蜈蚣 5 条，麝香 3g，共为细末，口服，每次 4.5g，每日 2 次。治疗肝癌痛剧者。肝癌经验方：蟾酥 6g，党参 30g，黄芪 35g，全海龟 1 具，丹参 25g，鸡血藤 30g，当归 15g，麦冬 15g，陈皮 6g，云茯苓 12g，神曲 30g，甘草 3g，制片，每次 0.5～7g，每日 2～3 次。治疗肝癌。肝癌经验方：蟾酥 10g，守宫 50g，儿茶 50g，山豆根 700g，夏枯草 700g，龙葵 700g，藤梨根 700g，制片，每次 24 片，每日 3 次。治疗肝癌早期。肝癌经验方：蟾酥 15g，斑蝥 0.3g，蛇六谷 15g，水蛭 0.3g，肉桂 15g，芒硝 15g，陈皮 10g，僵蚕 20g，冰片 3g，甘草 60g，三棱 10g，狼毒 6g，金钱草 30g，半枝莲 30g，三七 50g，海藻 30g，艾叶 15g，先将后 7 味浓煎汁，再加余药末，制片，每次 10 片，每日 3 次。治疗肝癌后期。

治疗白血病多配伍解毒凉血之品，如半枝莲、板蓝根、七叶一枝花、紫草等，如血病经验方：蟾酥 6g，半枝莲 15g，板蓝根 15g，七叶一枝花 30g，射干 15g，白石英 10g，紫草 6g，水煎服。治疗白血病。

(4)用量

丸、散、片剂成人每日 0.015 ~ 0.03g，汤剂成人每日 6g。

(5)用法

制丸、散、片、汤剂服。

4. 孙步云

(1)炮制

孙老炮制蟾酥用酒制法：取蟾酥捣碎置瓷盘中，加入约 2 倍量的 60% 白酒，时常搅动，至呈稠膏状取出，干燥，粉碎备用。

(2)应用

治疗银屑病。

(3)配伍

孙老从银屑病患者冬病夏愈或冬重夏轻现象得出银屑病患者与先天肾精亏损，阴寒毒邪侵肤有着密切相关。"至冬阴寒凛冽时，阴寒毒邪侵肤，腠理气血凝滞，脉络受阻，血行不畅，寒闭热伏，阳气不得升发外达，蕴久化热，出现一派血热、血虚、风燥、血瘀之征，此乃本病之启动病机"。故多配伍清热、祛风、活血及养血补肾之品，如天地龙膏［详见：轻粉］，外擦患处，同时用天地虫方［详见：轻粉］，加减内服。

(4)用量

适量。

(5)用法

外用。

5. 孙秉严

(1)炮制

孙老炮制蟾酥用酒制法：取蟾酥捣碎置瓷盘中，加入约2倍量的60%白酒，时常搅动，至呈稠膏状取出，干燥，粉碎备用。

(2)应用

治疗多种恶性肿瘤。

(3)配伍

多配伍攻毒抗癌之品，如斑蝥、轻粉、雄黄等，如新瘤丸：斑蝥、蟾酥、轻粉、红粉，每日30～60丸，治疗恶性淋巴瘤、骨肿瘤等。化瘤丹：斑蝥、蟾酥、雄黄、樟丹、硇砂、金礞石、巴豆霜、穿山甲等，制水丸，如小黄豆粒大，每次3～5丸，每日1次，口服，治疗颅内肿瘤、喉癌、食管癌、子宫癌等。

(4)用量

成人每日0.015～0.03g。

(5)用法

制丸剂内服。

(6)病案举例

例1：王某，女，47岁，工人。1968年1月开始经常上腹部疼痛，嗳气，食欲减退，身体消瘦，随之发现上腹部有一拳头大之肿物，2月3日在天津公安医院做剖腹探查，术中见胃上胃下淋巴结都有转移，病理检查为"胃大弯淋巴肉瘤（病理号2862）"，术后化疗。1978年初病情恶化，卧床不起，天津人民医院检查发现腹腔及肝癌转移，并告诉家属准备后事。1978年11月来诊，来诊时见精神萎靡，面色苍白，浮肿，重度贫血（血红蛋白54g/L，白细胞3.0×10^9/L），饮食不进，大便不通，两脉沉细弦紧，舌淡、苔水滑。舌齿印（+）、腮齿印（+），10指全无甲印。全腹压痛拒按，耳郭结节（+），全身散在小白点十数个。证属寒瘀毒结，治以攻毒破瘀，散寒扶正。

成药处方：新瘤丸，每日30丸；化坚液，每日100ml；和肝丸，每日1剂。口服。

汤药处方：乌贼骨15g，牡蛎15g，桃仁15g，红花15g，三棱15g，莪术15g，油桂15g，干姜15g，附子15g，小茴香10g，川楝子15g，青皮10g，党参10g，熟地黄30g，牵牛子30g，槟榔30g，每日1剂，水煎2次，早晚服。

西药处方：5－氟脲嘧啶，每日10片，口服。

服药后大便排出许多烂肉状物，一年后一切不适症状消失，能干家务，1984年5月检查无复发，恢复工作，1985年5月随访健在。

例2：齐某，女，33岁，天津市河西平山道某机电厂托儿所保育员。1960年8月因"腹痛，阴道流紫黑血水及血丝"到某妇产院检查，诊断为宫颈癌，又到天津某医院检查，经活体检查确诊为宫颈癌，建议手术，患者拒绝。1960年10月10日来诊，来诊时头痛、头晕重，周身倦怠无力，口干渴，食欲欠佳，手足心经常发热，月经淋漓不断，小腹痛，腰痛，阴道流黄白色臭水，或流血水及血丝和小血块，大便干燥，小便短赤，有时尿道痛，未生育过。查见面色黄白，肤不润泽，唇紫赤燥裂，舌苔中部黄、舌尖赤，质红，周身肌肤干枯、消瘦，两手指及拳部皮肤厚燥痛裂脱干皮。脉沉细而数。

成药处方：化瘤丹6~7丸，每日2次。

汤药处方：土茯苓30g，百部25g，黄柏30g，知母30g，金银花24g，连翘12g，槐角30g，茜草15g，槐花30g，大蓟30g，小蓟30g，贯众10g，紫草10g，地骨皮12g，乌贼骨10g，牡蛎15g，柴胡6g，黄芪9g，天冬9g，生地黄24g，琥珀（冲）3g，每日1剂，水煎2次，早晚服。

服药后症状逐渐减轻，化瘤丹每天照服，汤剂隔1天1剂，经治疗3个月上述症状接近消失，到天津某医院检查症状不显，身体健壮有力，恢复半日工作。1991年随访健在。

6. 刘文渊

(1)炮制

刘老炮制蟾酥用酒制法：取蟾酥捣碎置瓷盘中，加入约2倍量的60%白酒，时常搅动，至呈稠膏状取出，干燥，粉碎备用。

(2)应用

治疗骨结核。

(3)配伍

多配伍解毒之品，如金丹、石膏、灵药、熊胆等，如中九丸：蟾酥6g，锅烈18g，金丹9g，石膏12g，灵药9g，熊胆9g，珍珠9g，银翠12g，麝香3g，用枣泥500g，将药与枣泥混匀，丸如绿豆大，每日服 2～10 丸，服至毒尽，服药期间忌食萝卜、豆浆，疗疮及纯阳火证切不可服，血虚阴虚火旺者慎用。

(4)用量

成人每日 0.015～0.03g。

(5)用法

制丸剂内服。

(6)疗效

治疗骨结核 38 例，痊愈 15 例，显效 19 例，有效 3 例，无效 1 例。

7. 刘冠军

(1)炮制

刘老炮制蟾酥用酒制法：取蟾酥捣碎置瓷盘中，加入约 2 倍量的 60% 白酒，时常搅动，至呈稠膏状取出，干燥，粉碎备用。

(2)应用

治疗克山病早期眩晕症。

(3)配伍

多配伍芳香化浊，逐秽止吐之品如荜茇、白芷、薄荷、苍术、丁香、冰片等，如刘氏急克方：蟾酥 0.1g，薄荷 1g，甘草 3g，朱砂 0.2g，苍术 9g，丁香 3g，细辛 1.5g，白芷 9g，冰片 1g，皂角 9g，荜茇 9g，每日 1 剂，水煎服。

(4)用量

成人每日 0.1g。

(5)用法

水煎服。

8. 刘嘉湘

(1)炮制

刘老炮制蟾酥用酒制法：取蟾酥捣碎置瓷盘中，加入约2倍量的60%白酒，时常搅动，至呈稠膏状取出，干燥，粉碎备用。

(2)应用

治疗各种癌痛。

(3)配伍

多配伍活血、止痛之品，如生川乌、红花、莪术等，如蟾酥膏方：蟾酥、生川乌、七叶一枝花、红花、莪术、冰片，制硬膏，外贴于疼痛部位。

(4)用量

适量。

(5)用法

制硬膏外用。

(6)疗效

刘老以随机分组及双盲对照法对322例肺、肝、胃等多种癌症患者进行疗效观察。结果：本方组177例，显效77例，有效87例，无效13例，总有效率为92.65%；对照组（伤痛舒）155例，显效15例，有效76例，无效64例，总有效率为58.7%。本方组疗效明显优于对照组。本方有效病例一般均在外贴15~30分钟起效，缓解疼痛时间维持较长，连续应用无成瘾性和不良反应。

9. 朱良春

(1)炮制

朱老炮制蟾酥用酒制法：取蟾酥捣碎置瓷盘中，加入约2倍量的60%白酒，时常搅动，至呈稠膏状取出，干燥，粉碎备用。

(2)应用

治疗热病引起的休克及心衰、早期呼吸衰竭、哮喘发作、冠心病心绞痛、痈疽、疔疮、咽肿、喉痈、恶性肿瘤等症。

(3)配伍

治疗热病引起的休克及心衰、早期呼吸衰竭、哮喘发作、冠心病心绞痛、痈疽、疔疮、咽肿、喉痈多配伍回苏、安神、镇痉、清热解毒、消肿止痛之品，如麝香、冰片、珍珠粉、雄黄、牛黄等，如六神丸：蟾酥、麝香、牛黄、冰片、珍珠粉、雄黄，制成小米粒大小的水丸。口服，温开水送下，成人每次10粒，每日2次；小儿1岁每次1粒，4~8岁每次5粒，9~15岁每次8粒，每日1~2次。

治疗肝癌多配伍解毒活血之品，如龙葵、山豆根、蜈蚣、丹参、三七等，如蟾龙散：蟾酥5g，龙葵250g，山豆根250g，蜈蚣25g，丹参250g，三七250g，儿茶25g，白石英250g，共为细末，口服，每次4g，每日3次。

治疗直肠癌、阴道癌、宫颈癌多配伍攻毒活血之品，如轻粉、雄黄、三仙丹、乳香、没药、血竭等，如宫颈癌外用方[详见：轻粉]，外置患处，隔2~3天换药1次。

(4)用量

成人每日内服 0.015 ~ 0.03g，外用适量。

(5)用法

制丸剂、散剂内服，制栓剂外用。

10. 陈可冀

(1)炮制

陈老炮制蟾酥用酒制法：取蟾酥捣碎置瓷盘中，加入约 2 倍量的 60% 白酒，时常搅动，至呈稠膏状取出，干燥，粉碎备用。

(2)应用

治疗慢性心力衰竭。

(3)配伍

多配伍宁心安神之品，如茯苓，如强心散：蟾酥、茯苓（1∶9），各研细末，制胶囊剂，每粒含生药 0.1g，口服，每次 0.1g，每日 3 次。

(4)用量

成人每日 0.01g。

(5)用法

制散剂服。

11. 李志民

(1)炮制

李师炮制蟾酥用酒制法：取蟾酥捣碎置瓷盘中，加入约 2

倍量的60％白酒，时常搅动，至呈稠膏状取出，干燥，粉碎备用。

(2)应用

治疗淋巴结核。

(3)配伍

多配伍解毒化痰、活血通络之品，如斑蝥、砒石、连翘、玄参、炮穿山甲、贝母、僵蚕、露蜂房、牡蛎、全蝎、蜈蚣、血竭、守宫等，如复方全贝散［详见：砒石］，每次3g，每日2次，口服。

(4)用量

成人每日0.015～0.03g。

(5)用法

制丸剂服。

12. 吴介诚

(1)炮制

吴老炮制蟾酥用酒制法：取蟾酥捣碎置瓷盘中，加入约2倍量的60％白酒，时常搅动，至呈稠膏状取出，干燥，粉碎备用。

(2)应用

治疗淋巴结核，风湿痹证，阴疽包块，筋骨疼痛等。

(3)配伍

多配伍散寒、化痰之品，如公丁香、山柰、良姜、胡椒、吴萸、牙皂等，如立生丹：蟾酥12g，公丁香12g，山柰12g，良姜12g，胡椒12g，吴萸6g，牙皂12g，潮脑31g，共为细末，以瓶密封勿令泄气待用。以药末撒于患处，或先撒于万应黑膏药上，以火烘化贴于患处。

(4)用量

适量。

(5)用法

制散剂外敷。

13. 张觉人

(1)炮制

张老炮制蟾酥用酒制法：取蟾酥捣碎置瓷盘中，加入约2倍量的60%白酒，时常搅动，至呈稠膏状取出，干燥，粉碎备用。

(2)应用

治疗一切疔疮、痈疽、发背、乳痈、附骨疽、无名肿毒等。

(3)配伍

多配伍攻毒、化痰、活血之品，如轻粉、雄黄、铜绿、朱砂、枯矾、胆矾、穿山甲、全蝎、蜈蚣、地龙、乳香、没药、寒水石等，如蟾酥制剂［详见：轻粉］。

(4)用量

成人内服每日0.015~0.03g，外用适量。

(5)用法

制散、丸、锭、膏、酒剂内服或外用。

▶▶▶▶▶

14. 张锡君

(1)炮制

张老炮制蟾酥用酒制法：取蟾酥捣碎置瓷盘中，加入约2倍量的60%白酒，时常搅动，至呈稠膏状取出，干燥，粉碎备用。

(2)应用

治胃癌。

(3)配伍

多配伍攻毒之品，如雄黄、牛黄等，如六神丸：蟾酥、麝香、牛黄、冰片、珍珠粉、雄黄，制成小米粒大小的水丸。口服，成人每次10粒，温开水送服。

(4)用量

成人每日0.015~0.03g。

(5)用法

制丸剂内服。

15. 张赞臣

(1)炮制

张老炮制蟾酥用酒制法：取蟾酥捣碎置瓷盘中，加入约2倍量的60%白酒，时常搅动，至呈稠膏状取出，干燥，粉碎备用。

(2)应用

治疗疔疮、痈疽等。

(3)配伍

治疗疔疮多配伍解毒化痰、活血通络之品，如银硝、守宫等，如黑疔散：蟾酥6g，煅磁石30g，银硝9g，炙守宫2.4g，麝香1g，冰片1.5g。除麝香、冰片外，先将磁石研细，再加入各药共研极细，过筛后，和入麝香、冰片研匀。用时置清膏药中贴之。清热解毒，消散疔疮。主治疔疮初起肿痛，根脚坚硬者。

治疗痈疽多配伍解毒化痰、活血通络之品，如斑蝥、硇砂、雄黄、轻粉、大黄、蜘蛛、生半夏、生南星、牙皂、炮穿山甲、蜈蚣、炙守宫、制乳香、制没药、血竭、炙全蝎、炙蜈蚣等。如五虎大发散：斑蝥3g，蟾酥3g，炙全蝎3g，炙蜈蚣3g，蜗牛3g，腰黄9g，藤黄6g，银朱3g，乳香9g，生半夏3g，血竭3g，炮穿山甲4.5g，麝香1.5g，冰片1.5g，除麝香、冰片外，先将蜗牛捣烂晒干，和入其他各药共研极细末，过筛后，再加入麝香、冰片研匀，瓷瓶收贮，勿令泄气。用时置膏药中，贴患处。消散软坚。主治阴证疮疡及发背、阴疽等病症。追毒丹〔详见：轻粉〕，治疗痈疽化脓、头不溃破、根脚不收等病症。消散独灵丸：蟾酥60g，炙全蝎30g，炙守宫10条，炮穿山甲60g，蜘蛛（炙灰）2只，炙蜈蚣10条，老腰黄60g，广木香30g，制乳香30g，制没药30g，生甘草30g，沉香9g，大黄30g，血竭30g，巴豆霜9g，麝香1.5g，朱砂15g，冰片9g，共研细末，水泛为丸，朱砂为衣，如黄豆大，每日5~10粒，分2次服。清热解毒，祛瘀消散。治疗一切痈疽、疔疮、热毒弥漫、红肿疼痛、根脚坚结，或兼有大便秘结者。蟾酥散：蟾酥4.5g，炮穿山甲62g，生草乌4.5g，北细辛4.5g，生南星4.5g，生川乌4.5g，牙皂4.5g，银朱15g，生半夏 4.5g，雄黄 9g，荜茇 4.5g，苏叶 4.5g，麝香 1.5g，冰片 1.5g，除麝香、冰片外，先将上药共研细末，过筛后，再加麝香、冰片研匀。用时置膏药中，贴患处。温化痰湿，消肿散结。主治阴疽流注，坚结肿痛。

(4)用量

成人内服每日 0.015~0.03g。外用适量。

(5)用法

制丸剂内服，制散剂外用。

16. 林如高

(1)炮制

林老炮制蟾酥用酒制法：取蟾酥捣碎置瓷盘中，加入约 2 倍量的 60% 白酒，时常搅动，至呈稠膏状取出，干燥，粉碎备用。

(2)应用

治疗外伤性休克。

(3)配伍

多配伍通关开窍之品，如麝香、牙皂、细辛等，如通关散：蟾酥 1.5g，麝香 1g，雄黄 6g，细辛 1.5g，芒硝 9g，朱砂 6g，冰片 9g，牙皂 6g，共为细末，装瓶备用。用时，取少许吹入鼻腔取嚏。

(4)用量

适量。

(5)用法

制散剂外用。

17. 易菊清

(1)炮制

易老炮制蟾酥用酒制法：取蟾酥捣碎置瓷盘中，加入约 2
倍量的 60% 白酒，时常搅动，至呈稠膏状取出，干燥，粉碎
备用。

(2)应用

治疗恶性肿瘤。

(3)配伍

易老常说，肿瘤形成的主要病因为毒热暴决，且毒盛于
热，仅用一般的清热解毒药，往往病重药轻，唯有大毒剧毒之
品，方可力挫病势。临床多配伍攻毒之品，如蟾酥、雄黄、雌
黄、朱砂、轻粉、鸦胆子、全蝎、蜈蚣、硇砂、牛黄、麝香之
类，配制成丸剂或胶囊剂使用，每获良效。易老研制的化瘤
17 号胶囊（丸）[详见：轻粉]。

(4)用量

成人每日 0.015～0.03g。

(5)用法

制丸剂内服。

18. 周仁祥

(1)炮制

周老用蟾酥多取生品。

(2)应用

治疗皮肤癌。

(3)配伍

多配伍解毒之品如磺胺药等，如蟾酥软膏：蟾酥10g，粉碎成粉末状，加入30ml 0.9%氯化钠溶液，浸泡10~48小时后，蟾酥成糊状，再加入外用的磺胺软膏拌匀，制成含10%或20%的软膏备用。肿瘤周围用75%的乙醇消毒后，将软膏均匀地涂在肿瘤上。

(4)用量

适量。

(5)用法

制软膏外用。

(6)疗效

治疗皮肤癌40例，结果：19例肿瘤消失，活检后未发现癌细胞，有效率为47.5%，5年治愈率为22.5%。

19. 周岱翰

(1)炮制

周老炮制蟾酥用酒制法：取蟾酥捣碎置瓷盘中，加入约2倍量的60%白酒，时常搅动，至呈稠膏状取出，干燥，粉碎备用。

(2)应用

治疗肺癌。

(3)配伍

多配伍益气养阴之品，如人参、仙鹤草等，如鹤蟾方：人参、蟾酥、仙鹤草，制片剂，每片含复方药物0.4g。每次6

◀◀◀◀◀

片，每日 3 次，可连服数月至 1 年。

(4)用量

成人每日 0.015～0.03g。

(5)用法

制片剂内服。

(6)疗效

治疗肺癌 102 例，无手术条件单纯服本方 62 例，显效（病灶缩小，观察 6 个月以上无发展者）6 例；有效（病灶缩小，维持 1 个月以上，或病灶稳定 3 个月以上者）33 例，总有效率 62.9%（39/62）。1 年生存率 16%，平均生存时间 7.66 月。治后自觉症状有不同程度的好转，且无明显不良反应。

20. 周福贴

(1)炮制

周师炮制蟾酥用酒制法：取蟾酥捣碎置瓷盘中，加入约 2 倍量的 60% 白酒，时常搅动，至呈稠膏状取出，干燥，粉碎备用。

(2)应用

治疗骨折后期患肢酸楚，关节活动不灵。

(3)配伍

多配伍舒筋和络，温通血脉之品，如血竭、乳香、没药、三七、红花、羌活、白芷、五加皮、钩藤、官桂、甘松等，如复方血竭酊：蟾酥 9g，血竭 30g，红花 45g，羌活 45g，白芷 45g，五加皮 45g，钩藤 30g，肉桂 30g，甘松 30g，乳香 30g，

◀◀

没药 30g，三七 15g，荜茇 15g，丁香 15g，上药用 95% 乙醇 4000ml 浸泡 1 个月，然后用纱布滤去药渣即成。用时以外擦皮肤生热为度。

(4)用量

适量。

(5)用法

制酊剂外用。

(6)疗效

治疗锁骨骨折 58 例，临床愈合儿童一般为 10~15 天，成人为 20~30 天。

21. 周楠林

(1)炮制

周师炮制蟾酥用酒制法：取蟾酥捣碎置瓷盘中，加入约 2 倍量的 60% 白酒，时常搅动，至呈稠膏状取出，干燥，粉碎备用。

(2)应用

治疗各种顽癣。

(3)配伍

多配伍解毒、祛风之品，如斑蝥、密陀僧、土槿皮、白附子等。如癣药酒方：蟾酥 24g，斑蝥 3g，密陀僧 9g，土槿皮 15g，白附子 9g，60 度白酒 500ml，将前 5 味共研细末，置容器中，加入白酒，密封，浸泡 1 周后，滤过装瓶备用。取酒涂擦患处。若起水泡，出水后仍可再涂擦，连用 7 天，渐显疗效。

(4)用量

适量。

(5)用法

制酊剂外用。

22. 姜琦

(1)炮制

姜师炮制蟾酥用酒制法：取蟾酥捣碎置瓷盘中，加入约 2
倍量的 60% 白酒，时常搅动，至呈稠膏状取出，干燥，粉碎
备用。

(2)应用

治疗各种恶性肿瘤。

(3)配伍

多配伍清热解毒、软坚散结、活血化瘀、消肿止痛之
品，如雄黄、青黛、炙守宫、炙地鳖虫、炙水蛭、参三七、
冰片、麝香等，如化癥丹：蟾酥、麝香、炙守宫、炙地鳖
虫、炙水蛭、雄黄、参三七、青黛、冰片等，共研细末，装
入胶囊，0.2g×12 粒/板，每次 2～3 粒，每日 2 次吞服，30
天为 1 个疗程。

(4)用量

成人每日 0.015～0.03g。

(5)用法

制胶囊剂内服。

(6)病案举例

例 1：曹某，女，35 岁，营业员。经耳鼻喉科鼻咽镜检

查：鼻咽顶部呈菜花样溃疡，病理活检报告确诊为鼻咽癌，由于不能耐受放疗前来就诊。左侧鼻腔呈持续性鼻塞1个月，晨起涕中带血，呈回缩性出血，头痛，左耳内闷胀堵塞，耳鸣，听力下降，左颈部淋巴肿大，按之稍硬不痛。口苦舌干，心烦不宁，形体消瘦，小便黄，大便秘，质偏红、苔薄黄燥，脉弦滑。邪毒滞留，气血瘀阻，痰浊凝聚。经云"正气内存，邪不可干"，先以养阴清肺汤扶正，调治2周；继即服化癥丹，每次2粒，每日3次。服3个疗程复查，肿块明显缩小；半年后复查，鼻咽部菜花样状肿块及颈淋巴结基本消失，正常上班，随访4年无异常。

例2：李某，男，67岁，教师。经两次X线钡餐检查，提示为食管下段1/3处肿瘤，病灶约1.5cm×3cm，因不愿手术而前来就诊。咽部吞纳梗阻不适，并有进行性加重1个月。现饮食梗阻不畅，或只能进少量流汁饮食，稍有不顺则呕吐，胃脘胀闷，胸痛灼热，口干，嗳气，嘈杂，形体瘦羸，大便不畅，舌红、苔薄黄燥，脉弦滑。邪毒蕴结，胃失和降，气阴两亏。经云"邪之所凑，其气必虚"，先以补中益气汤加减益气养阴和胃，调治21天；继而即服化癥丹，每次2粒，每日3次。坚持服药2个月复查，病灶大有改善；半年后X线锁餐复查体征消失。随访3年健在。

例3：吴某，女，42岁，工人。B超提示为多发性子宫肌瘤，有2cm×3cm大数枚。由1995年春开始，月经崩中漏下数月，腰酸腹胀，精神困倦，面色无华，苔薄腻质淡，脉小弦。冲任不调，气滞血瘀。先以逍遥丸加归脾汤加减疏肝健脾，调经养血，调治1个月；继服化癥丹，每次2粒，每日2次吞服。3个月后B超复查，多发性子宫肌瘤已经消失，月经恢复正常。再继服半年，1 年后 B 超检查正常，月经量适中，无腹痛等症。随访 3 年无异常。

23. 柯与参

(1)炮制

柯老炮制蟾酥用人乳浸泡法：取蟾酥捣碎置玻璃器皿中，加入 2 倍左右量的新鲜人乳浸渍，时常搅动，至呈稠膏状取出，干燥，粉碎备用。

(2)应用

治疗胃癌。

(3)配伍

治疗胃癌多配伍攻毒、活血之品，如轻粉、雄黄、制乳香、制没药、蜈蚣等，如解毒止痛消瘤丸 [详见：轻粉]，每次15～20 丸，每日 2 次，饭后服。治疗元气衰微，血枯津涸硬型胃癌。

(4)用量

成人每日 0.06g。

(5)用法

制丸剂内服。

24. 顾乃强

(1)炮制

顾老炮制蟾酥用酒制法：取蟾酥捣碎置瓷盘中，加入约 2 倍量的 60% 白酒，时常搅动，至呈稠膏状取出，干燥，粉碎备用。

(2)应用

治疗阴茎癌。

(3)配伍

多配伍攻毒，活血止痛之品，如斑蝥、雄黄、轻粉、白矾、朱砂、制乳香、制没药等，如加味千金散［详见：砒石］，外涂于患处，外用红油膏覆盖，每日 1 次，直至瘤体全部腐蚀尽。

(4)用量

适量。

(5)用法

制膏剂外用。

25. 顾伯华

(1)炮制

顾老炮制蟾酥用酒制法：取蟾酥捣碎置瓷盘中，加入约 2 倍量的 60% 白酒，时常搅动，至呈稠膏状取出，干燥，粉碎备用。

(2)应用

治疗急性淋巴结炎。

(3)配伍

治疗急性淋巴结炎多配伍清热解毒、消肿止痛之品，如雄黄、人工牛黄、公丁香、生乳香、生没药等，如七味新消丸：酒化蟾酥 3g，人工牛黄 3g，雄黄 15g，公丁香 30g，生乳香 100g，生没药 100g，麝香酮 0.5g，制成微粒丸。成人每次服

3g（约56粒），儿童服1g，用温开水送吞。还可用温开水或陈酒烊化后外涂患处。

(4)用量

成人内服每日0.015～0.03g。外用适量。

(5)用法

制丸剂内服、外用。

(6)疗效

顾老用七味新消丸治疗化脓性淋巴结炎101例，显效46例，有效48例，无效9例，总有效率91.1%。

26. 郭振球

(1)炮制

郭老炮制蟾酥用酒制法：取蟾酥捣碎置瓷盘中，加入约2倍量的60%白酒，时常搅动，至呈稠膏状取出，干燥，粉碎备用。

(2)应用

治疗厥证神昏。

(3)配伍

多配伍行气避秽、醒神开窍之品，如雄黄、苍术、沉香、丁香、麝香、冰片等，如急症回春丹：蟾酥12g，雄黄21g，苍术60g，沉香18g，丁香30g，木香30g，郁金30g，麝香9g，冰片9g，共研细末，水泛为丸，朱砂为衣，每服0.5～1g。

(4)用量

成人每日0.015～0.03g。

(5)用法

制丸剂内服。

27. 贾堃

(1)炮制

贾老炮制蟾酥用酒制法：取蟾酥捣碎置瓷盘中，加入约2倍量的60%白酒，时常搅动，至呈稠膏状取出，干燥，粉碎备用。

(2)应用

治疗食道癌、胃癌、肺癌等。

(3)配伍

多配伍以毒攻毒、燥湿化痰、益气补肾、养血活血之品，如制马钱子、制半夏、仙鹤草、补骨脂、人参、黄芪、郁金、当归等。如治疗多种癌症的金星散：蟾酥3g，红硇砂6g，白矾20g，火硝20g，郁金20g，重楼20g，鸡蛋壳30g，料姜石30g，天南星30g，将上药共研为细粉。每次服1~6g，每日3次。开水送下。治疗脑瘤的参石丸：蟾酥4g，制马钱子30g，硇砂9g，料姜石50g，郁金30g，红人参30g，清半夏30g，重楼15g，仙鹤草30g，将上药共研为细粉，水泛为丸。每次服1~3g，每日3次。开水送下。治疗白血病的补金丸：蟾酥6g，硇砂9g，制马钱子30g，料姜石50g，郁金30g，清半夏30g，重楼15g，仙鹤草30g，补骨脂100g，将上药共研为细粉，水泛为丸。每次服1~8g，每日3次，开水送下。治疗胃癌的芪酥丸：蟾酥15g，明雄黄60g，朱砂30g，明白矾60g，山慈菇90g，制马钱子30g，生黄芪120g，麝香15g，上药除蟾酥、麝香、黄芪外，共研为细粉。将黄芪熬膏后烘干，蟾酥用牛奶浸，将麝香与上药粉及干燥的黄芪膏、蟾酥合在一起，研匀，再加胆汁（猪胆汁或牛胆汁均可）适量为丸。每次服 0.05~0.1g，每日 3 次，开水送下。治疗肺癌的芪仙丸：蟾酥 6g，白矾 18g，炒干漆 18g，制马钱子 18g，生黄芪 1440g，山豆根 480g，仙鹤草 480g，将蟾酥、白矾、干漆、制马钱子各研为细粉，合在一起研匀，生黄芪、山豆根、仙鹤草加水煎 2 遍，过滤后，浓缩为膏，再将前药粉加入膏内为丸。每服 8~10g，每日 3 次，饭后开水冲服。治疗肝癌的矾酥丸：蟾酥 3g，雄黄 30g，白矾 30g，穿山甲 30g，蜈蚣 20 条，龙胆草 30g，仙鹤草 60g，红花 30g，桃仁 15g，鸡内金 30g，共研为细粉，水泛为丸，如绿豆大小。每次服 1.5~3g，1 日 3 次。黄芪煎水送下，或温开水送下。治疗白血病的参酥丸：蟾酥 1.5g，雄黄 10g，苦参 20g，制乳香 5g，制没药 5g，蜈蚣 3 条，全蝎 10g，硼砂 10g，血竭 5g，冰片 6g，麝香 0.5g，各研细粉，合在一起研匀，面糊为丸，如绿豆大。每次服 2~4 丸，每日 2 次，温开水送下。治疗肠癌的雄参膏：蟾酥 2g，雄黄 15g，硇砂 1g，白矾 15g，黄柏 30g，乳香 15g，没药 15g，苦参 30g，麝香 2g，冰片 3g，将上药各研为细粉，合在一起，研匀，用蛋黄油调成膏敷患处。每日换药 1~2 次。

(4)用量

成人每日内服 0.015~0.03g，外用适量。

(5)用法

制片、丸剂内服，制膏剂外用。

28. 唐由君

(1)炮制

唐师炮制蟾酥用酒制法：取蟾酥捣碎置瓷盘中，加入约 2 倍量的 60% 白酒，时常搅动，至呈稠膏状取出，干燥，粉碎备用。

(2)应用

治疗急性单核细胞性白血病。

(3)配伍

多配伍清热攻毒之品如雄黄、牛黄等，益气养血之品，如黄芪、党参、白芍、阿胶、五味子等，补益肝肾之品如生地黄、熟地黄、女贞子等，凉血止血之品如丹皮、赤芍、仙鹤草等。如用六神丸（蟾酥、麝香、牛黄、冰片、珍珠粉、雄黄，制成小米粒大小的水丸）配用益气养阴解毒方（由黄芪、西洋参、升麻、连翘、白术、白花蛇舌草、紫草、鳖甲、生地黄、甘草等组成）或健脾补肾方（由黄芪、当归、枸杞子、砂仁、白术、五味子、黄精、白花蛇舌草、小蓟、甘草等组成），六神丸成人每天 30～180 粒，分 2～3 次口服，小儿酌减；15～20 天为 1 个疗程，间歇 10 天，周而复始。益气养阴解毒方、健脾补肾方均水煎服，或制丸服。

(4)用量

成人每日服 0.015～0.03g。

(5)用法

制丸剂内服。

(6)疗效

唐师自 1989 年治疗急性白血病 315 例，1 年生存率达
80%以上，2 年生存率 60% ~ 75%，3 年生存率 27.3% ~
66.0%。六神丸诱导缓解所需剂量较大（成人每天 60 ~ 180
粒），而维持缓解所需剂量相对较小（成人每天 30 ~ 90 粒），
每疗程以 21 天为宜，时间过长易出现毒副作用（肝、肾功能
损伤约占 2.5%），时间过短不足以维持患者持续缓解。本组 1
例连续用六神丸 8 年余，共用 116 800 粒，无明显毒副作用。

29. 席作武

(1)炮制

席师炮制蟾酥用酒制法：取蟾酥捣碎置瓷盘中，加入约 2
倍量的 60% 白酒，时常搅动，至呈稠膏状取出，干燥，粉碎
备用。

(2)应用

治疗直肠癌。

(3)配伍

多配伍解毒活血燥湿之品，如轻粉、雄黄、黄柏、玄参、
山豆根、儿茶、乳香、没药、硼砂、枯矾等，如直肠癌药片
［详见：轻粉］，制成 1 分币大小的药片，置于癌肿处，每次 1
片，隔 2 ~ 3 天换 1 次。抗癌灌肠液［详见：轻粉］，每次15 ~
20ml，保留灌肠，每日 2 次（早晚各 1 次）。

(4)用量

适量。

(5)用法

制片剂或灌肠液外用。

30. 黄金昶

(1)炮制

黄教授炮制蟾酥用酒制法：取蟾酥捣碎置瓷盘中，加入约2倍量的60%白酒，时常搅动，至呈稠膏状取出，干燥，粉碎备用。

(2)应用

治疗恶性肿瘤。应用指征：只要体内有癌毒，无论早中晚，亦不论对放化疗敏感与否皆可使用。

(3)配伍

多配伍以毒攻毒之品，如马钱子、斑蝥、狼毒、钩吻、喜树、守宫、白花蛇、轻粉等，温阳之品如附子、肉桂、桂枝、干姜、硫黄、川椒目、吴茱萸、高良姜、鹿角胶、鹿茸等，破瘀之品如桃仁、红花、三棱、莪术、泽兰、地鳖虫、水蛭、蜈蚣、全蝎、穿山甲等，通利二便之品如大黄、元明粉、二丑、槟榔、番泻叶、巴豆、土茯苓、金钱草等。

蟾酥最常见不良反应是消化道反应，因此，多配竹茹、旋覆花、炒薏苡仁、黄连等，以防止消化道之毒副反应。

(4)用法

蟾酥制剂宜两饭之间服用，效力专宏。

(5)用量

蟾酥的用量应严格按照《中华人民共和国药典》执行。成人每日0.015~0.03g，入丸、散，内服。外用：适量，酒浸或制成膏涂。

此外，应根据病人病情调整用量：如年龄大，病情发展缓慢，饮食欠佳者，药宜少，量宜轻；若年龄小，发展快，恶性程度高，药宜多，量宜大。

(6)注意事项

全面了解蟾酥的不良反应、治疗及中毒剂量，以便在出现不良反应时及时救治，并牢牢记住治疗及中毒剂量，服用时自小剂量始，逐渐加量。同时勿犯"寒寒"、"热热"、"虚虚"、"实实"之戒。保持大小便畅通，防止蓄积中毒。

31. 萧劲夫

(1)炮制

萧老炮制蟾酥用酒制法：取蟾酥捣碎置瓷盘中，加入约2倍量的60%白酒，时常搅动，至呈稠膏状取出，干燥，粉碎备用。

(2)应用

治疗颈椎病。

(3)配伍

多配伍活血、化痰、止痛之品，如马钱子、红花、川乌、南星等，如颈椎敷贴药：马钱子、蟾酥、红花、川乌、南星、氮酮、丙二醇等，制软膏。

(4)用量

适量。

(5)用法

制软膏外用。

32. 萧梓荣

(1)炮制

萧老炮制蟾酥用酒制法：取蟾酥捣碎置瓷盘中，加入约 2 倍量的 60% 白酒，时常搅动，至呈稠膏状取出，干燥，粉碎备用。

(2)应用

治疗皮肤鳞癌、恶性黑色素瘤和阴茎癌。

(3)配伍

多配伍以毒攻毒之品，如斑蝥、红娘、水银、白矾、青矾、牙硝等，如五虎丹方：根据癌体形状不同选用不同剂型的药物：溃疡型用五虎丹糊剂〔蟾酥 0.5g，斑蝥（去头、足）干粉末 0.5g，红娘 0.5g，五虎丹结晶（水银 1800g，白矾 1800g，青矾 1800g，牙硝 1800g，食盐 900g，放乳钵内共研至不见水银珠为度，再放入炼铜砂罐内加温，蒸发水分，使成"丹胎"，然后将砂罐倒置于瓷碗内。盐水石膏封口盛放入荷叶坛水口上，坛内盛水约 10kg；坛上放炭火约 2 小时，冷却瓷碗后取丹，以白色结晶为佳。研末备用）1.2g，洋金花粉末 1g〕以浆糊 2g 调成糊状（为 2 次用量），涂于疮面，再以万应膏覆盖。肿块状用五虎丹钉剂（药物组成及用量同五虎丹糊剂，浆糊改用米饭 3g 赋形搓成两头尖的菱形，成为每支长 4cm，中间直径 0.3cm，重约 0.72g 的钉剂）在瘤体的基底部平插入中央，视瘤体的大小每次插入 1~3 个半支，最多不超过 4 个半支，瘤体面积大者待第 1 次上药处肿块组织坏死脱落后再上第 2 次药，钉剂插入瘤体后，仍以万应膏覆盖。待瘤体

组织脱落后，改用生肌收敛外用药：先以红升丹细末撒于疮面
并以万应膏覆盖，隔3天换药1次。经用红升丹治疗，疮面平
整、肉芽新鲜，并经病理活检无癌细胞时，用银灰膏药粉
（水银60g，白锡60g，炉甘石150g，铅粉90g，轻粉30g，冰
片15g，先将白锡放入锅内烧熔，加水银混合，冷后研细，再
与余药细末混匀即成）撒于疮面，用消毒纱布覆盖，每2日换
药1次，直至疮面愈合。同时内服活血化痰，软坚散结，清热
解毒，祛风止痛的菊藻丸：制马钱子50g，蜈蚣50g，菊花
100g，海藻100g，三棱100g，莪术100g，党参100g，黄芪
100g，金银花100g，山豆根100g，山慈菇100g，漏芦100g，
紫草25g，黄连25g，马蔺子35g，熟大黄15g，上药共为细
末，与用紫石英1000g（煅红）置于2000g黄醋水中冷却后所
得过滤液体为丸，每丸如梧桐子大小。每次服25~30粒，饭
后1小时温开水送服，每日服2~3次。服药期间禁食刺激性
食物。

(4)用量

适量。

(5)用法

外用。

(6)疗效

治疗皮肤鳞癌55例，治疗前附近淋巴肿大的有18例，治
疗后有14例消失。

治疗阴茎癌25例，临床治愈（症状消失、瘤体脱落、创
面平整、腹股沟淋巴结肿大消失且无其他部位转移、病理复查
阴性）且阴茎及龟头基本保持原状者20例，保留1/2者2例，
治疗时已发生远处转移的3例无效。

(7)病案举例

例1：严某，女，64岁，干部，1972年6月19日入院。患者3年前，发现左足底生一黑色结节，如绿豆大，增长较快，后溃破，有奇臭，经某医院病理切片诊断为恶性黑色素瘤，转来我院医治，入院检查：左足底第二趾基底部肿块约3.5cm×3cm×1cm大小，疮面有少量黑色分泌物，奇臭，左侧腹股沟淋巴结肿如蚕豆大小。治疗经过：上五虎丹糊剂2次，2周后，肿瘤组织坏死脱落，继上红升丹，每2天换药1次，内服菊藻丸，3个月后疮面完全愈合，切片复查报告为：大量炎性细胞，未见恶性黑色素瘤细胞。出院时检查，原左腹股沟肿大的淋巴结已消失，共住院118天，临床治愈出院。多次追访，患者全身情况好，局部组织柔软，光滑，平整，未发现转移现象。

例2：欧阳某，男，58岁，1973年5月14日入院。患者1年前，右足跟长一新生物，小而色黑。继而溃烂，久不愈合，经某医院病理切片，报告为右足跟恶性黑色素瘤。入院检查：右足跟黑色溃疡约3.5cm×2.5cm大小，有少量黑色分泌物，右侧腹股沟淋巴结稍肿大。共上五虎丹糊剂6次，3周后肿瘤组织全部坏死脱落，继上红升丹，内服菊藻丸，半年后疮面逐渐愈合，切片2次，均未见黑色素瘤细胞。共住院230天，临床治愈出院。

例3：孙某，男，47岁，工人。1973年6月2日入院。患者3年前，左背部长一新生物，如绿豆大，增长迅速。以后在周围出现几个卫星病灶，最大的约3cm×4cm×0.5cm，色紫红，不疼痛，经某医院病理切片报告为恶性黑色素瘤。局部上五虎丹钉剂2次，每次上2个半枝，含丹量约3g，肿瘤坏死组织脱落，继上红升丹以促使疮面愈合，每2天换药1次，内服菊藻丸及破瘀软坚、抗癌解毒药：生地黄12g，金银花12g，紫草9g，漏芦9g，三棱9g，莪术9g，当归尾9g，菊花9g，土茯苓15g，共50多剂，疮面愈合平整。住院70天，临床治愈出院。

例4：李某，男，35岁，工人。1974年6月11日入院，患者10年前，发现右大腿生一黑色肿块，经某医院病理切片报告为恶性黑色素瘤，分别于1964年和1972年两次行局部切除，第二次术后仅1个月又复发，右侧腹股沟淋巴结肿大，曾赴杭州某医院局部广泛切除，并给予博来霉素治疗。3个月后，左臂部又生一黑色肿块，入院时该肿瘤约2.5cm×1.5cm大小，质重等硬，边缘清楚，与皮肤不粘连。上五虎丹糊剂2次，约含丹药15g，2周后肿块组织坏死脱落，继上红升丹，内服菊藻丸，于2个月后，疮口完全愈合，瘢痕平整，切片复查：未见癌变，住院81天，临床治愈出院。

例5：王某，男，70岁，农民。1976年3月2日入院。患者半年前，发现左脚掌接近小趾处长一新生物，初为黄豆大，增长颇快，局部疼痛，溃破后流黄水样分泌物，经某医院病理切片报告为恶性黑色素瘤。入院检查：左脚掌接近小趾处肿块约2.5cm×2.5cm大小，溃破流黄黑水，量少而臭，体表淋巴结不肿大，局部上拔毒钉3次，每次上两个半枝，约3周后，肿瘤组织坏死脱落。继上红升丹，2天换药1次，内服菊藻丸及祛瘀散结、抗癌解毒药：生地黄12g，金银花12g，紫草9g，漏芦9g，三棱9g，莪术9g，当归尾9g，菊花9g，土茯苓15g，120多剂，疮面愈合平整，切片复查，末见恶性病变。共住院202天，临床治愈出院。

33. 蒋勇华

(1)炮制

蒋师炮制蟾酥用酒制法：取蟾酥捣碎置瓷盘中，加入约2倍量的60%白酒，时常搅动，至呈稠膏状取出，干燥，粉碎备用。

(2)应用

治疗神经性皮炎。

(3)配伍

多配伍解毒消肿，止痛之法，如梅花针在皮损处捶打等，蟾酥液外用方：蟾酥适量，精制而成溶液。先用梅花针在皮损处捶打后再涂蟾酥液，每日2次。有时用药后局部红肿，停药后即消失。

(4)用量

适量。

(5)用法

制液剂外用。

(6)疗效

治疗神经性皮炎98例，痊愈78例（79.6%），好转18例（18.4%），无效2例（2%），总有效率98.0%。

34. 焦树德

(1)炮制

焦老炮制蟾酥用酒制法：取蟾酥捣碎置瓷盘中，加入约2

倍量的60%白酒，时常搅动，至呈稠膏状取出，干燥，粉碎备用。

(2)应用

治疗肺癌、直肠癌、宫颈癌。

(3)配伍

多配伍拔毒消肿、祛腐止痛之品，如轻粉、雄黄、煅寒水石、胆矾、血竭、铜绿、乳香、没药、蜗牛、蜈蚣等，如飞龙夺命丹［详见：轻粉］，每次5粒，每日2次，葱白煎汤送服，配合辨证论治。

(4)用量

成人每日0.015～0.03g。

(5)用法

制丸剂内服。

35. *裘钦豪*

(1)炮制

裘老炮制蟾酥用酒制法：取蟾酥捣碎置瓷盘中，加入约2倍量的60%白酒，时常搅动，至呈稠膏状取出，干燥，粉碎备用。

(2)应用

治疗癌痛。

(3)配伍

多配伍活血、化痰、止痛之品，如马钱子、生川乌、生南星、生白芷、姜黄等，如镇痛消肿方：马钱子、蟾酥、生川乌、生南星、生白芷、姜黄、冰片等制成硬膏，外敷于疼痛部位。解毒消肿，活血止痛。

(4)用量

适量。

(5)用法

制硬膏剂外用。

(6)疗效

裘老用镇痛消肿方治疗晚期癌肿剧烈疼痛病例，有效率为76%。

36. 谢邦和

(1)炮制

谢师炮制蟾酥用酒制法：取蟾酥捣碎置瓷盘中，加入约2倍量的60%白酒，时常搅动，至呈稠膏状取出，干燥，粉碎。

(2)应用

治疗恶性肿瘤。尤其适应于不愿意接受手术切除与放化疗患者、各种中晚期肿瘤、复发与转移性肿瘤；配合放化疗具有协同增效作用，并有可预防化疗导致的骨髓抑制；配合手术及肿瘤缓解后应用可提高机体整体机能，巩固临床疗效，预防肿瘤复发和转移。

(3)配伍

多配伍攻毒蚀疮，破血散结，大补元气，补脾益肾，补气升阳，益卫固表之品，如斑蝥、人参、黄芪，如得力生注射液（斑蝥、蟾酥、人参、黄芪）。

(4)用量

成人每次按40~60ml稀释于5%葡萄糖注射液或生理盐

水 500ml 中，每日 1 次。每疗程首次用量减半，并将药液稀释至不低于 1 : 20，每分钟不超过 15 滴，如无不良反应，半小时后可逐渐增加滴速，但以每分钟不超过 60 滴为宜。如病人出现尿路刺激，可按 1 : 20 稀释使用。每疗程 45 天，停药 1 周后，可进行下一疗程，或遵医嘱。

(5)用法

稀释后静脉注射或滴注。

(6)不良反应

少数病人用药后可能出现尿频尿急的泌尿系统刺激症状，偶可致血尿和蛋白尿，如出现上述不良反应，应停药，如再应用时应稀释药液至 1 : 20 或减慢滴速，一般不超过 40 滴/分，或多饮水；少数病人用药后可能出现肝肾损害，偶见恶心呕吐、腹胀。

(7)注意事项

本品切忌直接静脉推注；严禁未经稀释加入滴壶滴入；如需避免进液量过大，最高稀释浓度不能低于 1 : 5，并应在 1 : 10 以上浓度使用 2 天后，无任何不良反应，才能使用 1 : 5 浓度滴入，此高浓度滴速每分钟不宜超过 50 滴；本品不宜与其他药品混合静脉滴注；用药期间注意肝、肾功能检测；如出现胸闷、心悸、气短等反应，需立即停药作常规处置。

37. 戴锡孟

(1)炮制

戴教授炮制蟾酥用酒制法：取蟾酥捣碎置瓷盘中，加入约 2 倍量的 60% 白酒，时常搅动，至呈稠膏状取出，干燥，粉碎备用。

(2)应用

治疗慢性粒细胞性白血病。

(3)配伍

戴教授认为,慢性粒细胞性白血病起于正气不足,邪毒外侵,内入营血,邪毒与营血相搏,耗伤气血,煎熬津液,瘀血毒热阻滞脏腑经络,久而结成热劳。邪实是发病中的主要矛盾,治疗上应以祛邪为主,邪去则正安,邪不去则正气不复。据此,戴教授和他的课题组确定了以清热解毒为主、化瘀散结为辅的治疗方法,用蟾酥配伍雄黄、牛黄、熊胆粉、硼砂、乳香、没药、血竭、沉香,方选梅花点舌丹:蟾酥粉60g,麝香60g,熊胆粉30g,牛黄60g,冰片30g,雄黄30g,朱砂60g,醋炙乳香30g,醋炙没药30g,沉香30g,血竭30g,白梅花470g,葶苈子30g,硼砂30g,生石决明54g,珍珠粉90g,前5味共研细末,过130目筛,混匀,雄黄、朱砂水飞,其余共为细末,与上药研均匀,制水丸,朱砂为衣,每10粒1g,每服2~3粒,每日2次。先饮水一口,将药放在舌上,以口麻为度,再用温黄酒或温开水送下。

(4)用量

成人每日0.015~0.03g。

(5)用法

制丸剂内服。

(6)疗效

治疗慢性粒细胞性白血病40例,有11例获完全缓解(27.5%),部分缓解25例,未缓解4例。

38. 戴瑞鸿

(1)炮制

戴老炮制蟾酥用酒制法：取蟾酥捣碎置瓷盘中，加入约 2
倍量的 60% 白酒，时常搅动，至呈稠膏状取出，干燥，粉碎
备用。

(2)应用

治疗各种类型的心绞痛、无症状性心肌缺血、急性冠脉综
合征、急性心肌梗死、高脂血症、老年退行性心脏瓣膜病、心
功能不全、预防冠心病介入治疗后再狭窄、冠心病的二级预
防等。

(3)配伍

多配伍芳香温通、益气通心之品，如人参、麝香、牛黄、
肉桂、苏合香、冰片等，如麝香保心丸：蟾酥 4%，人参提取
物 27%，麝香 6%，牛黄 4%，肉桂 24%，苏合香酯 8% 和冰
片 19%，制丸剂，每丸重 22.5mg。口服，每次 1～2 丸，每日
3 次，或症状发作时服用。能迅速扩张冠状动脉、增加血液供
应，从而快速缓解心肌缺血引起的心绞痛、胸闷等症状，还能
保护血管内皮细胞、抑制血管内膜增生、促进血管新生、健全
侧支循环，从而减轻和延缓心肌缺血的发生发展，减少心肌梗
死面积，预防心室重构，改善病人远期转归。

(4)用量

成人每日 0.015～0.03g。

(5)用法

制丸剂内服。

39. 魏永和

(1)炮制

魏老炮制蟾酥用酒制法：取蟾酥捣碎置瓷盘中，加入约2倍量的60%白酒，时常搅动，至呈稠膏状取出，干燥，粉碎备用。

(2)应用

治疗宫颈癌。

(3)配伍

多配伍攻毒、活血、化痰之品，如砒石、硇砂、三棱、莪术、乳香、没药、铜绿、阿魏等，如外敷内服方：外敷方［详见：砒石］，研末外敷局部。内服黄棱方［详见：砒石］，每次3~6g，每日2~4次。

(4)用量

适量。

(5)用法

制散剂外用。

40. 魏指薪

(1)炮制

魏老炮制蟾酥用酒制法：取蟾酥捣碎置瓷盘中，加入约2倍量的60%白酒，时常搅动，至呈稠膏状取出，干燥，粉碎备用。

(2)应用

治疗烫伤、金疮。症见皮肉损伤，疮口溃烂，腐肉不去，脓水不清，疼痛不止。

(3)配伍

多配伍化腐祛瘀、排除脓水、生肌收敛、活血止痛之品，如白石脂、炉甘石、煅硼砂、儿茶、血竭、乳香炭、血余炭、没药炭、百草霜、人中白、珍珠、雄黄、西瓜霜、煅象皮、寒水石、琥珀等，如化腐生肌散：净蟾酥21g，生血竭90g，生白石脂120g，乳香炭120g，血余炭240g，飞炉甘石240g，没药炭120g，飞百草霜240g，麝香15g，人中白30g，生大珍珠30g，生雄黄120g，生西瓜霜60g，煅象皮60g，煅月石30g，生朱粉60g，生寒水石30g，炒儿茶30g，生冰片15g，生血琥珀15g。上药研粉末，外敷腐肉创面，每天换1次。凡灼伤皮肉焦腐者，可用麻油与药粉调和为浆糊状敷患处。若腐烂周围无脓水，有嫩肉者，可用水火烫伤膏加10%的化腐生肌散调涂患处。金疮皮肉损伤，须将伤口洗净，用此散搽在患处，以纱布包扎，或凡士林调成软膏敷。

(4)用量

适量。

(5)用法

制散剂外用。

参考文献

1. 高学敏. 新世纪全国高等中医药院校规划教材·中药学（供中医药类专业用）［M］. 北京：中国中医药出版社，2002，9.

2. 贾立群，朱世杰．现代名中医肿瘤科绝技［M］．北京：科学技术文献出版社，2002，6：48.

3. 崔应珉．中华名医名方薪传·肿瘤［M］．郑州：郑州大学出版社，1997，9.

4. 卢祥之．著名中医治疗癌症方药及实例［M］．重庆：科学技术文献出版社重庆分社，1990：72.

5. 孙步云．中医药治疗银屑病 226 例临床观察［J］．中医杂志，1995，36（2）：99～100.

6. 孙秉严，孙丽瀛．孙秉严 40 年治癌经验［M］．华龄出版社，1997，11.

7. 王泽光，张孝忠，王宏羽．中医治疗原发性肝癌 110 例临床观察［J］．北京中医杂志，1990，5：32～33.

8. 史兰陵，史培泉．癌症中医治验［M］．济南：山东科学技术出版社，1990.

9. 张安桢，林子顺，王和鸣，等．林如高骨伤验方歌诀方解［M］．福州：福建科学技术出版社，1980，5：62.

10. 刘嘉湘．蟾酥消肿膏治疗晚期恶性肿瘤疼痛 187 例疗效观察［J］．辽宁中医杂志，1965，9（4）：30

11. 刘嘉湘．蟾酥膏用于恶性肿瘤止痛的临床观察——附 332 例随机双盲治疗对照观察［J］．中医杂志，1988，29（3）：30

12. 刘文渊．中九丸对骨结核之疗效介绍［J］．中医杂志，1958，5：321～323.

13. 朱良春．中国百年百名中医临床家丛书．朱良春［M］．北京：中国中医药出版社，2001，1.

14. 金兴农．化癥丹临床应用举隅［J］．中医杂志，

2000，41（4）：223.

15．甘肃新医药学研究所主编．柯与参医疗经验荟萃
[M]．甘肃人民出版社，1984，2.

16．张丰强，郑英．首批国家级名老中医效验秘方精选
（第3版）[M]．北京：国际文化出版公司，1999，1.

17．凌耀星．中医治癌秘诀[M]．上海：文汇出版社，
1995，8.

18．吴介诚编述，周国雄整理．疮疡经验录[M]．北京：
人民卫生出版社，1980，3.

19．张觉人．蟾酥丸[J]．上海中医药杂志，1956，5：
30～32.

20．张作舟．皮肤病中医外治法及外用药的配制[M]．
北京：人民卫生出版社，2001，12.

21．上海中医研究所．现代名老中医名著重刊丛书·张赞
臣医疗经验[M]．北京：人民卫生出版社，2005，10.

22．孟继民．易菊清治疗恶性肿瘤经验[J]．中医杂志，
2004，45（2）：15～16.

23．周仁祥，马玉．蟾酥软膏治疗皮肤病远期疗效观察
[J]．肿瘤防治研究，1980，2：57.

24．贾立群，朱世杰．现代名中医肿瘤科绝技[M]．北
京：科学技术文献出版社，2002，6：388.

25．贾召．中国百年百名中医临床家丛书·贾堃[M]．
北京：中国中医药出版社，2002，3.

26．焦树德．用药心得十讲（第2版）[M]．北京：人民
卫生出版社，1995，10.

27．黄金昶．"以毒攻毒"、"温阳"、"破瘀"、"通利二

便"四法治疗肿瘤之我见 [J]. 中国医刊, 2006, 26 (1):
189～190.

28. 史宇广, 单书健. 当代名医临证精华·皮肤病专辑
[M]. 北京: 中医古籍出版社, 1988, 2.

29. 史宇广, 单书健. 当代名医临证精华·肿瘤专辑
[M]. 北京: 中医古籍出版社, 1988, 2.

30. 何俏辉. 萧梓荣教授治疗阴茎癌经验 [J]. 新中医,
1980, 增刊 (1): 4.

31. 刘嘉湘. 中国中医秘方大全·肿瘤分卷 [M]. 上海:
文汇出版社, 1989, 10.

32. 戴锡孟, 杨学爽, 范宝印, 等. 梅花点舌丹治疗白血
病及实验研究 [J]. 天津中医, 1968, 6: 14～16.

33. 施杞. 中国中医秘方大全. 伤骨科分卷 [M]. 上海:
文汇出版社, 1989, 10.

34. 秦万章, 唐汉钧. 中国中医秘方大全·外科分卷
[M]. 上海: 文汇出版社, 1989, 10.

35. 王受益, 戴瑞鸿, 金椿, 等. 麝香保心丸治疗冠心病
心绞痛的临床观察 [J]. 中国中西医结合杂志, 1996, 16
(12): 717～720.

36. 唐由君, 张若英, 赵东坡, 等. 六神丸及其加味抗白
血病的实验研究 [J]. 山东中医学院学报, 1989, 13
(6): 441.

四、斑　蝥

Ban mao（《神农本草经》）

（一）概述

为芫青科昆虫南方大斑蝥 *Mylabris phalerata* Pallas 或黄黑小斑蝥 *M. cichorii* Linnaeus 的全体。全国大部分地区均有，主产于辽宁、河南、广西、江苏等地。夏、秋二季于清晨露水未干时捕捉。闷死或烫死，去头、足、翅，晒干生用或与糯米同炒至黄黑色，去米，研末用。

【性能】辛，热。有极毒。归肝、肾、胃经。

【功效】破血逐瘀，散结消癥，攻毒蚀疮。

【应用】

1. 癥瘕、经闭。本品辛行温通而入血分，能破血通经，消癥散结。常用治疗血瘀经闭，可配伍桃仁、大黄药用，如斑蝥通经丸（《济阴纲目》）；近人用治多种癌肿，尤以肝癌为优，可用斑蝥 1~3 只置鸡蛋内煮食。

2. 痈疽恶疮、顽癣、瘰疬等。本品为辛散有毒之品，外用有以毒攻毒，消肿散结之功。治痈疽肿硬不破，《仁斋直指方》用本品研末，和蒜捣膏贴之，可攻毒拔脓；治顽癣，《外台秘要》以本品微炒研末，蜂蜜调敷；治瘰疬、瘘疮，配白矾、白砒、青黛等，研末外掺，如生肌干脓散（《证治准绳》）。

此外，本品外敷，有发泡作用，可作发泡疗法以治多种疾病，如面瘫、风湿痹痛等。

【用法用量】内服多入丸、散，0.03～0.06g。外用适量，研末敷贴，或酒、醋浸涂，或作发泡用。内服须以糯米同炒，或配青黛、丹参以缓其毒。

【使用注意】本品有极毒，内服宜慎，应严格掌握剂量，体弱忌用，孕妇禁用。外用对皮肤、黏膜有很强的刺激作用，能引起皮肤发红、灼热、起泡，甚至腐烂，故不宜久敷和大面积使用。

【古籍摘要】

1. 《神农本草经》："主寒热、鬼疰蛊毒、鼠瘘、恶疮疽，蚀死肌，破石癃。"

2. 《药性论》："治瘰疬，通利水道。"

3. 《本草纲目》："斑蝥专主走下窍，直至精溺之处，蚀下败物，痛不可挡。"

【现代研究】

1. 化学成分：主要含有斑蝥素，此外还含有油脂、蚁酸、色素等。

2. 药理作用：斑蝥素有抗癌作用，尤其对小鼠腹水型肝癌及网状细胞肉瘤有抑制作用，它能抑制癌细胞蛋白质的合成，从而抑制其生长分化。斑蝥素的各种衍生物能刺激骨髓而有升高白细胞的作用；斑蝥素还有免疫增强作用，抗病毒、抗菌作用及促雌激素样作用。斑蝥丹灸对家兔实验踝关节炎有明显消肿作用。此外，斑蝥素可刺激人和动物皮肤发红起泡。

3. 临床研究：用斑蝥素糖衣片（每片含斑蝥素 0.25mg），治疗原发性肝癌，每服 1~2 片，每日 3 次，饭后口服，服药期间多喝浓茶或开水，同时配以化疗或放疗。共治疗 300 余例，总有效率为 65%。用脂溶性斑蝥素片（含斑蝥素 0.1mg，食用植物油 20mg），每日口服 0.02mg/kg 或者用万分之一斑蝥素油纱外敷肝区，1~2 日更换 1 次。治疗甲型肝炎 100 例（黄疸和非黄疸型各半），用药后 2~5 天症状消失者占 70%，其余 30% 在 6~8 天内症状消失。用药 14~20 天肝功能转为正常者 65%，其余 35% 于 21~30 天转为正常。用斑蝥、巴豆各一份，研成细末，净水调敷患侧下关、太阳、四白、迎香或面神经运动点，治疗 38 例特发性面神经麻痹，结果痊愈 30 例，显效 4 例，好转 1 例，无效 2 例。另有用斑蝥治疗痛经、神经性皮炎，风湿痛，过敏性鼻炎，气管炎，寻常疣，甲沟炎等。

4. 不良反应：斑蝥素的毒性最大，斑蝥酸钠次之，羟基斑蝥胺和甲基斑蝥胺的毒性很小。急慢性毒性研究结果表明，肾脏对斑蝥素的敏感性很高，无论灌胃或腹腔注射给药，均可引起肾脏功能障碍。犬和小鼠还可以发生肝细胞浊肿、坏死及脂肪变，心肌浊肿及肺瘀血等。

正常人口服斑蝥的中毒剂量为 0.6g，致死量为 1.3~3g。中毒表现为消化道、泌尿系统及中枢神经系统症状，如口腔烧灼感、口渴、吞咽困难、舌肿胀起泡、气喘、多涎、恶心、呕吐、胃出血、肠绞痛、尿急、尿频、蛋白尿、管型、血尿、排尿困难及头痛、头晕、高热、休克等。斑蝥素对人的致死量为 30mg。

（二）名老中医应用斑蝥的经验

1. 马志超

(1)炮制

马教授炮制斑蝥用糯米炒法：取净斑蝥与米拌炒，至米呈黄棕色，取出，除去头、翅、足。

(2)应用

治疗急性牙髓炎。

(3)配伍

多配伍解毒杀虫之品，如巴豆等，如巴豆斑蝥散：炒斑蝥1只，巴豆（去皮）1个，冰片3g，研为细末，即成。用小棉球蘸药末置龋洞处，或以绢包药末放患牙处咬紧，不可吞入，不痛后以冷水漱口。

(4)用量

适量。

(5)用法

研末外用。

(6)疗效

治疗急性牙髓炎112例，止痛有效率达99.1%，其中显效 104 例（92.9%），有效 7 例（6.2%），无效 1 例（0.9%），止痛持续时间多在 2～6 小时之间，且显效迅速，一般 5～10 分钟即可显效。

2. 方行维

(1)炮制

方老炮制斑蝥用糯米炒法：取净斑蝥与米拌炒，至米呈黄棕色，取出，除去头、翅、足。

(2)应用

治疗新、久各种类型的疟疾。

(3)配伍

多配伍截疟之品，如常山、草果等，如截疟外治方：斑蝥2只，巴豆霜1.5g，常山6g，草果6g，共研细末备用。在疟疾发作之前半小时，将上药一半以纱布包之敷贴脐部，另一半用纱布裹好，塞入鼻孔一侧，另一侧鼻孔则流清水，塞、敷约5~10分钟之后去之。

(4)用量

适量。

(5)用法

研末外用。

3. 王凤五

(1)炮制

王老炮制斑蝥用糯米炒法：取净斑蝥与米拌炒，至米呈黄棕色，取出，除去头、翅、足。

(2)应用

治疗癫痫。

(3)配伍

多配伍化痰、通窍之品，如白矾、麝香等，如复方斑蝥膏：活斑蝥、白矾、麝香，活斑蝥捣碎备用，白矾另研备用，麝香另研备用。穴位选择：大椎穴、腰俞穴。75%乙醇穴位局部皮肤擦拭，再用消毒三棱针划破所选穴位皮肤，见轻微出血，在出血处拔火罐，约1~2小时，取下火罐，将斑蝥、白矾、麝香自下而上，依次敷于出血处，最后用自制风湿膏固定，保留3天。每周贴药1次，每4次为1个疗程。同时佐用朱砂0.3~1g，鸡蛋1只，混合清炒后，童便兑服，每日1次，4周为1个疗程。

(4)用量

适量。

(5)用法

研末外用。

(6)疗效

治疗38例原发性癫痫患者［38例原发性癫痫患者的诊断与分类是依据1989年国际抗癫痫联盟（ILAE）修订的癫痫及癫痫综合征的分类］，所有患者接受治疗前，均不同程度采用苯巴比妥、安定、扑痫酮等治疗，效果均不明显。中医分型属痰火内盛型16例，心脾两虚型12例，心肾亏虚型10例。西医分类属全面性强直-阵挛性发作13例，失神发作17例，复杂部分性发作8例。疗效标准：依据症状表现和参考脑电图。治愈：停治后5年未发作，脑电图正常；显效：停治后2~5年未发作，脑电图正常；近期控制：停治后1~2年未发作；好转：治疗后发作次数减少，发作程度明显减轻；无效：治疗3个月病情无改善。结果：38例患者一般治疗1~2个疗程病

◄◄◄◄◄

情开始好转，好转后巩固治疗3个疗程。每2个疗程间停药休息2周。经治疗3个疗程未见好转则停药。追踪观察5年后，治愈5例（13.2%），显效8例（21.1%），近期控制6例（15.8%），好转9例（23.7%），无效10例（26.3%），总有效率为73.8%。

4. 韦艾凌

(1)炮制

韦教授炮制斑蝥用糯米炒法：取净斑蝥与米拌炒，至米呈黄棕色，取出，除去头、翅、足。

(2)应用

治疗癌痛。

(3)配伍

多配伍解毒、活血之品，如半枝莲、龙葵、三棱、莪术等，如湿敷Ⅰ号：斑蝥6g，半枝莲30g，青皮30g，龙葵15g，三棱12g，莪术12g，冰片12g，用60度的白酒1500ml密封浸泡9天后即可备用。选择确诊的病人，清洁疼痛部位的皮肤，用湿敷Ⅰ号液把10cm×10cm左右的纱布浸湿，然后将其敷盖在以最疼痛点为中心的局部皮肤上，再以干纱布、塑料纸敷盖其上，最后用胶布固定，早晚各换药1次。

(4)用量

适量。

(5)用法

制酊剂外敷。

◄◄

5. 史兰陵

(1)炮制

史老炮制斑蝥用米炒法：取净斑蝥与米拌炒，至米呈黄棕色，取出，除去头、翅、足。

(2)应用

治疗胃癌、肝癌。

(3)配伍

治疗胃癌多配伍攻毒、通腹之品，如轻粉、巴豆霜等，如胃癌经验方［详见：轻粉］，治疗胃癌。

治疗肝癌多配伍攻毒、化痰、活血之品，如蟾酥、蛇六谷、僵蚕、海藻、水蛭、三棱等，如肝癌经验方［详见：蟾酥］，治疗肝癌后期。

(4)用量

成人每日 0.05g。

(5)用法

分次内服。

6. 石镜秋

(1)炮制

石老炮制斑蝥用米炒法：取净斑蝥与米拌炒，至米呈黄棕色，取出，除去头、翅、足。

(2)应用

治疗尿路感染。

(3)配伍

多配伍清热解毒、活血之品，如黄连等。如尿感汤：斑蝥3个，黄连3g，黄米30粒，全蝎3个，鸡蛋3枚，黄酒适量，前3味共为细末，分3份，将鸡蛋各敲一小孔，倒出少许蛋清，然后将药粉分别放入3个鸡蛋中，烧熟，再用黄酒泡3个全蝎，一次服下。

(4)用量

成人每日0.15g（注意：此量较《中华人民共和国药典》量为大）。

(5)用法

内服。

7. 刘春甫

(1)炮制

刘老炮制斑蝥用糯米炒法：取净斑蝥与米拌炒，至米呈黄棕色，取出，除去头、翅、足。

(2)应用

治疗斑秃。

(3)配伍

多配伍补肾、生发之品，如侧柏叶、干姜等，如斑蝥酒：斑蝥5g，侧柏叶10g，辣椒10g，干姜5g，白僵蚕10g，按比例研为粗末，以75%乙醇浸泡1周备用。用时以脱脂消毒棉蘸少许药液反复涂擦脱发处，直至出现微热或轻微刺激痛为度。注意本药液切勿入眼口黏膜处，用时蘸少许药液，以不流淌至正常皮肤为宜。3个月为1个疗程，半年内不见效可改用他法治疗。

(4)用量

适量。

(5)用法

制酊剂外用。

(6)病案举例

任某,男,21 岁,呼市卫生学校医士班学员,1990 年 3 月诊。诉头发脱落一片 1 年余,曾用"101"毛发再生液涂擦治疗半年余,脱落头发尚未生长。诊见后发际上 3 寸督脉正中线处圆形脱发一处,约 3cm×3cm 大小,追溯诱因为高考过度紧张。涂擦斑蝥酒 3 个月,脱落头发全部生长,分布均匀,1992 年 4 月追访未再脱发。

8. 孙秉严

(1)炮制

孙老炮制斑蝥用糯米炒法:取净斑蝥与米拌炒,至米呈黄棕色,取出,除去头、翅、足。

(2)应用

治疗多种恶性肿瘤。

(3)配伍

多配伍攻毒抗癌之品,如蟾酥、雄黄等,如新丹:斑蝥、雄黄、山慈菇、蜈蚣、穿山甲、土茯苓、鹿角等,制蜜丸,每丸9g,每次 1 丸,每日 1 次,口服,治疗颅内肿瘤、喉癌、原发性肝癌、结肠癌、膀胱癌、子宫颈癌等。新瘤丸〔详见:蟾酥〕,每日 30 ~ 60 丸,治疗恶性淋巴瘤、骨肿瘤等。化瘤丹

[详见：蟾酥]，每次 3～5 丸，每日 1 次，口服，治疗颅内肿瘤、喉癌、食管癌、子宫癌等。

(4)用量

成人每日 3～4 只。

(5)用法

水煎服或制丸剂服，用斑蝥时应加滑石 10g，苦丁茶 15g，或加金钱草 15～30g，海金沙 10g，以防肾脏损伤出现尿血。

(6)病案举例

例 1：左某，女，22 岁，吉林省白城地区某车队人。1979 年 4 月 11 日因"右上肢肿痛，右颈部肿块半年余"就诊于天津市人民医院，检查发现右上肢明显膨隆，硬结，右锁骨上肿物约 5cm×4cm 大小，活动受限。X 线检查发现右肱骨骨质破坏。同年 4 月 14 日穿刺活检，病理报告为"尤文氏瘤"（病理号 106110）。经天津市人民医院会诊，诊断为"尤文氏瘤，右颈部淋巴结转移"。1979 年 4 月 24 日来诊，来诊时右上肢明显膨隆肿胀，疼痛，活动受限。查见面色苍白，中度贫血。肱骨外上髁上 15cm 处，右侧周径 48.5cm，左侧周径 27cm，右锁骨上数个淋巴结融合，尚可活动，约 5.5cm×4cm 大小，皮色无改变。右腋后缘可触及一肿大的淋巴结，较硬，活动度差。舌齿印（＋），腮齿印（＋），甲印溶合，胃、脐部压痛（±），脉沉细而弦。证属寒热交错，瘀滞毒结，治以化毒、滋阴回阳。

成药处方：新瘤丸，每日 30～60 丸；新丹 9g，每日 1 丸；化坚液，每日 100ml；1125 液 10ml，每日 6 支。口服。

汤药处方：斑蝥 4 只，干蟾蜍 1 只，白花蛇 6g，急性子 15g，天花粉 20g，麦冬 20g，沙参 15g，桂枝 15g，肉苁蓉

30g，肉桂 15g，干姜 15g，桃仁 15g，片姜黄 15g，香附 15g，海藻 15g，滑石 15g，穿山甲 10g，牡蛎 15g，透骨草 20g，竹茹 15g，赭石 20g，每日 1 剂，水煎 2 次，早晚分服。

服上药 1 个月后，右上肢肿胀明显减轻，右锁骨上肿块明显缩小，因经济问题停药。1979 年 6 月 29 日再次来诊，病情有发展，右肘上 15cm 处周径 50cm，右锁骨上肿块为 10cm × 7cm 大小，右手小指出现麻痛，X 线片见肱骨中段偏上处病理骨折。继续上方加金钱蛇粉（冲）6g，并加服西药处方：环磷酰胺 100mg，5 - 氟脲嘧啶 250mg，25% 葡萄糖 20ml，长春新碱 1mg，维生素 B₁20mg，维生素 B₆20mg，强的松 10mg，均口服，每日 1 次。治疗至 1979 年 8 月 24 日，右上肢肿胀明显减轻，右锁骨上肿块明显缩小，右肘上 15cm 处周径 28cm，右锁骨上肿块为 2.5cm×1.5cm。1980 年 7 月 12 日右上肢及右锁骨上肿块均已消失，肱骨 X 线片见肱骨向外成角，骨质基本正常，停止服药。1990 年 4 月信访，一切正常，无复发。

例 2：王某，女，47 岁，山西省长治市某厂工人。1968年 1 月因"胃痛"在天津某医院行钡餐造影检查，初步诊断为"胃癌（X 线号 1089）"，遂手术胃切除 5/6，取活组织检查为"胃大弯恶性淋巴肉瘤伴胃上及胃下淋巴结转移（病理号 1682）"，术后进行化疗。1978 年复查，发现肝转移，腹胀、疼痛加剧，经治疗效果不明显，血红蛋白 63g/L，白细胞 3.7×10^9/L，血小板 78×10^9/L。1978 年 10 月 17 日来诊，来诊时查体见面色苍白、浮肿、体消瘦。舌苔薄白微腻，脉沉而弦。两手有 6 个小甲印，舌、腮印（＋），胃脘饱满拒按，左脐旁压痛（＋），胸腹部小白点有五六个，两耳壳结节（＋）。证属寒瘀毒结，治以驱毒破瘀，温阳攻下。

成药处方：新瘤丸，每日 30 丸；新丹，每日 1 剂；化坚液，每日 100ml；和肝丸，每日 1 剂。口服。

汤药处方：斑蝥 5 只，海藻 15g，牡蛎 15g，茵陈 20g，莪术 15g，三棱 15g，附子 15g，肉桂 15g，党参 15g，熟地黄 15g，山药 10g，鸡内金 10g，仙鹤草 10g，滑石 20g，牵牛子 30g，槟榔 30g，川大黄 15g，玄明粉（冲）15g，每日 1 剂，水煎 2 次，早晚分服。

服药后，随大便排出许多黏冻状及烂肉状物，胸闷、胃痛减轻，饮食转佳，体重增加，1985 年 5 月追访健在，已工作。

9. 朱良春

(1)炮制

朱老炮制斑蝥用糯米炒法：取净斑蝥与米拌炒，至米呈黄棕色，取出，除去头、翅、足。

(2)应用

治疗毒蛇咬伤中毒、外阴白斑、食管癌。

(3)配伍

治疗毒蛇咬伤中毒多配伍解毒之品，如守宫等，如化毒散：斑蝥（去翅足）5 只，守宫 10 条，蜈蚣 20 条，地龙 1.5g，全蝎 1.5g，共研细末，每包 1.2g，用温开水冲服，一般轻中型者每 5 小时 1 包，约服 4～5 包即可，重型而体质壮实者，需服6～7 包，孕妇或体弱者，每 3 小时服半包。服药后如小便涩痛者，另用车前子9g，六一散 15g，煎汤饮服，或用绿豆 120g，白茅根 60g，煎汤频服。

治疗外阴白斑多配伍解毒之品如轻粉、砒石、密陀僧、硫

▶▶▶▶▶

黄、雄黄、冰片、枯矾等，如白斑膏［详见：砒石］，外涂患处。

治疗食管癌多配伍化疗药，如斑蝥粉：斑蝥、糯米各适量，同炒（以糯米炒黄为准），然后将斑蝥研粉，每次1只，每日1次，用蜜水吞服。同时结合化疗，注射环磷酰胺100mg，或博来霉素15mg，或氟脲嘧啶250mg，每日1次，一般用15～80针，并用维生素C、维生素E作为辅助治疗。一般7日后即可吃粥，20天左右可吃干饭。如白细胞降低即停用化疗，单用斑蝥粉。

(4)用量

成人每日内服0.05g；外用适量。

(5)用法

分次内服，调膏外用。内服斑蝥粉后，多数患者出现小便刺痛和血尿，加服利尿解毒之品（车前子、木通、泽泻、滑石、大蓟、小蓟、败酱草、甘草梢）之后，症情大为缓和，以至可以耐受。

10. 朱仁康

(1)炮制

朱老炮制斑蝥用糯米炒法：取净斑蝥与米拌炒，至米呈黄棕色，取出，除去头、翅、足。

(2)应用

治疗面部疔疮、体癣、股癣、花斑癣（桃花癣）、神经性皮炎、银屑病。

(3)配伍

治疗疔疮多配伍解毒、通络之品，如玄参、血竭末、乳香、没药、全蝎等。如拔疔散：斑蝥7只，玄参（炒干，研末）9g，血竭末9g，乳香3g，没药3g，全蝎（炒干）3只，麝香0.3g，冰片2g，以上各药逐次研细末，装瓷瓶内勿泄气。用拔毒膏一张，中间掺药少许，贴疮头上。

治疗体癣、股癣、花斑癣多配伍祛风、止痒之品，如土槿皮、千金子等，如二号癣药水：斑蝥（布包）40只，土槿皮1250g，千金子6g，用白酒（高粱酒）5000ml加入上药后装入大口瓶内，密封，浸泡半月至1个月，去渣备用。每日用毛笔醮药液外涂患处1~2次。灭菌止痒。治疗体癣、汗斑、单纯糠疹（桃花癣）。普癣水：斑蝥1.5g，苦楝子50g，土槿皮95g，生地榆50g，将后3味药打成粗末，同斑蝥一起装入大口瓶中，加入75%乙醇1000ml，密封浸泡14天，去渣备用。杀虫止痒。外涂患处。治疗体癣、股癣、花斑癣。斑蝥醋［详见：砒石］，外涂患处。治疗头癣，脚癣，体癣，神经性皮炎。

治疗神经性皮炎多配伍解毒、通络、祛风、止痒之品，如白砒、制马钱子、蛇床子、制川乌、苦参、羊蹄根、千金子、蜈蚣、蝉衣、地肤子、大风子、土槿皮、海桐皮、白鲜皮等，如羊蹄根酒［详见：砒石］，外涂患处。

治疗银屑病多配伍解毒、通络、祛风、止痒之品，如苦参、生地榆、苦楝根皮、蜈蚣、土槿皮、紫荆皮、千金子等，如皮癣水：斑蝥100只，土槿皮620g，紫荆皮310g，苦参310g，苦楝根皮150g，生地榆150g，千金子50粒，蜈蚣30条，樟脑310g，将前5味药打碎成粗粒，装大瓶内，加入75%乙醇5000ml，并将斑蝥、千金子等加入密封浸泡1~2

周，滤去药渣，再加入樟脑溶化，备用。用毛笔刷涂于皮损上。灭菌止痒。主治银屑病、体癣、神经性皮炎。

(4)用量

适量。

(5)用法

制散剂或酊剂外用。

11. 朱泽霖

(1)炮制

朱老炮制斑蝥用糯米炒法：取净斑蝥与米拌炒，至米呈黄棕色，取出，除去头、翅、足。

(2)应用

治疗酒齇鼻。

(3)配伍

多配伍解毒、通络、祛风、止痒之品，如雄黄、硫黄、蟾蜍、蜈蚣、松香、地肤子、百部、蛇床子、白鲜皮、土槿皮、大风子等，如脱皮液：斑蝥 50g，蜈蚣 20 条，蟾蜍 10g，冰片 15g，地肤子 50g，硫黄 50g，百部 25g，雄黄 25g，松香 20g，蛇床子 15g，烟膏 30g，白鲜皮 50g，土槿皮 150g，大风子 50g，镇江醋 2.5kg，95% 乙醇若干（注：原方未注明剂量，建议用 2.5kg），将斑蝥、蜈蚣、蟾蜍、雄黄用布袋装好，其余 10 味先放入镇江醋中浸泡 10 天后再将袋装好的药放入，再浸泡 3~5 天。然后取出布袋，将袋内的药物捣碎后再入袋，放入乙醇内浸泡 2~3 周，弃药取液，二液合并，装瓶备用。用时用小毛笔蘸药液在皮损处连续涂抹，每次用量不超过

8ml，每隔 2 周涂 1 次，涂后局部疼痛、发麻、起疱、流水
（注意药水不要累及正常皮肤，以免起疱）。待其结痂，不要
搔抓，让其自行脱落。痂落后再进行第 2 次涂药，如此反复用
药直至痊愈。

(4)用量

适量。

(5)用法

制酊剂外用。

(6)疗效

治疗酒齄鼻 1195 例，痊愈 488 例（40.8%），显效 654 例
（54.7%），欠佳 53 例（4.4%）。

12. 陈延昌

(1)炮制

陈氏炮制斑蝥用炒法：取净斑蝥与米拌炒，至米呈黄棕
色，取出，除去头、翅、足。

(2)应用

治疗肝癌。

(3)配伍

多配伍解毒、化痰、疏肝理气、活血通络、健脾益气、补
肾养阴之品，如白花蛇舌草、蚤休、半枝莲、龙葵、昆布、海
藻、白石英、柴胡、枳壳、川楝子、赤芍、莪术、延胡索、鳖
甲、白术、生薏苡仁、生黄芪、女贞子、枸杞子、白芍等。如
肝癌验方：斑蝥（去头、足）0.3g，柴胡 15g，白术 10g，生
黄芪 20g，女贞子 20g，枸杞子 20g，生薏苡仁 20g，白花蛇舌

草 30g，半枝莲 30g，赤芍 30g，白芍 30g，白石英 40g，龙葵 30g，莪术 15g，鳖甲 15g，枳壳 10g，延胡索 15g，川楝子 15g，蚤休 15g，昆布 20g，海藻 20g，焦山楂 15g，神曲 15g，共为细末，每次 10～15g，每日 3 次，温开水送服。

(4)用量

成人每日 0.02～0.03g。

(5)用法

制散剂，分 3 次，口服。

13. 宋思奇

(1)炮制

宋氏炮制斑蝥用炒法：取净斑蝥与米拌炒，至米呈黄棕色，取出，除去头、翅、足。

(2)应用

治疗胃溃疡。

(3)配伍

多单用，如去甲斑蝥素片：每次 0.25mg，每日 3 次，饭后服，若无副反应，剂量加倍，一般每日服 0.75mg。

(4)用量

成人每日服去甲斑蝥素 0.75mg。

(5)用法

制片剂内服。

(6)疗效

治疗胃溃疡 21 例，结果：治愈 7 例，显效 5 例，有效 7 例。

14. 何任

(1)炮制

何老炮制斑蝥用糯米炒法：取净斑蝥与米拌炒，至米呈黄棕色，取出，除去头、翅、足。

(2)应用

治疗恶性肿瘤。

(3)配伍

多配伍攻邪之品如白花蛇舌草、半枝莲、蚤休、八月扎、鳖甲、冬凌草、急性子、威灵仙、藤梨根、石见穿、蒲公英、白英、山慈菇、山海螺、守宫、薏苡仁、干蟾皮、野葡萄根、大黄等；扶正之品如吉林参、西洋参、党参、当归、白芍、生地黄、猪苓、制黄精、女贞子、枸杞子、灵芝、制何首乌等。并强调"不断扶正，适时攻邪"。

(4)用量

成人每日 0.06g。

(5)用法

制丸、散剂，分 2 次口服。

15. 李志民

(1)炮制

李师炮制斑蝥用糯米炒法：取净斑蝥与米拌炒，至米呈黄棕色，取出，除去头、翅、足。

(2)应用

治疗淋巴结核。

(3)配伍

多配伍攻毒散结、活血通络之品，如蟾酥、砒石、壁虎、玄参、连翘、炮穿山甲、露蜂房、贝母、僵蚕、牡蛎、蜈蚣、血竭、全蝎等，如复方全贝散［详见：砒石］，每次3g，每日2次，口服。

(4)用量

成人每日0.01g。

(5)用法

制散剂，分2次口服。

16. 李耀先

(1)炮制

李老炮制斑蝥用糯米炒法：取净斑蝥与米拌炒，至米呈黄棕色，取出，除去头、翅、足。

(2)应用

治疗牛皮癣、风癣。

(3)配伍

多配伍攻毒化痰、祛风止痒之品，如雄黄、砒石、生川乌、生草乌、巴豆霜、白矾、川椒、川槿皮、白芷等，如牛皮癣药膏［详见：砒石］，外敷患处。

(4)用量

适量。

(5)用法

制膏剂，外用。

17. 吴勉华

(1)炮制

吴教授炮制斑蝥用糯米炒法：取净斑蝥与米拌炒，至米呈黄棕色，取出，除去头、翅、足。

(2)应用

治疗胃癌。

(3)配伍

多配伍健脾补肾、活血、化痰之品，如黄芪、党参、白术、薏苡仁、菟丝子、穿山甲、白花蛇舌草、山慈菇等，如扶正抑癌汤：斑蝥 8g，黄芪 30g，党参 20g，白术 20g，薏苡仁 20g，菟丝子 20g，穿山甲 15g，白花蛇舌草 30g，山慈菇 30g。加水煎 30 分钟，取液 200ml 分 2 次口服。30 天为 1 个周期，连用 2 个周期为 1 个疗程。

(4)用量

成人每日 8g（注意：此量较《中华人民共和国药典》量为大）。

(5)用法

水煎分服。

(6)疗效

其研究生杨静将经病理或细胞学检查证实的手术后复发或不能手术切除的晚期胃癌 62 例患者（病理诊断：腺癌 23 例，未分化癌 3 例，印戒细胞癌 36 例。临床分期：Ⅲb 期 29 例，Ⅳ期 33 例）随机分为 A 组和 B 组。A 组患者用化疗（紫杉醇 60mg/m² 加入生理盐水或 5% 葡萄糖 500ml 中静滴，第 1、8、

15 天；用药前 12 小时、6 小时各肌注地塞米松 10mg，用药前 30 分钟静滴西咪替丁 400mg，口服苯海拉明 50mg 或肌注非那根 50mg，预防过敏反应；5 – FU0.25 静脉微量 24 小时持续泵维持滴注，第 1 到 15 天。28 天为 1 个周期），并用扶正抑癌汤；B 组单用化疗。每例病人化疗两个周期。以 WHO（1981）实体瘤近期客观疗效及毒副反应评价标准评价疗效。生活质量按卡氏评分，综合治疗前后的评分变化。化疗后较治疗前增加 10 分为提高，减少 10 分为下降，其他为稳定。统计学检验用 χ^2 检验处理。结果：近期客观疗效：A 组：PR：17 例，SD：8 例，PD：7 例，CR + PR：53.1%；B 组：PR：14 例，SD：10 例，PD：6 例，CR + PR：46.7%。两组比较，$P < 0.05$。不良反应：A 组较 B 组轻。生活质量变化：两组生活质量 KPS 评分：A 组：提高 14 例，稳定 10 例，下降 8 例；B 组：提高 8 例，稳定 10 例，下降 12 例。两组比较，$P < 0.05$，生活质量提高。

18. 张赞臣

(1)炮制

张老炮制斑蝥用糯米炒法：取净斑蝥与米拌炒，至米呈黄棕色，取出，除去头、翅、足。

(2)应用

治疗疔疮、痈疽、头癣、牛皮癣。

(3)配伍

治疗疔疮多配伍解毒、化痰、活血、散结之品，如玄参、乳香、没药、冰片、麝香等，如治疗提毒散：斑蝥 9g，冰片

1.2g，麝香1.2g，乳香1.8g，没药1.8g，玄参9g，先将乳香、没药研细，加入斑蝥、玄参共研极细，过筛后，加入冰片、麝香研匀。用时置膏药中贴患处。咬头提毒。治疗疔疮服毒已化，疮口不溃。

治疗痈疽多配伍攻毒、化痰、活血、散结之品，如雄黄、白矾、蟾酥、生半夏、炮穿山甲、炙全蝎、炙蜈蚣、乳香、没药、冰片、麝香等，如五虎大发散［详见：蟾酥］，外贴患处，消散软坚。治疗阴证疮疡及发背、阴疽等病症。代刀散［详见：矾石］外掺于疮头上，治疗痈疽、流注有脓不溃者。红灵丹：炒斑蝥6g，血竭9g，炙玄参9g，银朱45g，制乳香45g，制没药45g，麝香0.45g，冰片0.6g，除麝香、冰片外，前6味药共研细末，过筛，再加入麝香、冰片研匀。掺于疮口上，用膏药盖之，每日更换1~2次。消肿、拔毒、定痛、散结。治疗痈疽溃破，肿毒不清，疮口作痛。武将丹：炒斑蝥3g，五倍子15g，炙僵蚕4.5g，炙蛇蜕3g，炮穿山甲4.5g，雄黄9g，淡全蝎6g，麝香1g，冰片2.5g，除麝香、冰片外，先将五倍子、炮穿山甲、雄黄等分别研细，再和入余药共研极细过筛，最后加入麝香、冰片研匀。用时置膏药中，贴患处。消散、咬头、箍脓。主治痈疽肿胀将成未成者。

治疗头癣、牛皮癣多配伍攻毒、祛风、止痒之品，如制马钱子、土大黄、百部、白及、土槿皮、白芷等，如癣药浸液：制马钱子9g，百部9g，斑蝥（去头足）4.5g，槟榔9g，白及9g，樟脑4.5g，土槿皮9g，白芷9g，土大黄15g，上药浸于高粱酒250g中，1周后弃渣取药液，用时取药液少许搽患处，每日1~2次。治疗牛皮癣、头癣。

(4)用量

适量。

(5)用法

制散剂或酊剂外用。

19. 张作舟

(1)炮制

张老炮制斑蝥用糯米炒法：取净斑蝥与米拌炒，至米呈黄棕色，取出，除去头、翅、足。

(2)应用

治疗恶癣，慢性湿疹，局限性神经性皮炎、白癜风。

(3)配伍

治疗恶癣，慢性湿疹，局限性神经性皮炎等多单用，如斑蝥酒：斑蝥 10 只，75% 乙醇 200ml。先将斑蝥放在 75% 的二甲基亚砜溶液 200ml 内，浸泡 24 小时，然后将乙醇兑入，春夏浸 3~5 天，秋冬浸 7~10 天，滤过备用。先涂小片，无不良反应再涂。

治疗白癜风多配伍攻毒增色之品，如雄黄、硫黄、雌黄、密陀僧等，如增色散：斑蝥 0.6g，麝香 0.6g，雄黄 6g，硫黄 6g，雌黄 6g，密陀僧 6g，冰片 3g，刺激色素生长，调和气血。将上药分别研极细末，兑入混合，瓶贮，勿令泄气。用新鲜茄蒂、黄瓜、胡萝卜等任选一种，蘸药末擦患处，每日 3 次。

(4)用量

适量。

(5)用法

制散剂或酊剂外用。

20. 单明江

(1)炮制

单老炮制斑蝥用米炒法：取净斑蝥与米拌炒，至米呈黄棕色，取出，除去头、翅、足。

(2)应用

治疗脱疽（血栓闭塞性脉管炎）等。

(3)配伍

多配伍温阳、活血之品，如炮附子、桂枝、细辛、水蛭、虻虫等。如脱疽汤：斑蝥 10g，炮附子 20g，桂枝 15g，细辛 6g，水蛭 20g，虻虫 20g，当归 20g，赤芍 12g，木通 12g，白芥子 15g，威灵仙 10g，每日 1 剂，水煎服，配合脱疽散 1 号：制马钱子 20g，制川乌 150g，细辛 15g，麻绒 30g，五灵脂 20g，全蝎 50g，丹参 30g，红花 15g，甘草 30g，共为细末。每次 4g，每日 3 次。先服。脱疽散 2 号：制马钱子 20g，制川乌 120g，细辛 20g，枸杞子 60g，五灵脂 20g，血竭 30g，人参 20g，海马 20g，共为细末。每次 2g，每日 3 次。症状控制后服。

(4)用量

成人每日 10g（注意：此量较《中华人民共和国药典》量为大）。

(5)用法

制汤剂，水煎分 3 次服。

21. 周楠林

(1)炮制

周师炮制斑蝥用糯米炒法：取净斑蝥与米拌炒，至米呈黄棕色，取出，除去头、翅、足。

(2)应用

治疗各种顽癣。

(3)配伍

多配伍解毒、祛风之品如蟾酥、密陀僧、土槿皮、白附子等。如癣药酒方 [详见：蟾酥]，涂擦患处。

(4)用量

适量。

(5)用法

制酊剂外用。

22. 周廖笥

(1)炮制

周教授炮制斑蝥用糯米炒法：取净斑蝥与米拌炒，至米呈黄棕色，取出，除去头、翅、足。

(2)应用

治疗颈部淋巴结结核。

(3)配伍

多配伍化痰、散结之品，如炮穿山甲等，如灵鸡蛋方：斑蝥（去头、足、翅）16 只，炮穿山甲粉 6g，白芷粉 3g，鸡蛋

4 只，肥猪肉 100g，以上为 1 次剂量。先将鸡蛋各打开小孔，去蛋清留蛋黄；穿山甲粉、白芷粉均分四等份，分别放入 4 只蛋内拌混，再于每只蛋内放入斑蝥 4 只；用薄纸封口，放入碗内（封口向上），隔水蒸 30 分钟后取出打破蛋壳，去掉斑蝥，用肥肉汤将蛋送服。3 天服 1 次，服到淋巴结消散后停药。小儿剂量酌减（7～10 岁用半量）。孕妇及心、肝、肾功能不全者忌服。体虚者慎用。服药间出现小便不利或混浊即停药，加用车前子 15g，木通 15g。

(4)用量

成人每日服斑蝥素约 2mg。

(5)用法

内服。

(6)疗效

治疗颈部淋巴结结核 12 例，其中痊愈 6 例，好转 6 例。

23. 柯与参

(1)炮制

柯老炮制斑蝥用糯米炒法：取净斑蝥与米拌炒，至米呈黄棕色，取出，除去头、翅、足。

(2)应用

治疗胃癌。

(3)配伍

多配伍攻毒、活血之品，如雄黄、青黛、陈石灰、胆南星、生牡蛎、五灵脂、桃仁、红花、三棱、莪术、蜈蚣等，如化瘀消瘤丸：斑蝥（去头、足）15g，五灵脂（醋炒）

15g，朱砂9g，丁香15g，生牡蛎15g，桃仁15g，红花15g，三棱15g，莪术15g，胆南星15g，青黛30g，雄黄8g，巴豆（去油）6g，蜈蚣15g，陈石灰60g，共为极细末，糯米为丸如绿豆大。每次3g，每日2次，饭后服。治疗肝胃受损，血瘀痰结型胃癌。

(4)用量

成人每日0.3g（注意此量超过《中华人民共和国药典》约10倍）。

(5)用法

制丸剂，分2次口服。

24. 姚和清

(1)炮制

姚老炮制斑蝥用糯米炒法：取净斑蝥与米拌炒，至米呈黄棕色，取出，除去头、翅、足。

(2)应用

治疗目翳，特别对椒疮、粟疮而并发的垂翳障、血翳包睛等。

(3)配伍

多配伍攻毒蚀疮之品，如青娘子、红娘子、硼砂等，如发背膏：斑蝥2只，青娘子2只，红娘子2只，硼砂30g，前3药皆去头足，用糯米炒之，炒后去糯米，各研极细末，混合，再与硼砂共研极细末，备用，点眼。点眼时取药如芝麻粒大，点于下睑内眦端，闭目10分钟，眼逐渐肿胀发痛，当即点以春雪膏（蕤仁去油，研极细如霜末30g，冰片3g，冰片研细，二药和匀再研，为极细末，装瓶密封备用）退肿。每日3次。
破血攻积，除障退翳。

(4)用量

适量。

(5)用法

外用。

25. 赵炳南

(1)炮制

赵老炮制斑蝥用糯米炒法：取净斑蝥与米拌炒，至米呈黄
棕色，取出，除去头、翅、足。

(2)应用

治疗多发性毛囊炎、寻常疣、带状疱疹后遗痛、甲癣、结
节性痒疹、神经性皮炎、皮肤瘙痒症、局限型硬皮病、鸡眼、
斑痕疙瘩等。

(3)配伍

多配伍祛风、化痰、解毒、通络之品，如马钱子、川乌、
草乌、鲜羊蹄根梗叶（土大黄）、大风子、羊踯躅花、鲜凤仙
花、透骨草、百部、皂刺、苦杏仁、银杏、蜂房、苦参子、穿
山甲、全蝎、金头蜈蚣等。如黑色拔膏棍［详见：轻粉］，外
涂患处，加温包扎。治疗多发性毛囊炎、寻常疣、带状疱疹后
遗痛、甲癣、结节性痒疹、神经性皮炎、局限性硬皮病、鸡
眼、斑痕疙瘩等。如斑蝥醋浸剂：斑蝥12只，全蝎16只，皮
硝12g，乌梅肉30g，米醋500ml，将上药入醋内，浸泡7昼
夜，过滤备用。涂于患处，杀虫止痒。治疗神经性皮炎、皮肤

瘙痒症。注意皮肤有损伤者勿用。

(4)用量

适量。

(5)用法

制膏剂、酊剂外用。

26. 顾乃强

(1)炮制

顾老炮制斑蝥用米炒法：取净斑蝥与米拌炒，至米呈黄棕色，取出，除去头、翅、足。

(2)应用

治疗阴茎癌。

(3)配伍

多配伍攻毒，活血止痛之品，如蟾酥、雄黄、轻粉、白砒石、朱砂、制乳香、制没药等，如加味千金散［详见：砒石］，外涂于患处，外用红油膏覆盖，每日 1 次，直至瘤体全部腐蚀尽。

(4)用量

适量。

(5)用法

制膏剂外用。

27. 顾伯华

(1)炮制

顾老炮制斑蝥用糯米炒法：取净斑蝥与米拌炒，至米呈黄棕色，取出，除去头、翅、足。

(2)应用

治疗银屑病。

(3)配伍

多配伍祛风止痒之品，如紫槿皮、樟脑等，如斑蝥酊：斑蝥8只，紫槿皮9g，樟脑9g，高粱酒250ml，浸泡1周备用。外擦患处，每日1~2次，如果皮肤起泡，刺破再擦。

(4)用量

适量。

(5)用法

制酊剂外用。

28. 凌昌全

(1)炮制

凌教授将斑蝥用糯米炒后制成去甲斑蝥素注射液。

(2)应用

治疗原发性肝癌。

(3)配伍

多配伍泊洛沙姆407缓释剂，制成去甲斑蝥素–泊洛沙姆407缓释剂（NCTD–P407缓释剂）注射液。

(4)用法

患者取便于操作的平卧位或侧卧位，B超定位后，严格按无菌操作要求，将穿刺部位常规消毒、铺巾，B超探头用消毒乳胶手套包裹。予2%利多卡因局麻后，B超引导下穿刺针进入肝癌肿块中央，注射 NCTD – P407 缓释剂 2 ~ 4ml，注射后拔出穿刺针，无菌干纱布覆盖穿刺点。最后腹带加压包扎。每周治疗 1 次。2 ~ 3 次为 1 个疗程。

(5)用量

详见用法。

(6)疗效

治疗原发性肝癌 25 例，治疗后部分缓解（PR）2 例，无变化（NC）15 例，恶化（PD）8 例；3、6、12 个月生存率分别为 76.0%、58.5% 和 29.3%。

29. 黄金昶

(1)炮制

黄教授炮制斑蝥用糯米炒法：取净斑蝥与米置锅内，用文火加热，拌炒至米呈黄棕色，取出，除去米，放凉，去足、翅、头。并强调应用者应学会炮制方法，通过亲自炮制便于掌握用药剂量，同时了解不同的炮制方法使药物功能发生变化。

(2)应用

治疗恶性肿瘤。应用指征：只要体内有癌毒，无论早中晚，亦不论对放化疗敏感与否皆可使用。

(3)配伍

多配伍以毒攻毒之品，如马钱子、蟾酥、狼毒、钩吻、喜树、守宫、白花蛇、轻粉等，温阳之品如附子、肉桂、桂枝、干姜、硫黄、川椒目、吴茱萸、高良姜、鹿角胶、鹿茸等，破瘀之品如桃仁、红花、三棱、莪术、泽兰、地鳖虫、水蛭、蜈蚣、全蝎、穿山甲等，通利二便之品如大黄、元明粉、牵牛子、槟榔、番泻叶、巴豆、土茯苓、金钱草等。

斑蝥最常见不良反应是泌尿系毒性，因此，多配海金砂、车前子、泽泻等，以防止泌尿系之毒。

(4)用量

斑蝥的用量应严格按照《中华人民共和国药典》执行。内服每次量0.03～0.06g或入丸、散。外用：适量，研末敷贴发泡，酒、醋浸或制成膏涂。

此外，应根据病人病情调整用量：如年龄大，病情发展缓慢，饮食欠佳者，药宜少，量宜轻；若年龄小，发展快，恶性程度高，药宜多，量宜大。

(5)用法

斑蝥制剂晨起空腹服用或两饭之间服用效力专宏，而对消化道刺激较重者及体质较弱者宜饭后服；宜用鸡蛋清送服。

(6)注意事项

全面了解斑蝥的不良反应、治疗及中毒剂量，以便在出现不良反应时及时救治，并牢牢记住治疗及中毒剂量，服用时自小剂量始，逐渐加量。同时勿犯"寒寒"、"热热"、"虚虚"、"实实"之戒。保持大小便畅通，防止蓄积中毒。

30. 萧梓荣

(1)炮制

萧老炮制斑蝥用糯米炒法：取净斑蝥与米拌炒，至米呈黄棕色，取出，除去头、翅、足。

(2)应用

治疗皮肤鳞癌、恶性黑色素瘤和阴茎癌。

(3)配伍

多配伍以毒攻毒之品，如红娘、蟾酥、水银、白矾、青矾、牙硝等，如五虎丹方［详见：蟾酥］，外用。

(4)用量

适量。

(5)用法

外用。

31. 章治康

(1)炮制

章老炮制斑蝥用糯米炒法：取净斑蝥与米拌炒，至米呈黄棕色，取出，除去头、翅、足。

(2)应用

治疗痈疽、痰核、阴疽、瘿瘤、无名肿毒（包括肿瘤）、瘰疬。

(3)配伍

治疗痈疽、痰核、阴疽、瘿瘤、无名肿毒等多配伍化痰、活血、通络之品，如炮穿山甲、炙全蝎末、炙蜈蚣等，如内消丸：斑蝥末30g，炮穿山甲末250g，炙全蝎末125g，炙蜈蚣末60g，上药各研后混合在一起，另用糯米粽3只，石臼内捣烂，逐渐加入上药，捣黏为度，制丸如梧桐子大，晒干，备用。每日服3丸，开水送下。消肿软坚。治疗痈、疽、无名肿毒（包括肿瘤）。头号虚痰丸：斑蝥末30g，炮穿山甲末250g，用糯米粽捣烂成糯米浆。另将斑蝥末放石臼内，逐次加入糯米浆，捣黏为度，制丸绿豆大，每日服1~2丸，不可多服，不要嚼碎，开水送服。内消肿核。治疗痰核、阴疽、瘰疬、无名肿毒。追龙丸：炒斑蝥（研末）60g，用糯米粽捣烂成糯米浆。另将斑蝥末放石臼内，逐次加入糯米浆，捣黏为度，制丸如荞麦子大（比芥菜子略大），晒干，备用。每日服1丸，开水吞服（不可嚼碎），不可多服。内消肿核。治疗痰核、瘰疬、阴疽、无名肿毒。

治疗瘰疬多单用，如瘰疬黑追丸（方）：斑蝥3g，糯米粉（炒）27g，共研细末，用夏枯草60g煎取浓汁泛丸如绿豆大。每服1~2粒，每日1次。凡瘰疬坚核肿大者，约服15~30日可消。或用生斑蝥480g，生穿山甲片960g，共研细末，用糯米饭为丸如芥子大，核未穿者用朱砂为衣，已穿者用甘草末为衣；每日服1丸，不可多服，否则易引起小便不利。

(4)用量

成人每日0.06g。

(5)用法

制丸剂，分2次，内服。

32. 程运乾

(1)炮制

程教授炮制斑蝥用糯米炒法：取净斑蝥与米拌炒，至米呈黄棕色，取出，除去头、翅、足。

(2)应用

治疗银屑病。

(3)配伍

多配伍攻毒、祛风之品，如甘遂等，如斑蝥搽剂：斑蝥1

只，甘遂 3g，共为极细末，浸入陈醋 250ml，浸泡 24 小时备用，外涂患处，每日 1～2 次，如果皮肤起疱，刺破再涂。

(4)用量

适量。

(5)用法

外用。

33. 谢邦和

(1)炮制

谢教授炮制斑蝥用糯米炒法：取净斑蝥与米拌炒，至米呈黄棕色，取出，除去头、翅、足。

(2)应用

主要用于治疗恶性肿瘤。尤其适应于不愿意接受手术切除与放化疗患者、各种中晚期肿瘤、复发与转移性肿瘤；配合放化疗具有协同增效作用，并可预防化疗导致的骨髓抑制；配合手术及肿瘤缓解后应用可提高机体整体机能，巩固临床疗效，预防肿瘤复发和转移。

(3)配伍

多配伍攻毒、益气之品，如人参、黄芪、蟾酥等，如得力生注射液［详见：蟾酥］。

(4)用量

成人每次按 40～60ml 稀释于 5% 葡萄糖注射液或生理盐水 500ml 中，每日 1 次。每疗程首次用量减半，并将药液稀释至不低于 1∶20，每分钟不超过 15 滴，如无不良反应，半小时后可逐渐增加滴速，但以每分钟不超过 60 滴为宜。每疗程 45

天，停药1周后，可进行下一疗程，或遵医嘱。

(5)用法

静脉注射或滴注。

(6)不良反应

少数病人用药后可能出现尿频尿急的泌尿系统刺激症状，偶可致血尿和蛋白尿，如出现上述不良反应，应停药，如再应用时应稀释药液至1∶20，或减慢滴速，一般不超过40滴/分，或多饮水；少数病人用药后可能出现肝肾损害，偶见恶心呕吐、腹胀。

(7)注意事项

本品切忌直接静脉注射，严禁未经适当稀释加入滴壶滴入；如需避免进液量过大，最高稀释浓度不能低于1∶5，并应在1∶10以上浓度使用2天后，无任何不良反应，才能使用1∶5浓度滴入，此高浓度滴速每分钟不宜超过50滴；本品不宜与其他药品混合静脉滴注；用药期间注意肝、肾功能检测；如出现胸闷、心悸、气短等反应，需立即停药作常规处置。

参考文献

1. 高学敏.新世纪全国高等中医药院校规划教材·中药学（供中医药类专业用）[M].北京：中国中医药出版社，2002，9.

2. 熊磊.中药敷贴穴位治疗原发性癫痫38例[J].甘肃中医，1996，9（6）：33.

3. 朱良春.中国百年百名中医临床家丛书·朱良春[M].北京：中国中医药出版社，2001，1.

4. 孙秉严, 孙丽瀛. 孙秉严40年治癌经验集 [M]. 华龄出版社, 1997, 11.

5. 张丰强, 郑英. 首批国家级名老中医效验秘方精选 (第3版) [M]. 北京: 国际文化出版公司, 1999, 1.

6. 贾立群, 朱世杰. 现代名中医肿瘤科绝技 [M]. 北京: 科学技术文献出版社, 2002, 6: 39.

7. 史兰陵, 史培泉. 癌症中医治验 [M]. 济南: 山东科学技术出版社, 1990.

8. 程爵棠, 程功文. 秘方求真 [M]. 北京: 学苑出版社, 2003, 5: 926.

9. 何若苹, 何任治疗肿瘤经验点滴 [J]. 中医杂志, 2001, 42 (6): 379.

10. 李志民, 复方金贝散治疗淋巴结核68例临床观察 [J]. 新疆中医药, 1987, 1: 36~37.

11. 秦万章, 唐汉钧. 中国中医秘方大全·外科分卷 [M]. 上海: 文汇出版社, 1989, 10.

12. 杨静. 中药扶正抑癌汤联合化疗治疗晚期胃癌临床观察 [J]. 吉林中医药, 2005, 25 (1): 17~18.

13. 甘肃新医药学研究所主编. 柯与参医疗经验荟萃 [M]. 甘肃人民出版社, 1984, 2.

14. 北京中医医院. 现代著名老中医名著重刊丛书·赵炳南临床经验集 [M]. 北京: 人民卫生出版社, 2006, 20.

15. 史宇广, 单书健. 当代名医临证精华·皮肤病专辑 [M]. 北京: 中医古籍出版社, 1988, 2.

16. 张作舟. 皮肤病中医外治法及外用药的配制 [M]. 北京: 人民卫生出版社, 2001, 12.

17. 凌耀星．中医治癌秘诀［M］．上海：文汇出版社，1995，8.

18. 贾立群，朱世杰．现代名中医肿瘤科绝技［M］．北京：科学技术文献出版社，2002，6：388.

19. 凌昌全，陈坚，陈哲，等．去甲斑蝥素－泊洛沙姆407缓释剂瘤内注射治疗肝癌的临床研究［J］．第二军医大学学报，2000，21（11）：1074～1076.

20. 何俏辉．萧梓荣教授治疗阴茎癌经验，新中医，1980，增刊（1）：4.

21. 黄金昶．"以毒攻毒"、"温阳"、"破瘀"、"通利二便"四法治疗肿瘤之我见［J］．中国医刊．2006，26（1）：189～190.

22. 史宇广，单书健．当代名医临证精华·肿瘤专辑［M］．北京：中医古籍出版社，1988，2.

23. 中国中医研究院广安门医院．现代著名老中医名著重刊丛书·朱仁康临床经验集——皮肤外科［M］．北京：人民卫生出版社，2005，10.

24. 上海中医研究所．现代著名老中医名著重刊丛书·张赞臣临床经验选编［M］．北京：人民卫生出版社，2005，10.

25. 李林．牛皮癣的中医治疗［M］．北京：中国医药科技出版社，1989，6.

五、马 钱 子

Ma qian zi（《本草纲目》）

（一）概述

为马钱科植物云南马钱 *Strychnose pierriana* A. W Hill，或马钱 *S. nux - vomica* L. 的成熟种子。前者主产于云南、广东、海南等地；后者主产于印度、越南、缅甸、泰国等地。野生或栽培。冬季果实成熟时采收，除去果肉，取出种子，晒干，炮制后入药。

【性能】苦，寒。生马钱子有极毒，制马钱子有大毒。归肝、脾经。

【功效】散结消肿，通络止痛。

【应用】

1. 跌打损伤，骨折肿痛。本品善散结消肿止痛，为伤科疗伤止痛之佳品。治跌打损伤，骨折肿痛，可配麻黄、乳香、没药，等分为丸，如九分散（《急救应验良方》）；亦可与穿山甲等同用，如马前散（《救生苦海》）、青龙丸（《外科方奇方》)。

2. 痈疽疮毒，咽喉肿痛。本品苦泄有毒，能散结消肿，攻毒止痛。治痈疽疮毒，多作外用，单用即效。治喉痹肿痛，可配青木香、山豆根等分为末吹喉，如番木鳖散（《医方摘要》)。

3. 风湿顽痹，麻木瘫痪。本品善能搜筋骨间风湿，开通经络，透达关节，止痛强，是治疗风湿顽痹、拘挛疼痛、麻木瘫痪之常用药，单用有效，亦可配麻黄、乳香、全蝎等为丸服；或配甘草用，如《现代实用中药》用本品与甘草等份为末，炼蜜为丸服，以治手足麻木、半身不遂。

【用法用量】每日 0.3 ~ 0.6g，炮制后入丸、散用。外用适量，研末调涂。

【使用注意】内服不宜生用及多服久服。本品所含有毒成分能被皮肤吸收，故外用亦不宜大面积涂敷。孕妇禁用，体虚者忌用。

【古籍摘要】

1. 《本草纲目》："治伤寒热病，咽喉肿痛，消痞块，并含之咽汁，或磨水噙咽。"

2. 《得配本草》："散乳痈，治喉痹。涂丹毒。"

3. 《医学衷中参西录》："开通经络，透达关节，远胜于他药也。"

【现代研究】

1. 化学成分：含有总生物碱，主要为番木鳖碱（士的宁）及马钱子碱，并含有微量的番木鳖次碱、伪番木鳖碱、马钱子碱、伪马钱子碱、奴伐新碱、α 及 β - 可鲁勃林、士屈新碱及脂肪油、蛋白质、绿原酸等。

2. 药理作用：所含的士的宁首先兴奋脊髓的反射机能，其次兴奋延髓的呼吸中枢及血管运动中枢，并能提高大脑皮层的感觉中枢功能。马钱子碱有明显的镇痛作用和镇咳祛痰作用，其镇咳祛痰的作用强度超过可待因，但平喘作用较弱。士的宁具强烈苦味，可刺激味觉感受器，反射性增加胃液分泌，促进消化机能和食欲。水煎剂对流感嗜血杆菌、肺炎双球菌、甲型链球菌、卡他球菌及许兰氏黄癣菌等有不同程度的抑制作用。

3. 临床研究：将由马钱子1g，樟脑粉0.3g，膏药脂4g制成的面麻膏治疗面神经麻痹。用时将膏药烘软并贴在患侧耳垂前面神经干区域，4天换药1次。100例患者，经过4～32天的治疗后，痊愈98例，好转2例。用风痛散（含马钱子和麻黄等量）治疗慢性风湿性关节炎58例，减轻18例，缓解17例；慢性类风湿性关节炎16例，减轻9例；慢性肥大性关节炎5例，有效3例；一般性关节酸痛24例，有效13例；平均有效率61.4%。取马钱子、密陀僧各3g，浸于80%甲酚皂溶液200ml中，用棉签蘸药水少许，轻轻涂擦患处，每周涂药2次。共治疗100余例神经性皮炎，一般涂药5～6次即可痊愈。另有用马钱子治疗手足癣、三叉神经痛、重症肌无力、呼吸肌麻痹、慢性支气管炎、精神分裂症、癫痫、漏肩风等。

4. 不良反应：成人一次服5～10mg的士的宁可致中毒，30mg致死。死亡原因为强直性惊厥反复发作造成衰竭及窒息死亡。中毒的主要表现为口干、头晕、头痛和胃肠道刺激症状。亦见心慌、肢体不灵、恐惧、癫痫样发作。如一次误服士的宁0.03～1g以上，开始出现嚼肌及颈部肌有抽筋感觉，咽下困难，全身不安，随后出现强直性惊厥，并反复发作，患者可因窒息而死亡。可用乙醚作轻度麻醉或用戊巴比妥钠等药物静脉注射，以及用水合氯醛灌肠以制止惊厥，惊厥停止后，如认为胃中尚有余药，可用高锰酸钾溶液洗胃。

（二）名老中医应用马钱子的经验

1. 马云翔

(1)炮制

马老炮制马钱子用砂烫法：取砂子置锅内，用武火炒热后，加入净马钱子，不断翻动，烫至鼓起并显棕黄色或深棕色，取出，筛去砂子，放凉，研粉，即可。

(2)应用

治疗风湿性关节炎、类风湿性关节炎、肌肉劳损、创伤性关节炎、急性炎症性脱髓鞘性多发性神经病等。

(3)配伍

多配伍活血通络之品，如地龙等。如马龙丸：制马钱子30g，炙活地龙2条，朱砂0.3g，制胶囊。每粒0.3g。

(4)用量

每天每10kg体重服0.3g，50kg体重服不超过1.8g；70kg体重服不超过3g（此量较《中华人民共和国药典》量为大）。

(5)用法

睡前黄酒或白糖水送服。每1个疗程20～28天，停药1周，进行下一疗程。

2. 方行维

(1)炮制

方老用马钱子多生用。取生马钱子捡净灰屑即可。

(2)应用

治疗内痔、外痔及混合痔。

(3)配伍

多配伍祛风止痒、解毒除湿之品，如防风、川椒、透骨草、山葱、连翘、芒硝、青盐、车前草等，如痔疮熏洗方：马钱子6g，刺猬皮6g，连翘6g，桔梗6g，生甘草10g，川椒6g，山葱10g，芒硝10g，防风10g，透骨草10g，青盐6g，车前草10g，水煎取药汁入盆中，加清水1盆或大半盆，先熏后洗再坐浴，同时做提肛、松肛动作，共交替20次，每日早晚各熏洗坐浴1次。

(4)用量

适量。

(5)用法

水煎取汁，熏洗坐浴，每日早晚各1次。

3. 王琦

(1)炮制

王教授炮制马钱子，主张以砂烫或脱脂酸牛奶煮制，尤以后者颇具特色。

(2)应用

治疗勃起功能障碍及不射精症。王琦教授认为，马钱子用于男科有较强的"壮阳，通精窍"作用。马钱子壮阳，主要是因其有效成分士的宁对脊髓、延髓及大脑皮层等中枢神经系统的强兴奋作用，因而对脊髓勃起中枢兴奋性减退致勃起功能障碍者，有很好的疗效。并认为其能通精窍，还可治疗不射精症。

(3)配伍

治疗勃起功能障碍，单用士的宁注射液，每日 0.001～0.002g，肌肉注射。

治疗不射精症，多配伍通络开窍之品，如蜈蚣、冰片等，如马钱通关散：制马钱子 0.3g，蜈蚣 0.5g，冰片 0.1g，共研末，用麻黄 6g，石菖蒲 6g，虎杖 6g，甘草 6g，水煎，每晚睡前 1 时送服，每日 1 次，30 天为 1 个疗程。

(4)用量

成人每日 0.4g 以内。

(5)用法

制注射剂肌肉注射或汤剂内服。

(6)注意

马钱子过量可引起强直性肌痉挛，导致窒息缺氧或延髓麻痹致死，使用时应告之患者用量、服法，以防过量中毒。

4. 王子平

(1)炮制

王老用马钱子多生用。取生马钱子捡净灰屑即可。

(2)应用

治疗创伤性关节炎（各种损伤之后期，关节酸痛久延不愈，腰酸膝软，行走无力，或肾虚腰痛，疼痛隐隐，时作时休等各种劳损之症）。

(3)配伍

多配伍活血、止痛之品，如乳香、没药等，如温经通络药膏：马钱子 30g，乳香 30g，没药 30g，麻黄 30g，上药共为细末，以糖调拌成合适摊敷的厚糊状（以糖与药粉的比例为 1:3），涂敷患处。5～7 天换药。坚骨壮筋伤膏药方：马钱子 60g，骨碎补 90g，续断 90g，白及 60g，硼砂 60g，生草乌 60g，生川乌 60g，生牛膝 60g，苏木 60g，杜仲 60g，伸筋草 60g，透骨草 60g，羌活 30g，独活 30g，麻黄 30g，五加皮 30g，皂角核 30g，红花 30g，泽兰叶 30g，虎骨 24g，铅丹 2500g，血竭 30g，冰片 15g，丁香 30g，肉桂 60g，白芷 30g，甘松 60g，细辛 60g，乳香 30g，没药 30g，麝香 1.5g，前 20 几味药研为粗末，后 10 味药研为细末。将粗末浸入 5000g 香油中 7 天后熬成伤膏，摊贴于膏药皮纸上，应用时撒上细末，贴于患处。

(4)用量

适量。

(5)用法

制膏剂外用。

5. 王心正

(1)炮制

王老炮制马钱子用油炸法：取净马钱子，加水煮沸，取出，再用水浸泡，捞出，刮去皮毛，微晾，切成薄片，干燥。另取麻油少许，置锅内烧热，加入马钱子片，炒至微黄色，取出，放凉。

(2)应用

治疗阴疽肿毒、瘰疬痰核、流注、乳房肿块、乳腺炎、子宫肌瘤、卵巢囊肿、黄褐斑等。

(3)配伍

多配伍祛风活血、消肿、止痛之品，如制草乌、制乳香、制没药、当归、地龙、制枫香脂、五灵脂等。如妇科消肿片：制马钱子、当归、制草乌、炙地龙、制乳香、制枫香脂、制没药、香墨、五灵脂，制片剂，每片 0.325g，每次 2 ~ 4 片，每日 3 次。饭前用温黄酒或温开水化服。

(4)用量

成人每日 0.4 ~ 0.6g。

(5)用法

制片剂内服。

6. 王以文

(1)炮制

王老炮制方法为：先将马钱子用清水浸泡 10 天，刀片剥去外皮，切片后用香油煎至棕黄色为度，研成细末。

(2)应用

治疗食道息肉伴溃疡、癫痫、勃起功能障碍、乳腺增生症等。

(3)配伍

治疗食道息肉伴溃疡多配伍解毒、化痰、健脾之品，如川黄连、蒲公英、焦栀子、枳壳、浙贝母、海螵蛸、硼砂、茯苓、鸡内金等。

治疗癫痫多配伍息风、化痰、安神之品，如石菖蒲、钩藤、僵蚕、白矾、赭石、夜交藤、朱砂等。

治疗勃起功能障碍多配伍行气、通络之品，如柴胡、郁金、蜈蚣、穿山甲、九香虫等。

治疗乳腺增生症多配伍行气、活血、化痰、散结之品，如柴胡、当归、赤芍、牡丹皮、皂角刺、穿山甲、牡蛎等。

(4)用量

成人每日 0.4~0.5g。严重者每日用 0.6g，极量每日不得超过 0.8g。

(5)用法

分 2 次饭后开水送服。本品治疗量与中毒量临界值相近，故先予较小剂量观察，2 周后再行逐渐加量；若出现肌肉蚁行感或轻微颤动为有效反应，不可再行加量，否则容易中毒。服药过程中出现头昏、头痛，四肢颤抖明显，甚或抽搐，牙关紧闭，为中毒反应，即应停药，并可灌服温开水或白糖水，亦可用肉桂 30g 急煎服，有缓解之功。

(6)病案举例

例1：朱某，男，45 岁，1981 年 2 月 10 日初诊。近半月来感觉胸骨后隐痛，进食时则有梗阻感，吃固体食物尤觉不舒，食后脘下饱闷，时有恶心呕吐，嗳气泛酸，胃纳明显减退，苔黄腻，脉滑略数。胃镜示：食道中下段息肉伴溃疡（棱柱形小指节大小息肉 1 块，长约 1.0cm，宽 0.6cm，中间有一直径约 0.5cm 之圆形溃疡）。辨证为热毒瘀结，胃气不

降。治以清热解毒，祛积散结。制马钱子粉（分2次吞服）
0.5g，威灵仙15g，焦栀子10g，枳壳10g，浙贝母10g，海螵
蛸10g，茯苓10g，白芍10g，生甘草6g，川连6g，鸡内金6g，
蒲公英30g，硼砂（分冲）1.5g，水煎服，每日1剂。服药20
剂，胸骨后隐痛消失，吞咽食物较顺利，仍有嗳气，食欲欠
佳，上方加佛手10g，炒谷芽15g，麦芽15g，制马钱子粉（分
2次吞服）改用0.6g。上方加减治疗3个月，自觉症状全部消
失，胃镜复查"食道中段疤痕，下段轻度炎症，对比明显好
转"；遂停服汤药，予马钱子粉（分2次吞服）0.6g，续治3
个月，1981年10月5日胃镜复查示"食道中下段疤痕伴色素
沉着、表面欠平整，未见溃疡"。后未再服药，至2006年3月
身体健康。

　　例2：徐某，男，26岁。1983年8月12日初诊。5个月
前无明显诱因，突然昏倒，不省人事，眼球上翻，牙关紧闭，
口吐白沫，继则四肢抽搐，约5分钟后苏醒如常人，此后如斯
者月发6~7次，脑电图检查符合"癫痫"诊断，予苯妥英钠
治疗无效。近来癫痫发作多在夜间，头昏，心慌，精神恍惚，
苔薄腻，脉细滑。辨证为心脾不足，痰浊羁居，风阳挟浊阴上
扰清窍。治以通络开窍，豁痰息风，调补心脾。制马钱子粉
（分2次吞服）0.4g，僵蚕12g，钩藤（后下）12g，生甘草
10g，石菖蒲10g，小麦30g，郁金30g，赭石（先煎）30g，夜
交藤30g，朱砂（分冲）1.5g，白矾（分冲）3g，水煎服，每
日1剂，并嘱停服苯妥英钠等药。服上方30剂，病发1次，
症较前轻微，口吐少许白沫，未发生抽搐，约2分钟苏醒。原
方再进30剂，癫痫未再发作，后停汤药，制马钱子粉（分2
次吞服）0.5g，续服3个月，以巩固疗效。后经随访，愈后至

今未复发。

例3：梅某，男，50岁，1983年5月2日初诊。诉阴茎不能勃起6年余，素体尚健，性情较急躁，纳便如常，唯舌质有明显瘀点，苔薄白，脉沉细，询知夫妻关系紧张多时。诊断为勃起功能障碍，辨证为肝气久郁，气血不和，脉络瘀阻，阳气不达。治以活血开郁，通络振痿。马钱子粉（分2次吞服）0.4g，蜈蚣2条，穿山甲10g，九香虫10g，蛇床子10g，柴胡10g，郁金15g，枸杞子15g，生甘草6g，水煎服，每日1剂。药进20剂，阴茎晨起稍能勃起，但不能同房，予原方加地鳖虫10g，马钱子粉（分2次吞服）0.6g，治疗1个月。追访多年，愈后未复发。

例4：陈某，女，26岁，1982年9月15日初诊。患者平素月经无定期，经前常感胸胁及乳房胀痛。近2个月来，两侧乳房发现肿块，边缘有小结节，按之疼痛，妇科诊为乳腺增生症。询知平素性情急躁，易于动怒，纳便尚调，苔薄黄腻，脉弦滑，辨证为肝气郁滞，疏泄失利。治以疏肝清热，活血散结。制马钱子粉（分2次吞服）0.5g，柴胡10g，焦栀子10g，牡丹皮10g，皂角刺10g，穿山甲10g，当归12g，白芍12g，赤芍12g，牡蛎（先煎）30g，生甘草6g，水煎服，每日1剂。服用20剂，乳房胀痛消失，结节明显缩小，后按上方稍事出入，制马钱子粉为（分2次吞服）0.6g，共治疗2个月，乳房肿块基本消失。

7. 王泽光

(1)炮制

王教授炮制马钱子用油炸法：取净马钱子，加水煮沸，取出，再用水浸泡，捞出，刮去皮毛，微晾，切成薄片，干燥。另取麻油少许，置锅内烧热，加入马钱子片，炒至微黄色，取出，放凉。

(2)应用

治疗原发性肝癌。

(3)配伍

多配伍补肾、解毒、活血之品，如人参、鹿茸、紫河车、蟾酥、雄黄、藏红花、犀角、羚羊角、冰片、鸡内金、水蛭、牛黄、血竭、甘遂、祖师麻、鳖甲、制川乌、穿山甲、麝香等，如抗癌 5 号粉［详见：蟾酥］，研末，每次 3g，每日 1次，冲服。

(4)用量

成人每日 0.6g。

(5)用法

制散剂，每日 1 次。

8. 王俊民

(1)炮制

王教授炮制马钱子用油炸法：取净马钱子，加水煮沸，取出，再用水浸泡，捞出，刮去皮毛，微晾，切成薄片，干燥。另取麻油少许，置锅内烧热，加入马钱子片，炒至微黄色，取出，放凉。

(2)应用

治疗重症肌无力。

(3)配伍

多配伍健脾、补肾、益气之品。

(4)用量

成人每次 0.3g，每日 3 次。

(5)用法

制散剂，分 3 次饭后开水送服。

9. 王耀廷

(1)炮制

王教授炮制马钱子多用油炸法：取净马钱子，加水煮沸，取出，再用水浸泡，捞出，刮去皮毛，微晾，切成薄片，干燥。另取麻油少许，置锅内烧热，加入马钱子片，炒至微黄色，取出，放凉。

(2)应用

治疗子宫脱垂及胃下垂。

(3)配伍

多配伍益气、疏肝之品，如生黄芪、升麻、柴胡、桔梗等，如加味升陷汤：生黄芪 50g，升麻 25~50g，柴胡 15g，桔梗10~15g，知母 30~40g，炙马钱子粉 0.5~0.75g，前 5 味药加水煎煮，煎好后将药液滤出，再将炙马钱子粉搅入已煎好的药液内一起服下，早晚各服一次。大便秘结者加重知母或加紫菀 25~50g；腹泻者减少知母或减去不用，加白芍 25~50g；腹痛畏寒者加桂枝 15g；嗳气者加枳实 15g。

(4)用量

成人每日 0.5g，最大用量不超过 1g。服药后 30~45 分钟

◀◀◀◀◀

左右，出现口唇发麻，手足轻度发紧为适量。

(5)用法

研末，每日 2 次冲服。宜从小剂量开始，逐渐加量。

(6)病案举例

例 1：闫某，32 岁，环卫工人。半年前患者因第 2 胎产后 40 天，参加 400 米赛跑后即感阴中有物脱出，伴小腹坠痛，腰酸痛，气短乏力，带下量多，尿频，大便秘结，晨起稍一活动即子宫脱出，经某医院妇科检查诊断为Ⅱ°子宫脱垂，建议手术治疗，因恐惧手术，而求服药治疗。查体：形体中等，精神不振，面色无华，舌质淡红，舌苔薄白，脉沉细无力。妇查：外阴经产型，会阴无明显裂伤，阴道通畅，黏膜正常，阴道前壁轻度膨出，子宫水平位，常大普硬，活动性良，宫颈肥大，糜烂Ⅱ°，露于阴道口外，令患者咳嗽者宫颈及部分宫体脱出于阴道口外。诊断：子宫脱垂Ⅱ°。用加味升陷汤，连续服药 1 个月，大便用力及劳动时亦不脱出。妇查宫颈在坐骨棘平面以上。

例 2：史某，38 岁，工人。因胃痛，恶心呕吐，饮食减少（每餐 1~2 两），食后腹胀，逐渐消瘦已 3 年余，经钡餐透视确诊为"胃下垂"来诊。查体：形体消瘦，面色无华，精神不振，舌质淡，舌苔薄白，脉沉细无力。X 线检查报告：食道钡剂通过顺利，黏膜整齐，钩型胃，胃张力低，胃小弯、胃角于两髂前上棘水平线下 3cm，胃蠕动迟缓，胃黏膜尚好，十二指肠球部呈三角形，钡剂通过好，余正常。用加味升陷汤，30 剂后，诸症消失，饮食倍增（每餐 4~6 两），气力增加。X 线检查报告：胃张力好，胃小弯、胃角于两髂前上棘水平线上 2cm，胃蠕动好。随访 3 年，一直健康。

10. 韦玉英

(1)炮制

韦老将马钱子炮制后,科学加工成硝酸士的宁注射液。

(2)应用

治疗难治性视神经萎缩。

(3)配伍

多配伍祛风、通络之品,如葛根素注射液、丹参注射液、维生素 B_1 注射液、维生素 B_{12} 注射液。

(4)用法

硝酸士的宁注射液和葛根素注射液、丹参注射液、维生素 B_1 注射液、维生素 B_{12} 注射液中几种注射液行太阳穴、风池穴等注射。

(5)病案举例

前苏联驻华商务处外交官女儿,14 岁,诊断为双眼原发性视神经萎缩。曾在莫斯科及北京几所医院治疗,久不奏效。1986 年 1 月初诊,双眼视力为 0.1,不能矫正,先以中药治疗,视力无明显改善,患者遂用硝酸士的宁穴位注射,配合针灸,以睛明、太阳、风池、光明等穴为主,视力提高至 0.4。

11. 边全禄

(1)炮制

边教授炮制马钱子用油炸法:取净马钱子,加水煮沸,取出，再用水浸泡，捞出，刮去皮毛，微晾，切成薄片，干燥。另取麻油少许，置锅内烧热，加入马钱子片，炒至微黄色，取出，放凉。

(2)应用

治疗骨关节病。

(3)配伍

多配伍补肾、活血之品，如熟地黄、骨碎补、肉苁蓉、鸡血藤、汉三七、制乳香、制没药、川芎等，如骨刺丸：制马钱子60g，熟地黄60g，骨碎补60g，鸡血藤60g，肉苁蓉60g，汉三七30g，制乳香30g，制没药30g，川芎30g，制蜜丸，每丸6g，早晚各1丸，3个月为1个疗程。

(4)用量

成人每日0.8g。

(5)用法

制蜜丸，早晚各1丸。

(6)疗效

治疗各种骨关节病320例，结果：显效21例，好转259例，无效8例，结果不明29例，停药1年后复发3例。

12. 石玉山

(1)炮制

石老炮制马钱子用油炸法：取净马钱子，加水煮沸，取出，再用水浸泡，捞出，刮去皮毛，微晾，切成薄片，干燥。另取麻油少许，置锅内烧热，加入马钱子片，炒至微黄色，取出，放凉。

(2)应用

治疗类风湿性关节炎，风湿类疾病肌肉、关节疼痛，关节肿胀畸形、功能活动障碍之寒热错杂、瘀血阻络证及金疮和破肉裂或破皮断骨。

(3)配伍

治疗类风湿性关节炎多配伍祛风、活血通络之品，如防风、荆芥、全蝎、川牛膝、当归等。如复方马钱子片：制马钱子粉、川牛膝、当归、全蝎、防风、木瓜、荆芥等，制片剂，每片0.3g，每次0.9g，每日1次，饭后温开水送服，60天为1个疗程。

治疗金疮和破肉裂或破皮断骨，多配伍解毒、活血、生肌之品，如金银花、川黄柏、生大黄、紫花地丁、当归身、老紫草、血竭、乳香、没药、川黄连、儿茶、龙骨、象皮等，如金疮膏：马钱子、金银花、川黄柏、生大黄、生甘草、紫花地丁、当归身、老紫草、黄蜡、白蜡、血竭、乳香、没药、川黄连、儿茶、龙骨、象皮。先将前8味药用麻油浸5天，然后煎熬至枯去渣，再熬至滴水成珠，加入融化、滤清之黄蜡、白蜡、混匀，再加入研末之后7味药，和匀成膏备用。

(4)用量

成人内服，每日0.6g，外用适量。

(5)用法

制片内服或制膏外敷。

(6)疗效

治疗类风湿性关节炎60例，结果：临床治愈1例（1.7%），显效27例（45.0%），有效26例（43.3%），总有效率为90%。

(7)注意

不良反应有个别患者可发生头晕，舌、唇麻，口干，便秘，皮疹，阳强，肌肉抽动，全身发紧感。若出现时应大量饮用白开水，次日减服药量，或停药。

13. 石筱山

(1)炮制

石老用马钱子多生用。取生马钱子捡净灰屑即可。

(2)应用

治疗软组织扭挫伤（破裂）、骨折。

(3)配伍

治疗软组织扭挫伤（破裂）多配伍解毒、活血、通络、生肌、敛疮之品，如金银花、黄柏、生大黄、生甘草、紫花地丁、当归身、老紫草、血竭、乳香、没药、川黄连、儿茶、龙骨、象皮等，如金疮膏：马钱子、金银花、黄柏、生大黄、生甘草、紫花地丁、当归身、老紫草、黄蜡、白蜡、血竭、乳香、没药、川黄连、儿茶、龙骨、象皮。先将前 8 味药用麻油浸 5 天，然后煎熬至枯去渣，再熬至滴水成珠，加入融化滤清的黄蜡、白蜡，混匀，再加入研成细末的后 7 味药，和匀成膏备用。

治疗骨折多配伍接骨续筋、活血通络、祛风之品，如紫荆皮、黄金子、全当归、西赤芍、大丹参、怀牛膝、川芎、片姜黄、五加皮、宣木瓜、西羌活、川独活、香白芷、威灵仙、天花粉、青防风、汉防己、左秦艽等。如接骨膏：马钱子、紫荆皮、黄金子、全当归、西赤芍、大丹参、怀牛膝、片姜黄、五加皮、宣木瓜、西羌活、川独活、香白芷、威灵仙、天花粉、青防风、汉防己、川芎、左秦艽、生甘草。上药研细末，和匀，用饴糖适量调和如糊状，置缸内备用。摊于韧性纸张或纱布垫上，约0.4~0.5cm厚，上盖桑皮纸，外用胶布或绷带固定，隔3~5日更换。需要时可在桑皮纸上局部或全部加其他药膏或掺药。

(4)用量

适量。

(5)用法

制膏外涂患处。

14. 史兰陵

(1)炮制

史老炮制马钱子用油炸法：取净马钱子，开水浸泡7~8天，每日换水1次，去皮切晒，香油炸黄，取出，放凉，研末。

(2)应用

治疗脑瘤术后、肺癌、食管癌、胃癌、宫颈癌、骨肉瘤等。

(3)配伍

治疗脑瘤术后多配伍息风、活血、化痰之品，如鱼脑石、石决明、珍珠母、钩藤、天竺黄、石菖蒲、桃仁、地龙、牛膝等，如脑瘤术后方：制马钱子粉70g，鱼脑石15g，郁金45g，石菖蒲30g，天竺黄15g，生地黄30g，珍珠母60g，玄参60g，赤茯苓30g，橘络30g，赭石90g，桃仁30g，地龙30g，钩藤

◀◀◀◀◀

45g，杭白芍 60g，石决明 60g，牛膝 45g，共为细末，每日 1.5~4.5g，每日服 2 次。治疗脑癌术后。

治疗肺癌多配伍活血、化痰之品，如活蜗牛、带子蜂房、蜈蚣、乳香、全蝎等，如早期肺癌方：马钱子粉 1g，活蜗牛 0.5g，蜈蚣 1.5g，乳香 0.6g，带子蜂房 0.5g，全蝎 0.3g，共为细末和匀，水泛为丸绿豆大，每次 1.5g，每日 2 次口服。治疗早期肺癌。

治疗食管癌多配伍攻毒、活血、化痰、行气之品，如守宫、干蟾蜍皮、生南星、蜣螂、乳香、没药、丹参、八月札、广木香等，如镇痛丸：制马钱子 15g，乳香 15g，没药 15g，五灵脂 15g，冰片 3g，共为细末，炼蜜为丸。每次 3g，每日 2 次。治疗血瘀型食管癌。食管癌经验方：马钱子 10g，守宫 6g，干蟾蜍皮 5g，急性子 9g，蜣螂 9g，生南星 9g，白花蛇舌草 30g，丹参 15g，八月札 9g，公丁香 6g，广木香 6g，枸橘叶 9g，水煎服。治疗硬型食管癌。

治疗胃癌多配伍攻毒、活血、化痰、行气之品，如雄黄、干蟾蜍皮、白花蛇舌草、乳香、没药、水蛭、桃仁、地鳖虫、芦荟、炮穿山甲、露蜂房、皂矾、八月札、川楝子等，如戊己散加味：制马钱子粉 45g，紫河车 60g，乌贼骨 60g，象贝 60g，没药 60g，柿霜 120g，延胡索粉 45g，生牡蛎 60g，共研细末，口服，每次 3~4g，每日 4 次。治疗溃疡型胃癌。胃癌经验方：马钱子（焙黄去毛）120g，硼砂 60g，雄黄 3g，乳香 60g，没药 60g，麝香 0.6g，水蛭 60g，桃仁 120g，地鳖虫 90g，芦荟 30g，大黄 60g，炮穿山甲 30g，露蜂房 90g，指甲桃根 120g，红老苋菜 120g，皂矾（煅）90g，共为细末，炼蜜为丸。每次 9g，每日 3 次。治疗胃癌毒瘀型。胃癌经验方：马

钱子 15g，干蟾蜍皮 6g，白花蛇舌草 30g，八月札 15g，赤芍
15g，枸橘叶 9g，薏苡仁 15g，川楝子 9g，槟榔 9g，夏枯草
15g，半枝莲 15g，沉香曲 15g，煅瓦楞子 15g，谷芽 30g，麦芽
30g，共为细末。每次 1.5g，每日 3 次。治疗胃癌。

治疗宫颈癌多配伍攻毒去腐之品，如白砒石、轻粉、雄
黄、硼砂等，如结节型宫颈癌方［详见：砒石］，治疗宫颈癌
结节型。

治疗骨肉瘤多配伍补肾、接骨之品，如杜仲、川断、巴钱
天、狗脊、自然铜、骨碎补等，如骨肉瘤经验方：制马钱子粉
65g，自然铜（醋煅）15g，甜瓜子 40g，巴钱天 30g，狗脊
30g，骨碎补 30g，杜仲 12g，牛膝 40g，川断 15g，木瓜 20g，
熟地黄 30g，枸杞子 100g，共为细末，每次 4.5g，每日 3 次。
治疗骨肉瘤骨质破坏者。

(4)用量

成人内服每日 0.6g。外用适量。

(5)用法

制丸散内服或制散剂外敷。

15. 刘寿山

(1)炮制

刘老炮制马钱子用油炸法：取净马钱子，加水煮沸，取
出，再用水浸泡，捞出，刮去皮毛，微晾，切成薄片，干燥。
另取麻油少许，置锅内烧热，加入马钱子片，炒至微黄色，取
出，放凉。

(2)应用

治疗一切新久伤筋疾患，或筋骨宿伤而兼痹及骨折者。

(3)配伍

治疗一切新久伤筋疾患，或筋骨宿伤而兼痹多配伍补肾接骨续筋、祛风、活血通络之品，如杜仲、自然铜、防风、追地风、独活、羌活、桂枝、木瓜、麻黄、制乳香、制没药、血竭、红花、怀牛膝等，如舒筋壮力丸：制马钱子30g，麻黄30g，制乳香50g，制没药50g，血竭50g，红花50g，自然铜（火煅醋淬7次）50g，羌活50g，独活50g，防风50g，追地风50g，杜仲50g，木瓜50g，桂枝50g，怀牛膝50g，贝母50g，生甘草50g，共为细末，制蜜丸，每丸6g，每次服1丸。

治疗骨折多配伍接骨续筋、活血通络之品，如自然铜、苏木、没药、制乳香、血竭、红花等，如外敷活化散：制马钱子6g，自然铜（火煅醋淬7次）4.5g，制乳香3g，制没药4.5g，血竭3g，红花3g，苏木3g，丁香3g，共为细末，酒或醋调敷患处。

(4)用量

成人内服每日0.3g。外用适量。

(5)用法

内服制蜜丸，早晚各1丸。外用酒或醋调敷患处。

16. 刘惠民

(1)炮制

刘老炮制马钱子用油炸法：取净马钱子，用冷水浸泡3天，每日换水1次，捞出，刮去皮毛，再用热水浸泡3天，每日换水3次，捞出，置土中埋藏半天，取出，晾干，以香油炸至酥黄，取出，研细粉即可。

(2)应用

治疗胃下垂及脑梗死、脑萎缩、脑出血、蛛网膜下腔出血偏瘫、半身不遂、口眼歪斜、语言不清、手脚麻木、足膝浮肿、手足拘挛、疼痛等。

(3)配伍

治疗胃下垂多配伍健脾益气、消食和胃之品，如人参、炒白术、鸡内金等。

治疗脑卒中偏瘫多配伍健脾益气、补肾养阴、通络之品，如黄芪、白术、山茱萸、鹿角胶、冬虫夏草、红花、全蝎、蜈蚣、牛膝等。如偏瘫复健丸：生黄芪36g，鹿角胶45g，冬虫夏草30g，山茱萸27g，生白术27g，天冬36g，当归45g，天麻45g，没药24g，赭石36g，羚羊角骨30g，地鳖虫27g，炒枣仁36g，地龙27g，怀牛膝45g，白芷27g，玄参30g，乳香27g，红花27g，血竭27g，白芍36g，炒槐实36g，天花粉36g，炙蜈蚣12条，千年健36g，全蝎90g，乌头24g，肉豆蔻30g，鸡血藤胶30g，两头尖30g，上药共研细粉，每30g药粉加"精制马钱子粉"2.4g，混匀。再用桑寄生90g，汉防己90g，威灵仙75g，豨莶草105g，水煎3遍，过滤取汁，与上药粉打小丸，如黄豆大，滑石粉、朱砂为衣。浓缩丸，成人每次服用7丸，每日3次，先从少量开始。服用1周后每次增服1丸，按周递增，至每次15丸为止。

(4)用量

成人每次0.1g，每日3次。

(5)用法

制丸口服，逐渐加量。

(6)病案举例

黄某，男，28岁，1955年9月21日初诊。7年来经常上腹疼痛、闷胀、嗳气，饭后尤甚，食欲不振，消化不良，消瘦无力，经作钡餐透视检查，诊断为胃下垂。体瘦，面色黄。舌质淡红，苔薄白，脉沉细。属脾胃虚弱，中气不足。治以补中益气，健脾和胃。处方：人参51g，生白术90g，鸡胚粉150g，鸡内金120g。红豆蔻45g，共研细末，每30g药粉加精制马钱子粉1.5g，研匀。每次4.5g，每日2次，饭后服。1个半月后来函称：服上药一料后，腹痛、腹胀、嗳气等症大减，食欲好转，体重增加3kg，作钡餐透视复查，胃体较前明显上升。嘱其原方继服，以求彻底治愈。

17. 刘弼臣

(1)炮制

刘老炮制马钱子用油炸法。取净马钱子，加水煮沸，取出，再用水浸泡，捞出，刮去皮毛，微晾，切成薄片，干燥。另取麻油少许，置锅内烧热，加入马钱子片，炒至微黄色，取出，放凉。

(2)应用

治疗重症肌无力及进行性肌营养不良。

(3)配伍

治疗重症肌无力多配伍健脾益气、补肾养阴、化痰之品，如党参、黄芪、茯苓、炒白术、熟地黄、枸杞子、白附子、僵蚕等。如复力合剂：党参、黄芪、茯苓、炒白术、柴胡、升麻、葛根、熟地黄、山药、枸杞子、白附子、僵蚕、制马钱子等（冲服）。水煎服，每日 1 剂。

治疗进行性肌营养不良多配伍健脾益气、补肾养阴、通络之品，如党参、黄芪、白术、山药、茯苓、熟地黄、山茱萸、白芍、续断、杜仲、白花蛇、蜈蚣、牛膝等。如进行性肌营养不良方：制马钱子（分冲）0.2g，党参 10g，黄芪 10g，熟地黄 10g，山茱萸 10g，山药 10g，茯苓 10g，白芍 10g，白术 10g，白花蛇 10g，蜈蚣 1 条，续断 10g，杜仲 10g，牛膝 10g，水煎服，每日 1 剂。

(4)用量

儿童每日 0.2g。

(5)用法

分 2 次冲服。

(6)病案举例

例1：张某，女，5 岁，辽宁省鞍山市人。初诊时间为 1988 年 5 月 16 日。患儿主因左眼睑下垂 1 个月来院就诊。刻下症见：左眼睑下垂，朝轻暮重，无吞咽困难，无复视，眼裂右 10mm，左 4mm，面色少华，纳食差，大便溏薄，舌淡苔白，脉细弱无力。曾在北京市儿童医院做新斯的明实验诊为眼肌型重症肌无力。中医诊断：睑废，证属脾胃虚弱，中气下陷。治以补中益气，升阳举陷。处方：制马钱子（分冲）0.2g，黄芪 10g，党参 10g，白术 10g，白芍 10g，茯苓 10g，当归 10g，升麻 5g，柴胡 5g，葛根 10g，30 剂，水煎服，每日 1 剂，并配用复力冲剂，每次半袋，每日 3 次。药后纳食增，面色较前红润，左眼裂增至 6mm。效不更方，上方 30 剂继服。30 剂药服完后来诊，左眼裂已增至 8mm，面色红润，小便、大便调，嘱其继服复力冲剂，每次 1 袋，每日 2 次，连服 3 个月，以巩固疗效。半年随访，未再复发。

例2：周某，男，6岁，河南省洛阳人。初诊日期：1993年5月20日。患儿生后走路较其他正常小儿晚，5岁时家长发现走路不稳，容易跌跤，逐渐加重，行走不稳，呈"鸭步"，左右摇摆。曾到北京协和医院检查，诊断为进行性肌营养不良，建议中药治疗，遂慕名来院就诊。刻下症见：行走不稳，容易跌跤，纳食差，大便清薄。查体：面色萎黄，行走呈鸭步，"翼状肩"，腓肠肌假性肥大，Gower征阳性。舌质淡，苔白，脉细无力。证属脾肾两虚，治疗宜以调补脾肾，强筋通络为法。处方：制马钱子（分冲）0.2g，党参10g，黄芪10g，熟地黄10g，山茱萸10g，山药10g，茯苓10g，白芍10g，白术10g，白花蛇10g，蜈蚣1条，续断10g，杜仲10g，牛膝10g，神曲10g，炒麦芽10g，焦山楂10g，30剂，水煎服，日1剂。

二诊：面色已略见红润，纳食较前明显好转，大便基本成形，舌质淡红，苔薄白，脉细无力。效不更方，上方30剂继服。并嘱其加强功能锻炼，配合按摩治疗。

三诊：患儿肌肉较前有力，摔跤次数明显减少，面色转红润，纳食正常，大小便调，予自制复力冲剂每次1袋，每日3次，长期服用，缓以图功。

18. 刘嘉湘

(1)炮制

刘教授炮制马钱子用油炸法：取净马钱子，加水煮沸，取出，再用水浸泡，捞出，刮去皮毛，微晾，切成薄片，干燥。

另取麻油少许，置锅内烧热，加入马钱子片，炒至微黄色，取出，放凉。

(2)应用

治疗食管癌和胃癌。

(3)配伍

治疗食管癌多配伍行气、活血、化痰、解毒之品，如八月扎、广木香、枸橘、丹参、守宫、蜣螂虫、生南星、夏枯草、瓦楞子、急性子、干蟾皮、苦参、白花蛇舌草等。如理气化结汤：制马钱子 4.5g，八月扎 12g，枸橘 30g，急性子 30g，干蟾皮 12g，白花蛇舌草 30g，丹参 30g，公丁香 9g，广木香 9g，生南星 9g，蜣螂虫 9g，夏枯草 15g，紫草根 30g，苦参 30g，瓦楞子 30g，守宫 9g，水煎服，每日 1 剂。呕吐黏液加旋覆花、赭石、生半夏、茯苓、青礞石；胸痛加延胡索、乳香、没药、薤白、瓜蒌；大便秘结加瓜蒌仁、生大黄、玄明粉；大便隐血加白及、生地榆、血见愁；化痰软坚加海藻、海带、山慈菇；活血祛瘀加桃仁、红花、地鳖虫、水蛭；清热解毒加山豆根、石见穿、黄连；扶正补虚加党参、太子参、黄芪、白术、当归；养阴生津加生地、沙参、麦冬。

治疗胃癌多配伍行气、活血、化痰、解毒之品，如八月扎、木香、枸橘、赤芍、莪术、夏枯草、瓜蒌、瓦楞子、干蟾皮、白花蛇舌草等。如蟾皮莪术汤：制马钱子 3g，干蟾皮 9g，莪术 9g，八月札 12g，枸橘 30g，瓜蒌 30g，白花蛇舌草 30g，白毛藤 30g，煅瓦楞 30g，生薏苡仁 30g，槟榔 15g，赤芍 15g，夏枯草 15g，木香 9g，水煎服，每日 1 剂。

(4)用量

成人每日 3.0 ~ 4.5g。

(5)用法

分2次，水煎服。

(6)疗效

治疗经 X 线摄片及病理证实的食管癌 37 例，结果：临床治愈 2 例，显效（症状基本消失，病灶缩小 50% 以上）6 例，有效（症状有所改善，病灶稳定在 1 个月以上）11 例，无效 18 例，总有效率为 51%。2 例治愈病例均生存 4 年以上。

治疗胃癌 18 例，结果：显效 3 例，有效 3 例，无效 10 例；治后生存 2 年以上 7 例，4 年以上 4 例，5 年及 7 年以上各 1 例。

19. 乔振纲

(1)炮制

乔教授炮制马钱子用油炸法：取净马钱子，加水煮沸，取出，再用水浸泡，捞出，刮去皮毛，微晾，切成薄片，干燥。另取麻油少许，置锅内烧热，加入马钱子片，炒至微黄色，取出，放凉。

(2)应用

治疗勃起功能障碍。

(3)配伍

多配伍补肾壮阳、健脾益气、活血通络之品，如鹿角胶、紫河车粉、海狗肾、淫羊藿、巴戟天、韭菜子、精硫黄、生黄芪、当归、山药、茯苓、白芍、蜈蚣等，如兴阳丹：制马钱子 1g，鹿角胶 10g，紫河车粉 10g，海狗肾 1 条，淫羊藿 15g，巴戟天 15g，韭菜子 15g，精硫黄 3g，生黄芪 30g，当归 15g，山药 15g，茯苓 15g，黄柏 15g，白芍 20g，蜈蚣 4 条，上药共研细末，制胶囊。每次 7～10 粒，每日 2 次，温开水或少量黄酒冲服，半个月为 1 个疗程。服药期间多饮水，戒房事。

(4)用量

成人每日 0.3g。

(5)用法

制胶囊，早晚 1 次，内服。

(6)疗效

治疗勃起功能障碍 239 例，结果：治愈 52 例，显效 68 例，有效 99 例，无效 20 例。

20. 孙秉严

(1)炮制

孙老炮制马钱子用油炸法：取净马钱子，加水煮沸，取出，再用水浸泡，捞出，刮去皮毛，微晾，切成薄片，干燥。另取麻油少许，置锅内烧热，加入马钱子片，炒至微黄色，取出，放凉。

(2)应用

治疗无名肿毒，疔毒恶疮，乳腺癌，食管癌，宫颈癌等。

(3)配伍

多配伍攻毒、化痰、活血之品，如雄黄、轻粉、炮穿山甲、僵蚕、乳香、没药、川贝、半夏等。如青龙丸：制马钱子 360g，明雄黄 90g，轻粉 6g，炮穿山甲 180g，僵蚕 180g，乳香 90g，没药 60g，川贝 60g，狗宝 15g，猴枣 15g，蝉蜕 60g，蛇蜕 60g，陈皮 60g，半夏 60g，麝香 1.5g，共 15 味，研细末，另用金银花 120g，蒲公英 120g，制成小水丸。每服 3~4.5g。

(4)用量

成人每次 0.3g，每日 3 次。

(5)用法

制丸剂，分 3 次饭后服。

21. 朱良春

(1)炮制

朱老炮制马钱子的方法为：取马钱子水浸去毛，晒干，置麻油中炸。火小则中心呈白色，服后易引起呕吐等中毒反应；火大则发黑而炭化，以致失效。在炮制过程中，可取一枚用刀切开，以里面呈紫红色最为合度。

(2)应用

治疗慢性胃炎、功能性消化不良、厌食症、风湿性肌炎、风湿性关节炎、类风湿性关节炎、慢性肌肉劳损、创伤性关节炎、特发型面神经麻痹、坐骨神经痛、脑卒中后偏瘫、急性炎症性脱髓鞘性多发性神经病、脑外伤后综合征、外伤性截瘫、老年性痴呆、严重神经官能症、胃癌等。

(3)配伍

治疗慢性胃炎、功能性消化不良、厌食症等多配伍健脾助运之品，如白术、鸡内金、陈皮、怀山药等，做散剂，每日 2 次冲服。

治疗风湿性肌炎、风湿性关节炎、类风湿性关节炎、慢性肌肉劳损等多配伍补肾壮骨、祛风化痰通络之品，如淫羊藿、鹿茸、巴戟肉、淡苁蓉、杜仲、炮附子、炮穿山甲、制乳香、蜈蚣等。

治疗特发型面神经麻痹多配伍息风通络之品，如制白附子、全蝎、僵蚕等，如马钱子、白附子按2：1比例研为细粉，均匀撒布于半张伤湿止痛膏上，贴于地仓穴，左歪贴右，右歪贴左，24小时换一次。

治疗脑卒中后偏瘫多配伍补肾健脑、祛风、化痰、通络之品，如淫羊藿、鹿茸、巴戟肉、淡苁蓉、杜仲、炮附子、炮穿山甲、制乳香、蜈蚣等。如加减振颓丸：制马钱子50g，炮附子50g，炮穿山甲50g，红参100g，炒白术100g，当归100g，杜仲100g，淫羊藿100g，巴戟肉100g，淡苁蓉100g，制乳香100g，上等鹿茸25g，蜈蚣25g，乌梅肉25g，制蜜丸，每丸10g，每日服3丸，一味黄芪煎汤或黄酒送服。

治疗急性炎症性脱髓鞘性多发性神经病多配伍清热、燥湿、利湿之品，如苍术、白术、土茯苓、萆薢、薏苡仁、黄柏、牛膝、豨莶草、益母草、车前草、萹草、路路通、丹参、红花、赤芍等。

治疗外伤性截瘫多配伍补肾、通络之品，如鹿角片、乌蛇、地鳖虫、地龙等。如龙马起废片：制马钱子0.1g，乌蛇2g，鹿角片0.8g，地鳖虫2g，地龙2g，蜂房2g，制片剂，每片0.5g，上为1日量，分3次服，能益肾壮督，振颓起废。

治疗老年性痴呆、严重神经官能症、脑外伤后综合征等多配伍补肾健脑、活血通络之品，如红人参、紫河车、枸杞子、川芎、地鳖虫、当归、地龙、制乳香、制没药、琥珀、全蝎等。如健脑散：红人参15g，制马钱子15g，川芎15g，地鳖虫21g，当归21g，枸杞子21g，地龙12g，制乳香12g，制没药12g，琥珀12g，全蝎12g，紫河车24g，鸡内金24g，血竭9g，甘草9g，制散剂，每早晚各服4.5g，温开水送下，也可连续服2~3个月。

治疗胃癌多配伍解毒、化痰、通络之品，如硫黄、僵蚕、炮穿山甲、蜈蚣等。如消癌丸：制马钱子24g，僵蚕120g，蜈蚣48g、炮穿山甲各48g，硫黄9g，制蜜丸如桂圆子大小，每日服1粒，服10日后痛减而呕止，服2~3个月可获趋愈。

(4)用量

朱老强调治疗慢性胃炎、功能性消化不良、厌食症每次0.03g，每日总量不超过0.1g为度。上述其他病症每日制马钱子的药量要控制在0.6g以下。

(5)用法

马钱子服后有轻度头晕、恶心或周身瘙痒，可用肉桂10g煎汤服之缓解，不可随意增加药量。服药有轻微腰背肌肉僵直感，或偶有腰腿部肌肉轻微颤动亦均为正常反应，此反应1周后逐渐消失。有心脏病、肝病、肾病者忌服。服药期间最好在服药前一天起，忌食海藻类、蛋类、虾蟹类及含碱、矾等食物，如油条、粉丝等。使用马钱子制品亦要中病即止，即在临床症状均见好转的2~3个月内。

(6)病案举例

例1：夏某，女，43岁，工人。四肢关节肿痛，时轻时剧。已半年余，曾服雷公藤片、蚂蚁粉等乏效。近月来加剧。晨僵明显，不能握拳，手指关节畸形，腕、踝肿胀疼痛，午夜后为剧，自汗淋漓，纳谷不香，神疲乏力。血沉64mm/h，类风湿因子（RF）1：80，免疫球蛋白均增高，血红蛋白80g/L。苔薄腻，边有瘀斑，脉细涩。诊断为类风湿性关节炎，此顽痹之候，症情正处于活动期，予益肾蠲痹法：生黄芪30g，淫羊蘦15g，油松节30g，鸡血藤30g，泽兰30g，泽泻30g，当归10g，蜂房10g，地鳖虫10g，乌梢蛇10g，甘草4g。7剂。另服益肾蠲痹丸（浓缩型），每次4g，每日3次，食后吞服。二诊：药后症情如故，此非矢不中的，乃力不及鹄，上方加制马钱子2g，制川乌12g，水煎服，7剂。益肾蠲痹丸继服。三诊：服上药后，肿痛显减，此温经宣痹之功也，效不更方，续进之。7剂。四诊：症情有缓解之势，上方加熟地黄15g，继服10剂，益肾蠲痹丸需坚持服3～6个月，始可巩固其疗效，而免复发。

例2：张某，年逾花甲，原有高血压史，经常失眠，头眩肢麻，近年来记忆力显著减退，头目昏眩，情绪不稳，易急躁冲动，有时疑虑消沉，言语欠利，四肢困乏，腰酸腿软，走不稳，高血脂，高血压，CT检查诊断为脑萎缩，灶性梗塞。舌尖红，苔薄腻，脉细弦尺弱，诊为脑血管性痴呆症，治以益肝肾，化痰瘀。药用制马钱子、枸杞子、杭菊花、天麻、地龙、生牡蛎、制龟板、生地黄、熟地黄、桑寄生、淫羊藿、生白芍、甘草、丹参、赤芍、桃仁、红花、制胆星、远志，水煎服，每日1剂，服10剂，即诸症大减，20剂服完后，去制马钱子，以10倍药量共粉后，制蜜丸，嘱其守服，半年后随访一切正常。

例3：李某，男，42岁，军人。在检查施工过程中，突然被从上落下的铁棍击中头部而昏倒，当时颅骨凹陷，继即出现血肿，神志不清达20多小时，经抢救始苏。半年后曾去北京检查：脑组织萎缩四分之一。目前头昏痛，健忘殊甚，欲取某物，转身即忘；记不得老战友的姓名，不能作系统发言；有时急躁易怒，失眠神疲。苔薄腻，边有瘀斑，脉细涩。诊断为脑外伤后综合征，此瘀阻脑腑，灵窍欠慧，气血亏虚之候。予健脑散，服后 1 周，头昏痛即见轻减，夜寐较安，精神略振，自觉爽适。坚持服用 2 个月，症情平稳，已能写信，讲话层次不乱；续予调补肝肾，养益心气之品善后。

22. 朱仁康

(1)炮制

朱老炮制马钱子用油炸法：取净马钱子，加水煮沸，取出，再用水浸泡，捞出，刮去皮毛，微晾，切成薄片，干燥。另取麻油少许，置锅内烧热，加入马钱子片，炒至微黄色，取出，放凉。

(2)应用

治疗神经性皮炎。

(3)配伍

多配伍祛风止痒、解毒、通络之品，如蛇床子、大风子、千金子、地肤子、蝉衣、海桐皮、白鲜皮、土槿皮、白矾、斑蝥、制川乌、羊蹄根、槟榔、苦参、蜈蚣末等。如羊蹄根酒[详见：砒石]，外涂患处。

(4)用量

适量。

(5)用法

制酊剂外用。

23. 陈纪藩

(1)炮制

陈教授炮制马钱子用油炸法：取净马钱子，加水煮沸，取出，再用水浸泡，捞出，刮去皮毛，微晾，切成薄片，干燥。另取麻油少许，置锅内烧热，加入马钱子片，炒至微黄色，取出，放凉。

(2)应用

治疗类风湿性关节炎、强直性脊柱炎、坐骨神经痛及颈椎病等。

(3)配伍

多配伍补肾、祛风、化痰、通络之品，如续断、黄精、制川乌、防风、白花蛇、全蝎、制乳香、制没药等，如通痹灵：制马钱子、桂枝、麻黄、白芍、防风、制川乌、知母、白术、制乳香、制没药、白花蛇、全蝎、续断、黄精，制片剂，每片0.25g，每次7片，每日3次，饭后温开水送服。

(4)用量

成人每日0.6g。

(5)用法

制片剂内服。

24. 陈茂梧

(1)炮制

陈老炮制马钱子用油炸法：取净马钱子，加水煮沸，取出，再用水浸泡，捞出，刮去皮毛，微晾，切成薄片，干燥。另取麻油少许，置锅内烧热，加入马钱子片，炒至微黄色，取出，放凉。

(2)应用

治疗类风湿性关节炎、骨关节病、肩周炎、颈椎病等。

(3)配伍

多配伍解毒、化痰、补肾、通络之品，如虎杖、僵蚕、桑寄生、白花蛇等。如抗风湿合剂：制马钱子3g，虎杖15g，茜草根15g，桑寄生15g，白花蛇15g，每日1剂，水煎2次分服，或取10剂药为1料，制散剂，每服6g，每日2次。肩周炎加生黄芪10g，桂枝10g，鲜生姜10g，温经固表，祛风散寒；颈椎增生者加葛根30g，僵蚕15g，柔筋散结；胸腰椎增生者加威灵仙30g，白术20g，通络止痛，消痰散结；跟骨骨质增生者加地骨皮30~60g，怀牛膝20g，补肾软坚，除骨中伏热；类风湿性关节者加地龙10g，干蟾皮3g，僵蚕15g，清热解毒，祛风通络止痛；痛甚拘急者加蜈蚣3条，全蝎（研吞）3g，缓急息风止痛，攻毒散结。

(4)用量

入丸散剂，成人每日用量最大1g；入煎剂，成人每日用量3g左右。

(5)用法

用时应逐步加量。若遇病人服药后，出现头晕，口唇麻木，身体颤动，甚则抽搐，全身出黏汗，即是中毒现象，可饮冷盐水解之。以后应酌减用量或停用。高血压和心脏病患者慎用。

(6)病案举例

例1：袁某，女，53岁。1974年10月就诊。患者腰及右下肢疼痛，卧床两年余。冲任虚损，病位主要在腰膝，属肝肾两经。故于"抗风湿合剂"方中加入当归20g养肝柔筋，怀牛膝15g益肾强筋骨。共服20剂，症状消失，至今行走自如。

例2：雷某，男，36岁。患者1972年冬开始颈项痛，逐渐加重，继之项背强直，夜不能卧，俯坐年余，就医少效。1975年3月来我处就诊，处以"抗风湿合剂"加乌梢蛇30g（治顽痹而通经络），地龙10g（入肾经达督脉而祛风湿除热），僵蚕15g（祛风解痉，清痰散结）。共研细末，每服6g，每日2次，温开水送服。每10剂为1个疗程，连服2个疗程，诸症消失。

25. 陈树森

(1)炮制

陈老炮制马钱子先用净水浸泡（冬天用温水，夏天用凉水）10～14天，然后去皮，取子纳入煮沸的花生油内（旺火10余分钟，慢火30余分钟），煎至马钱子成焦黄色（以手捏之即碎为度），取出后拌滑石粉内，经10～14小时后吸取油，筛去滑石粉，再用清水冲洗1次，晾干，研粉备用。

(2)应用

治疗重症肌无力。

(3)配伍

多配伍新斯的明。病情未稳定时，两者同用为好。病情稳定时，单用马钱子为好。

(4)用量

每日开始用量为 0.45~0.96~1.2g。

(5)用法

用时应逐步加量。

(6)疗效

治疗 3 例，有效 2 例。

(7)病案举例

例 1：赵某，男，28 岁。住院号：65960。1961 年 9 月起出现四肢无力，活动后加重，以后日渐加重，不能起床，不能抬头，呼吸困难，语言不清，饮食咀嚼无力，吞咽困难，有时饮食物逆呛从鼻腔流出，下午较上午重。于 1962 年 1 月 17 日入院。查体：双眼睑轻度下垂，右眼裂较小，转颈及耸肩力弱，四肢肌张力低，上肢不能抬高，下肢屈伸力弱。胸部 X 线检查：未发现胸腺肿大。新斯的明试验（＋）。1 月 23 日至 2 月 11 日用新斯的明、麻黄素、氯化钾及针灸治疗，开始有效，以后效果逐渐减低。2 月 12 日至 5 月 5 日，加服益气健脾、培补肝肾中药煎剂，仍不见效。遂加用马钱子，肌力渐增，能在室内行走，语言清楚，饮食、咀嚼、吞咽及呼吸均无明显困难。5 月 6 日至 7 月 23 日停用马钱子，仍以新斯的明、麻黄素、氯化钾治疗，病情又渐加重，肌力较前减弱，有时咀嚼困难。7 月 24 日，又加用马钱子治疗，以后肌力渐增，至 9 月 30 日，咀嚼、吞咽无明显困难，能起床在室外活动。于 1963 年 5 月 6 日停用新斯的明，单以马钱子治疗，肌力仍继续增强，握力增加，症状消失；至同年 8 月 10 日出院。出院后继续服用马钱子。于 1963 年 6 月 13 日出现腹痛、腹泻，用阿托品有效。1963 年 10 月 7 日又出现腹痛、腹泻，停用马钱子又渐好转。

例2：屈某，男，33岁。住院号：79310。10个月前在疲劳时有时复视及四肢无力，并逐渐加重，仅能扶床走几米，并即乏力不能活动，休息短时间后，可暂时恢复。咀嚼硬食及说话多时感觉无力，但无呼吸及吞咽困难。虽经治疗，但效果不明显。于1963年3月30日来诊。查体：双眼裂不等大，右为5mm，左为7mm，向左视时有复视。双侧上、下肢连续抬高12~15次，即感疲乏无力，休息短时间后恢复。胸部X线检查：未发现胸腺肿大。新斯的明试验（＋）。4月10日起，用马钱子，开始每服0.15g，每日3次，药后肌力渐增，以后逐渐加马钱子剂量，至5月增至每次服0.3g，每日3次，疗效更明显；5月22日以后，增至每次服0.3g，每日4次，肌力渐恢复，握力增加，无复视，生活能自理。于8月22日出院。于4月20日开始治疗时，肝脏未触及，但至6月4日，肝脏右肋缘下1cm，质软、无压痛，肝功能检查无异常。7月22日，肝脏增大至右肋缘下2cm，中等硬度，有明显压痛。但肝功能检查仍无异常。肝穿见部分肝细胞呈疏松样肿胀，有气球样变，偶见双核样肝细胞，少数肝细胞棕黄色色素沉着。

26. 况时祥

(1)炮制

况教授认为，马钱子的炮制应严格按照《中华人民共和国药典》中马钱子炮制方法的规定进行。取砂子置锅内，用武火炒热后，加入净马钱子，不断翻动，烫至鼓起并显棕黄色或深棕色，取出，筛去砂子，放凉，去毛即可。

(2)应用

治疗脑血管病（早期）。马钱子，苦温，有大毒，功能逐瘀通络，化痰开闭。近代名医张锡纯谓之"其开通经络，透达关节之力，实远胜于他药"，"又能眴动神经，使之灵活"，而用之治疗中风瘫痪诸症。药理研究显示，马钱子的主要成分为士的宁，其一能选择性地提高脊髓兴奋功能，治疗剂量能使脊髓反射的应激性提高，反射时间缩短，神经冲动传导容易，骨骼肌的紧张度增加，从而改善肌无力症状；二则对大脑皮质有较强的兴奋作用，而有益于卒中后脑细胞功能的恢复，同时，由于其能加强中枢胆碱能活动，而能抗御卒中后由于缺血缺氧损伤而引起的胆碱能系统功能障碍，并能改善因胆碱能系统阻滞引起的学习、记忆、思维能力的减退症状；三是马钱子所含成分还有改善微循环及类似人参、黄芪的增强机体免疫机能的作用。从本品上述药效特点来看，其尤适宜于脑血管病早期的治疗。一是脑血管病早期，脑及脊髓处于休克状态，患肢肌张力低，肢体软瘫，马钱子兴奋脑及脊髓，增强肌肉张力，故及时加用之，能明显改善瘫痪无力等症状，而恢复期以后，不少患者因脊髓休克解除，肌张力增高，患肢逐步处于强直痉挛状态，此时再用本品，会进一步增高肌张力，加重强直痉挛症状，对偏瘫等症的恢复反而无益；二是马钱子能增强中枢胆碱能神经功能，及早配用本品，对部分病人发病早期所出现的智能障碍症状有治疗作用，并有助于防止脑血管病后血管性痴呆的发生。笔者在临床中观察到，在脑卒中发病15天以内使用马钱子的患者，较之恢复期以后才用者，瘫肢肌力恢复快，后遗症较少，痴呆发生率低，显示脑血管病后早期使用马钱子确有较突出的优势。

(3)配伍

早期应用马钱子应与辨证用药密切结合。一是马钱子毕竟作用较单一,对脑血管病后的各种病理变化缺乏综合调节作用,而与辨证用药相结合后,这一局限性即可得到克服,且融入辨证治疗的整体之中后,借复方内其他药物的激发和促进作用,马钱子的作用还能得到进一步增强;二是马钱子性质温燥毒烈,主要适宜于无明显热象的气虚血瘀及痰瘀互结证,而对兼见身热面赤、烦躁不安、口渴引饮、便秘尿赤或抽搐频作、肢体强痉等内热炽盛或热甚动风之证,如不加辨证随意使用,则可能加重病情;另一方面,对痰热腑实证、阴虚风动证或风火上扰证等伴有热象但热势不甚者,单用本品虽不致加重病情,但疗效较差,部分病人服药后甚至出现头晕头痛、心烦不寐或轻微手足抽动等症状,与辨证用药结合使用,则能明显提高本品对上述证型的疗效,且极少出现不良反应,从而使其应用范围得到扩大;三是辨证用药能有效遏制甚或消除本品的毒副作用。因此,马钱子与辨证用药密切结合,是充分发挥本品在脑血管疾病早期独特功效,扩大其适应范围,防止毒副反应发生的重要措施。如配伍天麻、西洋参,对改善脑血管病早期出现的智能障碍及防止后期血管性痴呆的出现颇有助益;配伍蜈蚣、全蝎、僵蚕、地龙等虫类药,既能增强本品疗瘫振痿之功,又能兼制本品毒烈之性;配用天竺黄、蝉蜕、石菖蒲等味,能促进语言不利的改善;配合大剂量豨莶草能加速偏瘫症状的康复。

(4)用量

每次用量一般应控制在 0.5 ~ 0.75g 之间,不宜超过 0.75g,以免发生毒副反应。病情重者,每日早晚各服 1 次,但每次用量不能超过 0.5g,且两次用药应间隔 12 小时;病情较轻者，每日只服 1 次，丁晚临睡前服。制剂一般宜采用胶囊剂，将制马钱子研极细末，然后按每粒 0.125g、0.25g、0.5g 的规格分别装入胶囊备用，以便于根据病情灵活增减用量。疗程一般 1 个月，可连续服药或采用每周连服 5 天，休息 2 天的服药方法。部分病情较重者，可用药 2~3 个疗程，一疗程结束后休息 3~5 天，再继续下一疗程。

(5)用法

①早期应用：所谓脑血管病早期，是指疾病仍处于急性阶段，此时或病情已相对平稳，或病人刚渡过危险期，但生命体征已趋稳定，一般在发病 1~15 天以内。临床可根据病人的具体情况确定用药时机。如病人发病后仅表现为轻瘫、语謇，或偏身麻木而无明显合并症者，可在发病后 3~6 小时内即配用本品治疗；偏瘫、失语、口舌歪斜较重，血压偏高，但意识清楚，或意识障碍较轻，仅表现为嗜睡，无严重合并症存在，一般情况较好者，于发病 24 小时后，在采用脱水、降颅压、控制血压、防止感染、改善大脑血液循环等常规措施基础上，亦可同时配合本品治疗；如为神志昏迷，血压过高，并合并严重心脏疾患或感染，高热，烦躁不安等症的重危症患者，应在病人脱离危险期，生命体征趋于平稳后使用；此外，病人无明显意识障碍，但伴有严重心脏疾患，或糖尿病血糖过高，或电解质紊乱，如血钙、血钾过低，或肾功能障碍、尿少者，则应首先治疗相关病变，待其明显改善后再配用本品。总体来看，如病人无明显用药禁忌，则开始用药越早，疗效越佳。

②适应范围：合并严重感染，高热，严重高血压，心力衰竭，心律不齐，呼吸衰竭，严重肝肾功能障碍，电解质紊乱，酸碱失衡。血糖过高者，不宜使用本品；伴躁动不宁，抽搐频

作，或发病后患侧肌张力即过高，表现为痉挛性瘫痪者，则应禁用之。如此则既能达到早期使用，以充分发挥其特殊功效，又能有效地防止其毒副作用的目的。

③具体用法：在脑血管病早期，由于疾病仍处于急性阶段，急性期多种病理变化仍然存在，病人对药物的敏感性和反应性都较强，故此时用药剂量应小于恢复期及后遗症期，否则，发生毒副反应的机会将会增加；在具体用药时，则应根据不同患者对药物敏感性和耐受性的不同，采用个体化给药的方法。一般首次给病人一个较小剂量（通常可给 0.25g），然后视病人药后反应而逐步增量，通常以服药后感瘫肢肌力增加，或麻木失语改善，精神转佳，而无头晕舌麻、口唇发紧、胸闷憋气、抽搐痉挛等症状出现为最佳剂量。

(6)病案举例

陈某，男，62 岁，因突发右半身不遂、言语不利、口舌歪斜 6 小时于 1996 年 6 月 22 日入院。入院时并见面色白，神倦乏力，右侧肢体麻木，舌质暗淡，苔薄白，脉细缓。查体：T 38.2℃，P 86 次/分，R 26 次/分，BP 165/95mmHg，嗜睡，呼之能应，双瞳孔等大等圆，对光反射存在，右鼻唇沟变浅，伸舌偏右，右侧上下肢肌力均 I 级，右侧痛温觉减退，右侧Babinski 征（＋），心肺（－）。血常规：WBC 10.5×10^9/L，N 81%。大、小便常规，肝、肾功能，电解质，血糖均属正常范围。头颅 CT 扫描显示：左侧基底节区出血。入院后予以脱水、降颅压、稳定血压、控制感染、丹参注射液静脉点滴等治疗（1 周后脱水剂及抗感染剂停用），中医辨证属中风中的中经络（气虚血瘀，夹痰阻络），以补阳还五汤加蜈蚣、僵蚕、水蛭等，并从入院次日起加用马钱子胶囊，每日 1 次，于晚临

睡前服。马钱子按首次剂量 0.25g，不效次日增加 0.125g，逐
日递增的方法给药，至每次 0.625g 时，偏瘫侧肢体肌力开始
增加，麻木及语謇症状亦有减轻。照此量服用，同时配合康复
训练，用药 10 天后患侧肌力增至Ⅲ级，麻木及语謇明显改善。
继续坚持用药，1 月后患侧肌力已达到Ⅴ级，麻木消失，语言
基本恢复正常，达临床治愈，遂停药观察。5 年后随访，一般
情况良好，生活能自理，并能从事简单家务劳动。

27. 李昌源

(1)炮制

李老炮制马钱子用童便浸泡法：取净马钱子，童便浸泡
49 日，再以清水洗净后，清水浸泡 7 日，童便、清水均每日
一换。取出阴干。

(2)应用

治疗骨折，跌打损伤。

(3)配伍

多配伍化瘀定痛、通经消肿、理气行滞、接骨续筋之品，
如枳实、自然铜等。如枳马金钱散：马钱子 15g，枳实 30g，
自然铜 10g。共研为极细末后装瓶备用，每次吞服 1～1.5g，
每日2～3 次，白酒送服。

(4)用量

成人每日 0.9g。

(5)用法

制散剂，每日分 2～3 次内服。

28. 李济仁

(1)炮制

李老炮制马钱子用油炸法：取净马钱子，用开水浸泡 24 小时，再换清水浸泡 7~20 天，取出去皮，晒干用麻油炒至焦黄，研末。另将蜈蚣、全蝎、蜂房炒至微黄，研末。

(2)应用

治疗胃癌。

(3)配伍

多配伍解毒、活血之品，如活蜗牛、蜂房、蜈蚣、乳香、全蝎等。如攻坚丸：马钱子 1g，蜈蚣 1.5g，活蜗牛 0.5g，露蜂房 0.5g，乳香 0.3g，全蝎 0.3g，先将马钱子如法炮制，蜗牛捣烂晒干，研末，最后加乳香细粉调糊为丸，每粒约 0.15~0.2g，每次 10 粒，每日 2 次。

(4)用量

成人每日 0.7g。

(5)用法

制丸，每日分 3 次内服。

29. 李寿山

(1)炮制

李老炮制马钱子用油炸法：麻油适量，置锅内烧热，加入马钱子片，炒至微黄色，取出，放凉。

(2)应用

治疗类风湿性关节炎。

(3)配伍

多配伍补肾、祛风、活血通络之品，如生地黄、熟地黄、山萸肉、枸杞子、制川乌、制草乌、老鹳草、红花、当归、怀牛膝、地龙、炮穿山甲、地鳖虫、蜈蚣等。如龙马自来丹：马钱子240g，地龙（去土，焙干，为末）8条，香油500g，将香油入锅内熬滚，入马钱子炸之，其内以紫红色为度，研为细末，再入前地龙末，和匀，面糊为丸，如绿豆大。每晚睡前服0.5～1.0g，红糖水送下。配合通痹汤：黄芪、丹参、当归、桂枝、炮附子、生地黄、熟地黄、山萸肉、枸杞子、茯苓、泽泻、鸡血藤、蜂房、地龙、炮穿山甲、地鳖虫、蜈蚣等，水煎服，每日1剂；外涂"痛风药酒"：制川乌10g，制草乌10g，老鹳草10g，红花10g，当归10g，怀牛膝10g，烧酒500ml兑入，泡7天后用。

(4)用量

成人每日0.75g。

(5)用法

制丸，每日分2次内服。

(6)病案举例

谷某，男，45岁。患者双腕、指关节及踝足关节肿胀疼痛，畸形而僵硬，肌肉萎缩，关节活动受限，恶风自汗已2年多。X光检查有轻度骨质疏松，血沉50mm/h，抗"O"700U，类风湿因子阳性。西医诊断"类风湿性关节炎"，经用激素治疗3个月无明显疗效，且病情逐渐加重，生活不能自理，关节肿胀，疼痛剧烈，夜不安眠。舌淡紫，舌下脉淡紫细长，脉沉细弦。诊为顽痹，属痰瘀痹阻经脉关节，肝肾亏损，气血失荣之证，治以补益肝肾，祛瘀逐痰活络，消补兼施，通痹汤加减。处方：黄芪 36g，当归 15g，丹参 20g，熟地黄 25g，枸杞子 15g，山萸肉 15g，茯苓 15g，桂枝 10g，炮附子 15g，白芥子 5g，炮穿山甲 15g，地鳖虫 10g，蜂房 15g，水煎 2 次，每日分 3 次服。每晚睡前服龙马自来丹 1g，关节患部涂痛风药酒，服药 80 余剂，关节肿胀疼痛基本控制，生活可以自理，血沉、抗"O"、体温均正常。再配调理气血，补养肝肾，通经活络丸剂善后。

30. 李德麒

(1)炮制

李老炮制马钱子多用油炸法：取净马钱子，加水煮沸，取出，再用水浸泡，捞出，刮去皮毛，微晾，切成薄片，干燥。另取麻油少许，置锅内烧热，加入马钱子片，炒至微黄色，取出，放凉。

(2)应用

治疗骨折。

(3)配伍

多配伍接骨续筋之品，如自然铜等。如接骨丹：马钱子 30g，自然铜 430g，鲜螃蟹 30g，地鳖虫 60g，马钱子如上法炮制，各研细末，自然铜火煅醋蒸 7 次，螃蟹、地鳖虫各自捣碎混合上药，加白酒 1 斤浸泡即可。每次 20ml，每日 2 次。如患肢肿胀较甚，再行夹板固定时可以用正骨酒（当归、赤芍、炮穿山甲、红花、牛膝、木瓜、乳香、没药、桔梗、豹骨、海马、广陈皮、益母草、延胡索、大茴香、小茴香、五加皮、松节、三七、苍术、防风、羌活、独活、藁本、香附、桃仁、大黄、薏苡仁、川芎、伸筋草、枳壳，上药混合泡白酒备用）浸淋之，亦可内服，每日2次，每次20ml。

(4)用量

成人每日0.6g。

(5)用法

制药酒，每日分2次内服。

(6)疗效

治疗新鲜长管状骨骨折112例，结果：骨折临床愈合时间平均为：股骨41.7天，胫骨43.3天，肱骨20.7天，桡骨下端21.5天。

31. 沙海汶

(1)炮制

沙教授炮制马钱子用油炸法：先用净水浸泡10~14天，然后去皮，取子纳入煮沸的花生油内（旺火10余分钟，慢火30余分钟），煎至马钱子成焦黄色（以手捏之即碎为度），取出后拌滑石粉内，经10~14小时后吸取油，筛去滑石粉，再用清水冲洗1次，晾干，研粉备用。

(2)应用

治疗进行性肌营养不良症。

(3)配伍

多配伍补肾、健脾、活血通络之品，如炮附子、桑寄生、川牛膝、杜仲、熟地黄、肉苁蓉、黄芪、山药、白术、当归、丹参、地龙、川芎等。如马钱复痿灵：制马钱子粉（冲服）

0.3g（3岁以下用0.15g，成人用0.6g），桑寄生30g，川牛膝10g，杜仲10g，熟地黄10g，肉苁蓉10g，黄芪20g，山药10g，当归10g，丹参10g，地龙10g，白术6g，川芎6g，炮附片6g，炙甘草6g，水煎服，每日1剂，20天为1个疗程。服1个疗程后，停药5～10天再服。

(4)用量

一般每日0.3g。3岁以下每日0.15g，成人每日0.6g。

(5)用法

分2次冲服。

(6)疗效

治疗进行性肌营养不良症30例，结果：显效12例，有效12例，无效6例。

32. 沈丕安

(1)炮制

沈教授认为马钱子可不炮制，用生品。即取生马钱子捡净灰屑即可。

(2)应用

治疗系统性红斑狼疮关节疼痛。

(3)配伍

多配伍清热养阴，祛风通络、止痛之品，如生地黄、忍冬藤、玄参、麦冬、虎杖、海风藤、青风藤、黄芩、生薏苡仁等。

(4)用量

成人每日初次剂量3g，常用有耐药性，一段时间后可加至6g，最多不可超过9g。初次剂量绝不可大于3g，年高和体弱者3g就可能出现抽搐反应，可多饮凉开水，严重者可用镇静药、安眠药拮抗。

(5)用法

水煎服用，比研粉吞服更安全、可靠，而且两种方法止痛效果相仿。

(6)疗效

治疗65例系统性红斑狼疮以关节疼痛症状突出或伴明显关节疼痛症状者，结果：显效29例，有效20例，总有效率75.38%。

33. 沈舒文

(1)炮制

沈教授炮制马钱子用砂烫法：取砂子置锅内，用武火炒热后，加入净马钱子，不断翻动，烫至鼓起并显棕黄色或深棕色，取出，筛去砂子，放凉，去皮备用。

(2)应用

治疗类风湿性关节炎、糖尿病神经病变、勃起功能障碍等。

(3)配伍

治疗类风湿性关节炎多配伍祛风、化痰、通络之品，如乌梢蛇、青风藤、穿山龙、豨莶草、木瓜、制天南星、僵蚕、白芥子、鸡血藤、地鳖虫等。如天龙搜风通络方：制马钱子（包煎）0.6g，穿山龙20g，制天南星10g，乌梢蛇10g，鸡血藤20g，青风藤10g，木瓜10g，豨莶草30g，地鳖虫8g，僵蚕

8g，白芥子6g，生甘草5g，水煎2次，每日分3次服。

治疗糖尿病神经病变多配伍益气生津，活血通络之品，如黄芪、黄精、葛根、丹参、鸡血藤等。如益气通络丸：制马钱子（包煎）1g，黄芪30g，黄精20g，葛根18g，锁阳10g，追地风12g，楮实子12g，丹参20g，鸡血藤30g，水煎2次，每日分3次服。

治疗勃起功能障碍多配伍益气补肾、通络安神之品，如人参、黄芪、蛇床子、沙苑子、穿山甲、九香虫、王不留行、蜈蚣、茯神、石菖蒲、远志、合欢花等。如九香启阳汤［制马钱子（包煎）0.6g，人参10g，黄芪30g，九香虫10g，炒蜂房8g，白术10g，薏苡仁20g，白芥子8g，王不留行10g，蜈蚣2条，水煎2次，每日分3次服］治疗阳明虚滞，宗筋不荣型勃起功能障碍。奋志兴阳汤［制马钱子（包煎）0.6g，人参10g，茯神15g，石菖蒲10g，远志8g，合欢花10g，白蒺藜10g，丁香6g，蛇床子10g，沙苑子12g，穿山甲8g，水煎2次，每日分3次服］治疗心志不奋，肾失作强型勃起功能障碍。

(4)用量

成人每日0.6~1g。

(5)用法

多用包煎法。

34. 宋选卿

(1)炮制

宋教授炮制马钱用油炸法：取净马钱子，加水煮沸，取出，再用水浸泡，捞出，刮去皮毛，微晾，切成薄片，干燥。另取麻油少许，置锅内烧热，加入马钱子片，炒至微黄色，取出，放凉。

(2)应用

治疗癫痫（阴痫）。

(3)配伍

多配伍补肾、化痰、通络之品，如紫河车、皂角、地龙，如龙角丸：制马钱子1g，地龙1g，皂角0.25g，紫河车1g，制蜜丸，每丸1.5g。成人每次1丸，儿童半丸，均每日2次，淡盐水送服。

(4)用量

成人每日0.5g，儿童每日0.25g。

(5)用法

制蜜丸，均分2次服用。

35. 吴近增

(1)炮制

吴教授炮制马钱子用油炸法：取净马钱子，加水煮沸，取出，再用水浸泡，捞出，刮去皮毛，微晾，切成薄片，干燥。另取麻油少许，置锅内烧热，加入马钱子片，炒至微黄色，取出，放凉。

(2)应用

治疗功能性不射精症。

(3)配伍

多配伍通络、开窍之品，如蜈蚣、冰片等，如马钱通关

散：制马钱子 0.3g，蜈蚣 0.5g，冰片 0.1g，制散剂。此为 1
次量，每晚睡前 1.5 小时吞服，另用生麻黄 9g，石菖蒲 9g，
蜂房 12g，虎杖 15g，白芍 6g，当归 6g，生甘草 12g，白糖
15g，水煎送服散剂。

(4)用量

成人每日 0.3g。

(5)用法

制散剂内服，每晚睡前 1.5 小时吞服。

(6)疗效

治疗功能性不射精症 99 例，结果：痊愈 70 例。最短服药
4 天治愈，大部分病例在两个月内治愈。有 29 例治愈后其配
偶受孕。

36. 吴香山

(1)炮制

吴老炮制马钱子用油炸法：取净马钱子，加水煮沸，取
出，再用水浸泡，捞出，刮去皮毛，微晾，切成薄片，干燥。
另取麻油少许，置锅内烧热，加入马钱子片，炒至微黄色，取
出，放凉。

(2)应用

治疗风湿性关节炎，类风湿性关节炎，腰肌劳损，软组织
扭挫伤而见肌肉关节酸痛，关节肿大，僵硬变形或肌肉萎缩，
气短乏力者。

(3)配伍

多配伍益气养血、祛风除湿、活血止痛之品，如党参、白

术、茯苓、丹参、川芎、牛膝、三七、地龙等，如痹祺胶囊：制马钱子、地龙、党参、茯苓、白术、甘草、川芎、丹参、三七、牛膝，制胶囊，每粒 0.3g。每次 4 粒，每日 2～3 次，口服。

(4)用量

成人每日 0.5g。

(5)用法

制胶囊，分 2 次服用。

37. 张沛虬

(1)炮制

张老炮制马钱子用油炸法：取净马钱子，加水煮沸，取出，再用水浸泡，捞出，刮去皮毛，微晾，切成薄片，干燥。另取麻油少许，置锅内烧热，加入马钱子片，炒至微黄色，取出，放凉。

(2)应用

治疗类风湿性关节炎等。

(3)配伍

属湿热阻络多配伍当归 15g，赤芍 15g，白芍 15g，豨莶草 30g，秦艽 10g，伸筋草 15g，威灵仙 15g，地龙 10g，防风 10g，生地黄 30g，制乳香 6g，制没药 6g，桑枝 15g，水煎 2 次，分 3 次服。属寒湿阻络多配伍制川乌（先煎）9g，制草乌（先煎）9g，黄芪 15g，细辛 3g，麻黄 6g，桂枝 6g，当归 10g，白术 10g，羌活 15g，独活 15g，威灵仙 15g，蕲蛇肉 10g，炙全蝎（研吞）5g，水煎 2 次，分 3 次服。阴血虚多配伍熟地黄15g，当归15g，赤芍10g，山药10g，泽泻10g，茯苓10g，桑枝30g，鸡血藤30g，威灵仙15g，炙全蝎（研吞）5g，水煎2次，分3次服。阳气虚多配伍黄芪30g，桂枝10g，炮附子（先煎）10g，当归10g，党参10g，白术10g，淫羊藿10g，狗脊15g，地龙10g，炙全蝎（研吞）5g，水煎2次，分3次服。

(4)用量

成人每日0.33~0.55g。

(5)用法

分2次冲服，从小剂量开始逐步加量。

(6)病案举例

例1：徐某，男，58岁，1982年12月5日初诊。患类风湿性关节炎7年余，四肢指趾关节疼痛，昼轻夜重，手指肿痛变形。此次左膝左手腕关节肿胀变形更明显，活动受限，舌质淡白，脉象细弦，此属风湿痰瘀阻滞经络，久而不化，治以祛风湿，化痰瘀，温经逐寒，佐以虫类搜剔。处方：制马钱子（分冲）0.5g，制川乌（先煎）9g，制草乌（先煎）9g，黄芪15g，麻黄6g，桂枝6g，羌活15g，独活15g，威灵仙15g，蕲蛇肉10g，炙全蝎（研吞）5g，金雀花根30g，地龙15g，水煎2次，分3次服。连服7剂后，疼痛明显减轻，过去一直服强的松片，现已停服。再以前方加减出入，连服50余剂，大痛未发作，每逢阴雨天或劳累时，小痛仍有发作，后以养血和络，佐以虫类搜剔。经治11个月，症状消失，2年后追访已参加劳动。

例2：崔某，女，8岁。1997年12月5日初诊。患儿自幼患"小儿麻痹症"，遗留右下肢瘫痪，腿肌瘦削，行路不稳。

半年前，忽然左下肢亦发硬，行走无力，旋即仆跌，继而全身四肢瘫软，不能活动，伴舌强难言，吞咽困难，食则发呛，大小便失禁，遂住某院，按"多发性神经根炎"治疗月余，好转不大，而来就诊。患儿形销骨立，面色不华，四肢肌肉萎缩，尤以右下肢为甚，哭笑间面皮枯皱如老人，全身瘫软如泥，不能坐立。脉细，舌淡无苔，此督脉精气伤残，气颓血衰，已成尪痿。当用补气血，壮督通络之法，以冀精气复活，痿废在起。方用：黄芪20g，炮附子6g，鹿茸3g，制马钱子粉0.6g，桃仁6g，红花6g，全蝎6g，乌蛇6g，蜈蚣2条，地鳖虫6g，制散剂，每次3g，每日3次。同时，配合针刺和艾灸曲池、大椎、命门、环跳、阳陵泉、合谷、足三里，诸穴交替选用。

治疗1个月后，于1980年1月8日二诊：吞咽无阻碍，说话已正常，两上肢活动自如，左下肢已能站立，右下肢仅能伸屈。停用针灸，继续服用上方。

2月3日三诊，全身运动功能基本恢复正常，已能缓慢行走，唯右下肢稍蹩而已。

38. 张泽生

(1)炮制

张老炮制马钱子用油炸法：取净马钱子，加水煮沸，取出，再用水浸泡，捞出，刮去皮毛，微晾，切成薄片，干燥。另取麻油少许，置锅内烧热，加入马钱子片，炒至微黄色，取出，放凉。

(2)应用

治疗食管癌、胃癌。

(3)配伍

多配伍减毒之品如糯米、甘草等，如加减神农丸：制马钱子500g，糯米30g，甘草60g，制丸，每丸含马钱子0.25g，每次1丸，每日2~3次。在上述基础上早期配伍疏肝、理气、解郁之品，如醋炒柴胡、郁金、苏梗、青皮、陈皮、川楝子、佛手、枳壳、金果榄、绿萼梅、合欢花、白芍、木香等。中期配伍理气、化痰、祛瘀之品，如桃仁、红花、五灵脂、没药、三棱、莪术、穿山甲、郁金、生大黄、瓦楞子、当归、莱菔子、枳实等。晚期或配伍甘寒濡润之品，如麦冬、沙参、石斛、白芍、橘皮、竹茹、天花粉、生地黄、炙甘草。或配伍益气温阳之品，如炮附子、干姜、党参、白术、肉桂、炙甘草、益智仁等。

(4)用量

成人每日0.5~0.75g。

(5)用法

制丸，分2~3次服。

(6)病案举例

林某，男，45岁，住院号37905。1973年10月起上腹疼痛，嗳气吞酸，经常发作，近因疼痛呕吐，食物不能通过而来院治疗。1975年6月16日拟诊为：十二指肠球部溃疡，伴幽门不完全性梗阻（胃癌不能排除）。由外科收住院。于6月27日行剖腹探查术，术中发现幽门环上下有一肿块约6cm×5cm×3cm大小，质硬，与周围组织粘连，无法切除。故在块上取活检，施行胃、空肠吻合术。病理报告：胃窦部癌（病理号：2192）。术后第7天化疗，口服5-Fu每周2次。于8

月7日转内科。共会诊13次，现摘其中6次诊治记录如下。

1975年8月9日初次会诊：由外科转来，经手术证实为胃窦癌。面色萎黄，食欲不振，脉沉细，苔薄黄。术后气血两伤，中虚气滞，痰郁交阻。处方：太子参15g，炒白术9g，炒当归9g，杭白芍9g，法半夏9g，广木香5g，炙甘草3g，石见穿30g，水煎服。另，加减神农丸，每次服1丸，每日2次。

三诊（9月6日）：胃癌手术后，经服中药治疗，食欲增加，舌苔黄厚，口干舌尖发麻，大便尚正常，原方去木香、半夏，加天花粉12g，水煎服。加减神农丸，每次服1丸，每日2次。

四诊（10月11日）：自觉症状好转，病情稳定，体重增加5kg。舌苔黄腻，脉细弦。痰瘀中阻，郁而伤热。处方：炒当归9g，杭白芍9g，白术9g，云茯苓9g，天花粉12g，川石斛12g，上川连3g，炙甘草3g，半枝莲30g，石见穿30g，水煎服。加减神农丸，每次服1丸，每日2次。

五诊（11月14日）：食欲增加，但食后胃脘作胀，辘辘有声，约1小时始安，口干仍甚。"三阳结，谓之膈"，津液受伤，不能上承。处方：潞党参15g，炒当归9g，杭白芍9g，大麦冬9g，云茯苓9g，北沙参12g，川石斛12g，广陈皮6g，炙甘草3g，石见穿30g，半枝莲30g，水煎服。加减神农丸，每次服1丸，每日2次。

七诊（1976年1月10日）：自觉食后作胀作梗，脘痞不适，口干欲饮，舌红苔少。中气受伤，胃阴不足，养阴散结兼顾之。处方：潞党参15g，威灵仙15g，川石斛12g，天花粉12g，生半夏9g，急性子9g，杭白芍9g，广陈皮6g，佛手片5g，石见穿30g，水煎服。加减神农丸，每次服1丸，每日

2 次。

十三诊（5 月 4 日）：住院 9 月余，病情稳定，每餐能食二三两，形体不瘦，活动如常，唯食后脘部稍带饱胀感，加服"宁癌 154"，觉口干，再以调中和胃。处方：潞党参 15g，威灵仙 15g，生薏苡仁 15g，炒当归 9g，炒白术 9g，法半夏 9g，炒枳壳 9g，天花粉 12g，半枝莲 30g，石见穿 30g，水煎服。加减神农丸，每次服 1 丸，每日 2 次。服 1 月，病情明显好转，要求外科会诊。外科同意手术根治。于 6 月 9 日行剖腹探查术，术中发现原肿块明显缩小，为 3cm×3.5cm，但与胰腺及腹壁均有粘连，尚能分离。给予胃次全切除，空肠部分切除，大网膜切除，结肠前胃空肠吻合，空肠侧吻合。6 月 12 日病理报告：胃窦部腺癌Ⅰ～Ⅱ级，胃系膜及网膜淋巴结皮硬性增生，未见转移性癌（病理号：2809）。

39. 张觉人

(1)炮制

张先生炮制马钱子用砂炒法：先用水浸泡去皮毛后再用河砂炒，其火候是以锅中有爆裂声，马钱子表面鼓起呈土黄色，取出一粒以指压之即碎，表面呈棕黄色（砂温 240℃～250℃）为宜，河砂多少以能淹没完马钱子为度。碾成细末。

(2)应用

治疗风湿性关节炎、类风湿性关节炎、梅毒性关节炎、骨性关节炎、坐骨神经痛、重症肌无力、神经衰弱、癌症、勃起功能障碍及骨折、外科阴疽疮疡、功能性消化不良等。

(3)配伍

　　治疗风湿性关节炎、类风湿性关节炎、梅毒性关节炎、骨性关节炎、坐骨神经痛、重症肌无力、神经衰弱、癌症、勃起功能障碍等多单用，如三分药：马钱子适量，炮制后，成人最大剂量可每服 0.9g，用黄酒或温白开水调服（但开水不及黄酒好），每天早晚各服 1 次，服后即睡，不可见风。5 岁以上儿童每次只服 0.3g，以后逐渐加至成人量。

　　治疗骨折多配伍破瘀活血、消肿定痛、接骨续筋之品，如枳壳，自然铜等，如枳马金钱散：马钱子 300g，枳壳 150g，自然铜（古铜钱五株或半两）适量。甲组药：马钱子用前述方法炮制；枳壳先用童便浸泡 3 周，后用砂炒为末。乙组药：自然铜，火煅醋淬 7 次为末。两组药末分别贮存，临时配用。10 ~ 20 岁用甲药 0.6g，乙药 0.6g；20 ~ 30 岁用甲药 0.9g，乙药 0.9g；30 ~ 40 岁用甲药 1.8g，乙药 0.9g；40 ~ 60 岁用甲药 2.1g，乙药 0.9g；60 岁以上用甲药 0.6g，乙药 0.6g。用药时必须按年龄核准分量，然后混合，用引药煎酒调服，早晚各 1 次，7 天为 1 个疗程。如用 1 个疗程后，骨未愈合时可继续服用，直至骨痂形成，骨折愈合。引药如下：伤在头部者用升麻 9g，川芎 9g；伤在上肢者用桂枝 9g，桑寄生 9g；伤在下肢者用牛膝 15g，木瓜 9g；伤在下肢者用牛膝 15g，木瓜 9g；伤在前胸者用枳壳 15g，桔梗 15g；伤在下腹者用大腹皮 9g；伤在背部者用独活 9g，麻黄根 3g；伤在腰部者用杜仲 9g。用时或以酒煎引药；或以水煎引药，煎好后冲酒 15g 调服；或以酒、水各半煎引药；服后盖衣被睡卧，不可见风。服药后患部必然发生跳动，体弱者当日即可发生，体强者服药后 2 ~ 3 天发生。在服药后平均跳动 1 ~ 2 天，每天 1 ~ 3 次，每次 2 ~ 10 分钟最为合适。若药物剂量不足则不发生跳动，反之，若药物剂量过大则发生剧烈跳动，两者剂量均须加以调整。如骨折断端错位时亦不发生跳动，如经整复后则不到3分钟可能恢复跳动。如未破溃者用两组药末调酒敷于患处。若已破溃出血者则将药末，外以纱布覆盖，胶布固定。治疗骨折，配伍中九丸治疗筋骨流痰。

治疗外科阴疽疮疡，举凡一切阴疽、瘰疬、痰核、失荣、瘿瘤、石疽、乳岩、发背、流注，初起皮色不变、漫肿平塌、或微痛或不痛等，多配伍攻毒消肿，化痰散结之品，如蟾酥、川乌、草乌、僵蚕、穿山甲、制乳香、制没药、全蝎、蜈蚣等，如复方马钱丸：马钱子720g，麻黄120g，僵蚕30g，穿山甲30g，羌活30g，独活30g，川乌30g，草乌30g，秦艽30g，红花30g，桃仁30g，姜黄30g，郁金30g，香附30g，延胡索30g，桂枝30g，杜仲30g，当归30g，苍术30g，木香30g，白芍30g，全蝎30g，乳香30g，没药30g，蜈蚣10条，蟾酥（酒化）15g，朱砂少许，马钱子制法同前，研末，除麻黄外余药分别研末，各药末混匀，麻黄水煎取汁泛丸，如梧桐子大小，朱砂为衣，每服1丸，每日1次。散结、消肿、杀菌、破瘀、软坚。未成脓服之即消，已成脓服之可破，已破服之可生肌敛口，唯阳证者禁用。

治疗功能性消化不良多配伍健胃之品，如大黄等，如健胃散：制马钱子0.3g，碳酸氢钠0.9g，大黄末0.9g，共为细末，此为1日量，分3次，温开水冲服。

(4)用量

强调"用药时必须按年龄核准分量"，成人最大剂量可每服0.9g，用黄酒或温白开水调服（开水不及黄酒好），每天早晚各服1次，服后即睡，不可见风。5岁以上儿童每次只服

0.3g，以后逐渐加至成人量。

(5)用法

单用研末黄酒冲服。复方或制丸如梧桐子大小服，或制散剂用辨证论治所得汤药送服。

(6)注意事项

服药后应卧床休息，不应随便走动，至少应 2 小时后起床；服药当天最好停用其他药；患者如有重感冒可暂停服药，轻感冒可用温开水服药。用量不可过多，以免中毒；此药有蓄积作用，1 个疗程后应再休息几天；服药时用酒比白开水好，用热酒或热开水比用冷的好；服药期间症状初可减轻，随之又可加重，这种情况应向患者预先说明；服药期间应加强营养；一般应根据病情轻重，体质强弱和年龄不同，治愈可能需要半个月至四个月时间，嘱患者要有信心和耐心，不可性急求速；服药期中及以后的 4 个月内，应禁止性生活及生冷饮食，以免复发。

(7)禁忌证

急慢性肝炎、急慢性肾炎、严重衰弱、严重心血管病、严重外科病、高热、呕吐、月经病、孕妇均禁用。

(8)不良反应及救治

轻反应：服药 0.5 小时后开始感到头稍晕，局部偶有抽动，微汗出；重反应：服药 0.5 小时或 1 小时后开始感到头晕、身不自主、站立不稳、牙关紧闭、说话不清、全身发硬，随即发热、出大汗、角弓反张，每半分钟至 5 分钟抽搐一次。角弓反张可肌注巴比妥类药物；若抽搐并发呕吐者应作好窒息的抢救准备；服药期间如出现大便秘结、小便短少、口腔糜烂等应暂停服药，改用中药清毒。

40. 张琪

(1)炮制

张老炮制马钱子用油炸法：取净马钱子，加水煮沸，取出，再用水浸泡，捞出，刮去皮毛，微晾，切成薄片，干燥。另取麻油少许，置锅内烧热，加入马钱子片，炒至微黄色，取出，放凉。

(2)应用

治疗急性脊髓炎（肝肾亏损，湿热浸淫）。

(3)配伍

多配伍补益肝肾、清热除湿之品，如锁阳、肉苁蓉、巴戟天、枸杞子、熟地黄、生地黄、山茱萸、五味子、龟板、石斛、麦冬、黄柏、苍术等，如急性脊髓炎方：制马钱子 1g，熟地黄 25g，生地黄 25g，山茱萸 15g，五味子 15g，石斛 15g，麦冬 15g，枸杞子 20g，肉苁蓉 15g，巴戟天 15g，牛膝 15g，锁阳 15g，龟板 20g，黄柏 10g，苍术 10g，甘草 10g，水煎服，每日 1 剂。

(4)用量

成人每日 1g。

(5)用法

水煎内服。

(6)病案举例

周某，男，34 岁，教师。1991 年 6 月 12 日初诊。1990 年 9 月自感腰痛，其后逐渐出现下肢酸软，步履困难，发展至两腿瘫痪，经哈尔滨、北京某医院确诊为"急性脊髓炎"，用激素治疗稍好转，但仍双下肢痿软无力，只能步行 10 余步，近于瘫痪状态，小便色黄，口干舌燥，大便秘结，舌苔白腻，脉象虚数。辨证：综观舌脉症诊为"痿证"，属肝肾亏损，湿热浸淫，筋脉失于濡养之证。治法：补益肝肾，濡养筋脉，清热化湿。方药：制马钱子 1g，熟地黄 25g，生地黄 25g，山茱萸 15g，五味子 15g，石斛 15g，麦冬 15g，枸杞子 20g，肉苁蓉 15g，巴戟天 15g，牛膝 15g，锁阳 15g，龟板 20g，川黄柏 10g，苍术 10g，甘草 10g，水煎服，每日 1 剂。

6 月 27 日二诊：服上方 11 剂，两下肢较前明显有力，能步行一段路程，能独自上下楼，但不能远行，大便 3~4 日一行，较前亦好转。舌尖紫，舌苔薄白，脉沉稍有力。此肝肾渐复，筋脉得以濡养，湿热得除之佳兆，续以上方加黄芪 50g，水煎服，每日 1 剂。

7 月 24 日三诊：服上方 15 剂，两腿较前明显有力，能缓慢步行 1 小时，大便转正常，精神较佳，饮食增加，舌质红润，薄白苔，脉沉滑。继以前方增减治疗。处方：制马钱子 1g，熟地黄 25g，生地黄 25g，山茱萸 15g，石斛 15g，枸杞子 20g，肉苁蓉 15g，巴戟天 15g，牛膝 15g，锁阳 15g，玉竹 15g，杜仲 15g，狗脊 20g，知母 15g，黄柏 15g，苍术 15g，炙龟甲 20g，黄芪 50g，甘草 10g，水煎服，每日 1 剂。

服上方 20 剂，双下肢功能基本恢复正常，遂停药。

41. 张赞臣

(1)炮制

张老炮制马钱子用油炸法：取净马钱子，加水煮沸，取出，再用水浸泡，捞出，刮去皮毛，微晾，切成薄片，干燥。另取麻油少许，置锅内烧热，加入马钱子片，炒至微黄色，取出，放凉。

(2)应用

治疗乳腺增生症、牛皮癣、头癣。

(3)配伍

治疗乳腺增生症多配伍活血、化痰之品，如老松香、黄鱼背刺、陈皮、橘核等，如黄龙散：制马钱子30g，炙黄鱼背刺90g，陈皮30g，橘核30g，老松香30g，制散剂。用米醋调敷患处。

治疗牛皮癣、头癣多配伍祛风解毒、杀虫止痒之品，如土槿皮、白芷、斑蝥、百部、槟榔等，如癣药浸液［详见：斑蝥］，外搽患处。

(4)用量

适量。

(5)用法

制散剂或制酊剂外用。

42. 单明江

(1)炮制

单老炮制马钱子用油炸法：取净马钱子，加水煮沸，取出，再用水浸泡，捞出，刮去皮毛，微晾，切成薄片，干燥。另取麻油少许，置锅内烧热，加入马钱子片，炒至微黄色，取出，放凉。

(2)应用

治疗脱疽（血栓闭塞性脉管炎）等。

(3)配伍

多配伍温阳、活血之品，如制川乌、细辛、血竭、丹参等。如脱疽散 1 号［详见：斑蝥］，每次 4g，每日 3 次。先服。脱疽散 2 号［详见：斑蝥］，每次 2g，每日 3 次。症状控制后服。

(4)用量

成人每次 0.1～0.3g。

(5)用法

制散剂，分 3 次，饭后服。

43. 范淑惠

(1)炮制

范主任炮制马钱子用油炸法：取净马钱子，加水煮沸，取出，再用水浸泡，捞出，刮去皮毛，微晾，切成薄片，干燥。另取麻油少许，置锅内烧热，加入马钱子片，炒至微黄色，取出，放凉。

(2)应用

治疗脑卒中后遗症。

(3)配伍

多配伍祛风、化痰、活血、通络之品，如海风藤、千年健、大黄、当归、水蛭等，如马海治瘫丸：制马钱子 30g，海风藤 50g，黄芪 100g，当归 30g，千年健 80g，水蛭 30g，川大黄 60g，制蜜丸，每丸 6g（含生药 3g）。每服 1 丸，每日服 2～3 次，黄酒或温开水送服。1 日量不得超过 3 丸，15 日为 1 个疗程。可停药 1 周后进行下一疗程。

(4)用量

成人每日 0.46~0.75g。

(5)用法

制蜜丸内服。

(6)疗效

治疗脑卒中后遗症 30 例，经过 2~6 个疗程的治疗，结果：基本治愈 5 例，显效 4 例，好转 15 例，无效 6 例。

44. 林通国

(1)炮制

林教授炮制马钱子用砂烫法：取砂子置锅内，用武火炒热后，加入净马钱子，不断翻动，烫至鼓起并显棕黄色或深棕色，取出，筛去砂子，放凉。

(2)应用

治疗运动神经元病。

(3)配伍

多配伍补肾活血通络之品，如鹿茸、制附片、肉桂、山茱萸、枸杞子、狗骨、当归、川芎、赤芍、桃仁、红花、全蝎、蜈蚣、乌梢蛇等，如运动神经元病方：Ⅰ方：制马钱子 0.25g，麝香 0.25g，各研细末，此为 1 日量，分 3 次，装胶囊服；Ⅱ方：黄芪 40g，制附片 60g，鹿茸 15g，虎骨 15g，肉桂 30g，枸杞子 40g，山茱萸 40g，当归 30g，川芎 30g，赤芍 30g，桃仁 30g，红花 30g，桔梗 30g，枳壳 30g，全蝎 20g，蜈蚣 10 条，乌梢蛇 60g，诸药研末，炼蜜为丸，每丸重 9g，每服 1 丸，每日 2 次，饭后温开水送服。

(4)用量

成人每日 0.25g。

(5)用法

制胶囊内服。

45. 郑 顺 山

(1)炮制

郑老炮制马钱子时，先用净水浸泡 10 ~ 14 天，然后去皮，取子纳入煮沸的花生油内煎至马钱子成焦黄色，取出后拌滑石粉内，经 10 ~ 14 小时后吸取油，筛去滑石粉，再用清水冲洗 1 次，晾干，研粉备用。

(2)应用

治疗骨性关节病、腰椎间盘突出症、腰肌劳损、骨折等。

(3)配伍

治疗骨性关节病多配伍补肾壮骨、活血通络之品，如淫羊藿、鹿含草、熟地黄、炮穿山甲、地龙、乌蛇、蜈蚣等。如马鹿汤：制马钱子 1g，淫羊藿 12g，熟地黄 10g，鹿含草 15g，炮穿山甲 10g，地龙 10g，乌蛇 10g，蜈蚣 2 条，人中白 5g，山楂 12g，颈椎病加葛根，上指关节骨质增生加桑枝，下指关节骨质增生加细辛，腰椎骨质增生加杜仲、川断，对脊髓型颈椎病出现四肢痉挛时，去马钱子加僵蚕。水煎服，每日 1 剂。九分散：制马钱子 250g，麻黄 250g，乳香 250g，没药 250g，制散剂，每次 2.5g，每日 1 次，无灰酒送服；外用烧酒调敷。

治疗腰椎间盘突出症多配伍益气健脾补肾、通络之品，如人参、黄芪、白术、茯苓、陈皮、熟地黄、肉桂、当归、炮穿山甲等，如马钱人参养荣汤、兴肌消麻胶囊等。马钱人参养荣汤：马钱子 2g，人参 10g，黄芪 10g，白术 10g，茯苓 8g，陈皮 10g，熟地黄 8g，桂心 10g，当归 10g，白芍 15，远志 1g，五味子 8g，生姜 3 片，甘草 10g，大枣 2 枚，水煎服，每日 1 剂。兴肌消麻胶囊：人参 3 份，马钱子 3 份，炮穿山甲 2 份，制胶囊，每服 1 粒，每日 3 次。若配合针刺阳陵、绝骨、昆仑、太冲等穴，交替进行，疗效更佳。

治疗腰肌劳损多配伍祛风、通络之品，如炮附子、麻黄、桂枝、干姜、透骨草、苍术、川椒等。如离子导入方：马钱子 10g，附子 10g，麻黄 12g，桂枝 10g，干姜 15g，透骨草 20g，苍术 15g，川椒 12g，地鳖虫 10g，加水 2500ml，煎 40 分钟，取液进行离子导入。

治疗骨折多配伍行气、活血之品，如枳壳、桃仁、红花、当归、川芎等，如马钱子汤：在麻醉下进行手法复位，小夹板固定，再服制马钱子 2g，桃仁 10g，红花 10g，当归 10g，川芎 10g，生地 10g，白芍 12g，水煎服，每日 1 剂。马枳散：制马钱子 1 份，枳壳 2 份，制散剂。每服 2g，每日 3 次，极量 1 日 8g，儿童酌减。

(4)用法

制汤剂或丸散剂内服，制离子导入液离子导入。使用时，若出现头晕者，则为用量太大，可减量；出现牙关紧闭、抽搐者，则为中毒，可停药，可采用急救措施。

(5)用量

成人每日汤剂中为 1~2g，在丸散剂中不超过 0.5g。

(6)疗效

◄◄◄◄◄

治疗腰椎间盘突出症 35 例,结果:痊愈 24 例,有效 9 例,无效 2 例,总有效率 94.1%。

治疗腰肌劳损等腰痛 100 例,结果:痊愈 34 例,好转 60 例,无效 6 例,总有效率 94%。

治疗新鲜骨折,结果:1 周内消肿、止痛,骨痂在 10~15 天开始形成。

(7)病案举例

例 1:贾某,男,60 岁。1982 年 4 月 1 日初诊。患者腰痛 10 余年,时轻时重,隐隐作痛,阴天或劳累后加重,腰部活动在前屈 10°,后屈 10°,左右侧屈各 15°,腰椎部有广泛的压痛,久坐、久站痛剧。X 线片示:腰椎 1~5 椎体前后缘呈唇样改变,腰椎 4~5 椎体骨质增生已形成骨桥,椎体间隙等宽,生理曲度变直。诊断:腰椎骨质增生。方选马鹿汤加杜仲 10g,川断 10g,连服 10 剂,腰痛基本消失,活动好转,遂改服九分散,每次 2.7g,每日 3 次,黄酒送服。1982 年 5 月 30 日复查,腰痛消失。X 线片无变化。

例 2:徐某,女,40 岁。1979 年 5 月 21 日初诊。患者腰及左下肢疼痛半年余,石家庄各医院均诊断为腰椎间盘突出症,经腰椎牵引、按摩,中西药治疗,症状有所缓解,唯左小腿外侧麻木,拇趾背伸和足外翻均无力。舌质淡胖嫩,脉沉细无力。诊断:腰椎间盘突出症。方选人参养荣汤加制马钱子 2g,水煎服,每日 1 剂。连服 20 剂,左小腿外侧麻木基本消失,足外翻有力,拇趾背伸力有进步,改服兴肌消麻胶囊,配合针刺,40 天后痊愈,随访 2 年未复发。

46. 郑惠伯

(1)炮制

郑老炮制马钱子时，先将马钱子砂烫去毛，然后用健康男童便泡 7 天，每天换 1 次，晒干；另取麻黄 20g，甘草 20g，煎汁去渣，再将马钱子 100g，加入药汁内，文火煎至药汁完全浸入马钱子为止，晒干备用。

(2)应用

治疗骨结核。

(3)配伍

多配伍壮骨、活血通络之品，如狗骨、穿山甲、蜈蚣、白花蛇等。如郑氏虎挣丸：马钱子 30g，炮附子 30g，炮穿山甲 30g，蜈蚣 15 条，白花蛇 40g，狗骨 60g，制蜜丸，分为 60 粒，每日 2 丸，早晚各服 1 丸。

(4)用量

成人每日 0.9g。

(5)用法

制蜜丸，内服。

(6)病案举例

杨某，男，30 岁。腰背疼痛 2 年，加重伴身体日益消瘦 1 月，经某地区医院拍 X 线片及化验诊断为第 5 胸椎骨结核，服抗痨药 3 月无效，且病情日益加重，下肢麻木，腰背疼痛更剧。采用石膏床治疗不到 1 月，两下肢麻痹，不能行动，继而排尿困难，必须用导尿管排尿，大便 10 余日不行，需经灌肠排便，遂求治于余。查见消瘦，第 5 胸椎压痛，下肢寒冷无知觉，肌肉有萎缩征象，舌质淡，脉细无力。处方：黄芪 30g，当归 15g，麻黄 6g，鹿角胶 10g，白芥子 10g，肉苁蓉 30g，淫羊藿 15g，桂枝 10g，白术 15g，炙甘草 6g，干姜 10g，水煎服，同时配服虎挣丸，服至半月，病人自觉有尿意时，能用力排尿，初点滴淋漓，以后逐渐通畅，大便时有感觉，自觉下肢有感觉，服至 1 个月，大小便能自己控制，能起立于床旁，沿床边活动。服 2 个月，能借助双拐行走。服 3 个月只用单杖稍加用力即可行走，后用补阳还五汤、右归饮等方，配服虎挣丸，服至半年后痊愈出院。

47. 周仲瑛

(1)炮制

周老认为马钱子的炮制应严格按照《中华人民共和国药典》中马钱子炮制方法的规定进行。取砂子置锅内，用武火炒热后，加入净马钱子，不断翻动，烫至鼓起并显棕黄色或深棕色，取出，筛去砂子，放凉即可。

(2)应用

治疗脑肿瘤。

(3)配伍

周老认为癌毒结于脑部，是脑肿瘤的根本原因之一。癌毒深藏，非攻不可，当以有毒之品，克有毒之疾。故主张应用马钱子。取其性峻力猛，通络止痛，散结消肿之功，冀达以毒攻毒之目的。脑肿瘤之成，多由素体禀赋不足，肝肾亏虚，痰浊瘀血内生，痹阻脑络所致。若肝肾精血不足，不能上承养脑，经络运行不畅，气血津液输布失常，则湿聚为痰，血滞为瘀。

肝为风木之脏，肝肾阴虚，肝阳上亢，阳亢化风，风痰瘀阻，清阳失用，发为脑瘤。且痰湿、风阳、瘀阻日久，皆可耗气伤阴，进一步导致肝肾亏虚。故肝肾亏虚，气阴不足为其本，风痰瘀血为其标，因果交错，变生有形瘤疾。故主张配伍滋补肝肾、活血化痰之品。滋补肝肾多用甘枸杞子等，祛风化痰活血通瘀，习用僵蚕、水蛭等。

(4)用量

周老反复告诫：马钱子毒性强烈，应遵"大毒治病，十去其六"，"无使过之，伤其正也"之旨，不可过量，一般用量为每日 0.5 ~ 1g。

(5)用法

研极细末，装胶囊服，药后注意观察疗效和药后反应。若有嚼肌、颈肌抽动，吞咽困难，舌麻等不良反应，则停止服用。

(6)病案举例

例1：陈某，男，14 岁，学生，1995 年 10 月 27 日初诊。患者 1994 年 11 月因头晕头痛，经核磁共振（MRI）检查诊断为四叠体肿瘤，接受 γ 刀治疗半年，病情未能控制，头痛加剧，双眼睑下垂，复视，眼球转动受限，复查 MRI 显示肿瘤体积增大，于 1995 年 5 月在上海某医院手术治疗。1 月后复查 MRI 提示有 80% 肿瘤被切除。但临床症状始终未见改善，故慕名前来求治。刻诊：头晕头痛，两眼睑下垂，上抬无力，视物复视，耳鸣，听力明显下降，时有恶心，口干，饥饿多食，形体肥胖，大便欠实，日行 2 次，舌质暗红，苔薄腻，脉细滑数。又因输血感染丙型肝炎，谷丙转氨酶增高（1251U/L）。辨证属肝肾亏虚，气阴不足，痰瘀上蒙，清阳不展。治宜滋补肝肾，益气养阴，化痰祛瘀。药用：生黄芪15g，葛根15g，天门冬12g，枸杞子10g，石斛12g，天花粉12g，炙僵蚕10g，陈胆星10g，生牡蛎（先煎）25g，炙蜈蚣2条，炮穿山甲（先煎）10g，山慈菇10g，海藻10g，露蜂房10g，漏芦12g，白花蛇舌草25g，水煎服，每日1剂，另制马钱子粉每次0.25g，每日2次，吞服。服药1个月，头晕头痛显减，听力已有改善，恶心、口干消失，唯时有右侧头角疼痛，左耳闭气，左目复视，胸部分流手术切口胀痛，右腰背疼痛，腹胀而隐痛，大便欠实，日行2次，舌质暗红，苔薄黄，脉细滑，复查谷丙转氨酶已降至70U/L。治宗原意，参入运脾利湿之法，以增强化瘀通络之功。原方去石斛，加茯苓10g，泽兰10g，泽泻15g，炙水蛭5g，另参三七粉每次1.5g，每日2次吞服。继服1个月，头痛、手术切口痛、腰背痛及腹痛悉除，左耳闭气消失，左目复视减轻，复查肝功能正常。1995年12月12日MRI检查提示，松果体区（四叠体）肿瘤术后改变，术区病灶与1995年7月24日MRI片比较有明显缩小，坚持调治至今，病情始终稳定，整体情况良好，精神状态基本正常，听力恢复，眼睑下垂、左目复视明显改善，能完成主要课程学习，并能参加适当的体育活动。1996年7月11日、1998年3月15日两次MRI复查结果均提示：脑实质形态、大小正常，未见异常强化影，四叠体术后改变，无肿瘤复发征象。

例2：蒋某，男，63岁，大学教师。1980年曾突发头痛，呕吐，诊断为脱髓鞘病。用激素治疗，控制向愈。此次3月初，突然头痛，左侧瞳孔放大，眼睑下垂，不能睁开，伴有呕吐。1994年4月9日某军区总医院头颅MRI及CT报告提示："图像所见，斜坡及鞍区块状异常信号，T_1WI混杂略高信号，

T_2WI 为等信号改变。斜坡膨胀，轮廓消失，视神经受压上抬，肿块占据蝶窦，CT 平扫示枕骨斜坡及岩骨尖骨质破坏，密度降低，考虑脊索瘤可能（MRI 号 4187）"患者因体虚，畏惧手术，于 1994 年 4 月 30 日来我院就诊。临床表现：头痛，左侧瞳孔放大，眼睑下垂，复视，时有恶心呕吐，面色少华，神疲乏力，苔黄薄腻，质红，脉细滑。初从风痰瘀阻，清阳不展治疗。药用制马钱子（分冲）0.25g，川芎 10g，天麻 10g，僵蚕 10g，制南星 10g，炮穿山甲 10g，广地龙 10g，枸杞子 10g，石菖蒲 10g，泽兰 10g，泽泻 10g，生黄芪 20g，葛根 15g，炙全蝎 5g，制白附子 3g，服药 15 剂，头痛明显缓解，瞳孔恢复正常，眼睑狭窄有所改善，仍有复视，神疲乏力，口干，苔黄腻，质红，有裂纹，脉细。痰瘀化热，阴液耗伤，上方去制南星、石菖蒲、泽兰、泽泻，加陈胆星 10g，川石斛 10g，天花粉 10g。服药 30 剂，复视、眼睑下垂进一步改善，稍有头昏，左目视糊，苔脉同前。转从标本同治，加用补益肝肾之品，上方改黄芪 30g，加制首乌 10g，石决明 30g，连续服药 40 剂，左眼睑闭合基本恢复正常，多视目糊，畏光，复视，右耳鸣响，苔黄薄腻，质暗红，脉细。从肝肾亏虚，阴不涵阳，精气不能上承，痰瘀上蒙清窍治疗。马钱子（分冲）0.25g，炙鳖甲 10g，川石斛 10g，大生地黄 12g，枸杞子 12g，生黄芪 30g，葛根 15g，生石决明 30g，炮穿山甲 10g，陈胆星 10g，炙僵蚕 10g，天麻 10g，炙蜈蚣 5g，制白附子 5g，服药至十月初，患者自觉体力恢复，精神转佳，仅有畏光，右耳鸣响，再服原方 15 剂，以巩固之。病人准备按原计划接受西医手术治疗，以图根治。

患者 11 月 2 日住进上海某医院准备手术。11 月 12 日复查头颅 MRI，提示："蝶鞍内有异常块状信号，病变累及斜坡，鞍底下陷，视交叉上抬，双侧颈内动脉轻度外移，脑室系统无扩张，中线结构无移位"（MRI 号 105340）。但与某军区总医院 4 月 9 日的 MRI 比较，肿瘤缩小了 1/3，某医院认为半年内肿块缩小如此明显，且症状改善，实在不可思议，劝患者暂不手术，用原法继观。患者复于 12 月 7 日又回到我处就诊。因停药月余，加之疲劳，患者头昏，口干明显，仍感畏光，耳鸣，苔薄腻，舌有裂纹，脉细。治拟滋养肝肾，益气升阳为主，配以化痰消瘀，解毒抗癌法，药用马钱子（分冲）0.25g，大生地黄 12g，枸杞子 12g，炙鳖甲 10g，天冬 10g，天花粉 10g，天麻 10g，陈胆星 10g，炮穿山甲 10g，炙僵蚕 10g，山慈菇 10g，生黄芪 30g，葛根 15g，炙蜈蚣 5g，制白附子 5g，服药半年余，畏光头昏等症消失，唯感有时耳鸣。1995 年 5 月 27 日某军区总医院第三次检查头颅 MRI 并与 1994 年 4 月 9 日 MRI 片比较，肿块明显缩小了 2/3。头颅 MRI 示"鞍区斜坡脊索瘤术后，有少许残留"（其实并未手术）（片号 4184）。原方加炙水蛭 5g，路路通 10g，灵磁石 30g，调治一月，诸证悉除。目前继续服药，巩固疗效。

48. 周阿高

(1)炮制

周教授炮制马钱子用油炸法：取净马钱子，加水煮沸，取出，再用水浸泡，捞出，刮去皮毛，微晾，切成薄片，干燥。另取麻油少许，置锅内烧热，加入马钱子片，炒至微黄色，取出，放凉。

(2)应用

治疗胃癌。

(3)配伍

多配伍解毒、活血行气之品,如制草乌、当归、制乳香、制没药、白胶香、地龙、五灵脂、丹参、陈皮、厚朴、木香等。如加减小金丸:制马钱子 0.5g,当归 6g,制乳香 6g,制没药 6g,白胶香 9g,地龙 9g,五灵脂 9g,丹参 9g,制草乌 9g,陈皮 9g,厚朴 9g,木香 9g,砂仁 4.5g,制片剂,每片含生药 0.5g。

(4)用量

成人每日 0.04g。

(5)用法

制糖衣片,内服。

(6)疗效

治疗组用加减小金丸,每次 4 片,每日 3 次;对照组用对照方药(陈皮 9g,厚朴 9g,木香 9g,砂仁 4.5g,制片剂,每片含生药 0.4g)每次 4 片,每日 3 次,其他药物为:喃氟啶(FT-207),每次 100~200mg,每日 3 次,服药 5 天间隔 2 天。复合维生素 B、维生素 C、维生素 E 均按常规量口服。治疗组和对照组都在手术后 1 个月起分别用上述方法。结果:加减小金丸能明显提高胃癌患者 1~2 年生存率($P < 0.05$);降低紫舌阳性率($P < 0.01$);改善 AT-Ⅲ,Fn,Fa 和 ⅧR,Ag 等血凝指标($P < 0.05$)。说明该方能增强机体抗凝气纤溶能力,改善血凝状态,提高生存率。

49. 周冠群

(1)炮制

周老炮制马钱子用油炸法：取净马钱子，加水煮沸，取出，再用水浸泡，捞出，刮去皮毛，微晾，切成薄片，干燥。另取麻油少许，置锅内烧热，加入马钱子片，炒至微黄色，取出，放凉。

(2)应用

治疗排除高血压、鼻窦炎、肿瘤所致的偏头痛（多为血管神经性头痛呈中、重度，病史均在一年以上）。

(3)配伍

多配伍益气补肾、养血活血、清热散寒、祛风化痰、安神之品，如党参、黄芪、熟地黄、黄精、枸杞子、生地黄、赤芍、白芍、当归、川芎、莪术、延胡索、全蝎、蜈蚣、黄芩、黄柏、制大黄、生石膏、炮附子、威灵仙、天麻、羌活、防风、半夏、蔓荆子、酸枣仁、五味子等，如偏头痛粉：制马钱子340g，党参500g，黄芪500g，赤芍500g，白芍500g，茯苓500g，吴茱萸500g，黄芩500g，制大黄500g，炙甘草500g，生地黄500g，熟地黄500g，当归500g，川芎500g，威灵仙500g，天麻500g，羌活500g，防风500g，柴胡500g，半夏500g，酸枣仁500g，五味子500g，炮附子500g，蔓荆子500g，黄精500g，枸杞子500g，泽泻500g，莪术500g，延胡索500g，全蝎500g，黄柏500g，蜈蚣500g，生石膏1000g，烘干，研末备用。每天20g，分2~3次，温开水送，连服10天为1个疗程。服后有效，可连服2~3个疗程。

(4)用量

成人每日 0.2g。

(5)用法

制散剂，分 2~3 次，温开水送服。

(6)疗效

治疗偏头痛 49 例，结果：近期治愈 21 例，显效 8 例，有效 10 例，无效 10 例。

(7)病案举例

例1：朱某，男，35 岁，职工，1986 年 7 月 9 日初诊。头右半侧痛 4 年余，每月必发 3~4 次，每次 2~3 天，曾到上海某医院求治，诊断为血管神经性头痛。现每天痛 1~2 次，每次 1 小时左右，呈针刺样，伴恶心、呕吐酸苦水，疼痛部无冷感，服中西药无效。血压 120/80mmHg，眼底检查正常。诊断：血管神经性头痛。予偏头痛粉 200g，分 2 次，温开水送服，服 1 个疗程，随访至今无复发。

例2：郑某，女，45 岁，医师，1986 年 8 月 12 日初诊。头痛史 20 年，以左额为甚，发作时疼痛剧烈，伴恶心呕吐，甚则昏厥，需送医院作急救处理，与月经无关。现每月发 1~2 次，每次 3~4 天，各项检查未见异常（包括头颅 CT），服多种药物未效。诊断：血管神经性头痛。予偏头痛粉 600g，分 3 次，温开水送服。半年后随访，未见复发。

50. 段凤舞

(1)炮制

段老炮制马钱子用炒法：取净马钱子，文火炒黄色，取出，放凉，去皮毛。

(2)应用

治疗晚期胃癌、白血病等。

(3)配伍

治疗晚期胃癌多配伍攻毒、化痰、活血之品，如雄黄、红老苋菜根、凤仙花根、硼砂、露蜂房、炮穿山甲、煅皂角、芦荟、桃仁、地鳖虫、没药、乳香、水蛭等，如胃癌丸：制马钱子 120g，桃仁 120g，红老苋菜根 120g，凤仙花根 120g，雄黄 30g，大黄 30g，地鳖虫 90g，炮穿山甲 90g，露蜂房 90g，煅皂角 90g，香附 90g，没药 60g，硼砂 60g，乳香 60g，水蛭 60g，芦荟 30g，共为细末，制蜜丸，每丸 9g，每次 1 丸，每日 3 次。

治疗白血病多配伍攻毒、益气之品，如犀黄丸、蚤休、山豆根、射干、党参、黄芪等。如白血病汤：制马钱子（分冲）0.9g，蚤休 6g，山豆根 10g，射干 10g，党参 30g，黄芪 30g，紫草 30g，凤尾草 12g，茜草 6g，甘草 5g，犀黄丸（吞服）1.5g，水煎服，每日 1 剂。

(4)用量

成人每次 0.1～0.3g，每日 3 次。

(5)用法

制汤剂或制丸剂，每日 3 次，内服。

51. 柯与参

(1)炮制

柯老炮制马钱子用油炸法：取净马钱子，加水煮沸，取出，再用水浸泡，捞出，刮去皮毛，微晾，切成薄片，干燥。另取麻油少许，置锅内烧热，加入马钱子片，炒至微黄色，取出，放凉。

(2)应用

治疗中风、胃癌。

(3)配伍

治疗中风多配伍益气活血、通络开窍之品，如生黄芪、当归、川芎、桃仁、藏红花、地龙、血竭、麝香等，如消血栓汤：制马钱子（分冲）0.6g，生黄芪90g，当归9g，川芎6g，桃仁12g，藏红花3g，地龙3g，赤芍9g，干地黄12g，花蕊石（分冲）9g，血竭（分冲）3g，麝香（分冲）0.06g，大黄䗪虫丸（分冲）2丸，水煎服，每日1剂。

治疗胃癌多配伍攻毒、活血之品，如蟾酥、轻粉、雄黄、制乳香、制没药、明矾等，如消瘤丹：制马钱子15g，制乳香15g，制没药15g，升麻15g，五倍子15g，全蝎9g，山豆根60g，大戟15g，续随子（去油）15g，雄黄6g，朱砂6g，明矾9g，后4味各研极细末，余药共为极细末，糯米为丸如黄豆大。每次6g，每日2次，饭后服。治疗肝脾失养，脘腹痞硬型胃癌。解毒止痛消瘤丸［详见：轻粉］，每次15~20丸，每日2次，饭后服。治疗元气衰微，血枯津涸硬型胃癌。

(4)用量

汤剂成人每日0.6g。丸剂成人每日0.9g。

(5)用法

制汤剂或丸剂，分次内服。

52. 娄多峰

(1)炮制

娄老认为马钱子的炮制应严格按照《中华人民共和国药典》中马钱子炮制方法的规定进行。取砂子置锅内,用武火炒热后,加入净马钱子,不断翻动,烫至鼓起并显棕黄色或深棕色,取出,筛去砂子,放凉即可。或用油炸法:取香油适量,置锅内烧热,加入马钱子,炸微黄色,取出,放凉。

(2)应用

治疗风湿性关节炎、类风湿性关节炎、痛风、骨关节炎等关节肿胀疼痛及急性软组织扭挫伤等。

(3)配伍

治疗风湿性关节炎、类风湿性关节炎、痛风、骨关节炎等时,属寒痹痛型者多配伍祛风散寒除湿、通络之品,如川乌、制草乌、薏苡仁、制乳香、制没药等,如痹苦乃停片(方):制马钱子50g,制川乌100g,制草乌100g,制乳香150g,制没药150g,生地黄200g,薏苡仁100g,制水丸,绿豆大小,或制糖衣片。成人每服5g,每日4次,饭后温开水冲服,小儿酌减量。连续3个月为1个疗程,也可连续不断服用。服药宜从小量开始,逐渐增大剂量。主治类风湿关节炎寒痹痛型者。痹证丸:制马钱子500g,炙乌蛇1500g,地龙1500g,乳香1500g,没药1500g,青风藤5000g,败酱草5000g,丹参5000g,前5味共为细末,后3味水煎浓汁,两者混合,晒干,过筛,制水丸如绿豆大。每服50~60粒,每日3次。小儿酌减。消肿定痛膏:马钱子100g,蟾酥10g,草乌200g,天南星

200g，乳香200g，没药200g，将上药粉成粗末，用80%乙醇渗漉提取有效成分，回收乙醇，药液滤过备用。用硬脂酸、单硬脂酸甘油酯、司盘－80作油相，于70℃水浴加热熔化；另以吐温－80、防腐剂、助渗透剂、蒸馏水作水相，加热至与油相相同温度，将油相缓缓加入到水相中，搅拌至乳化完全，得乳剂基质。量取药液，缓缓加入到基质中，研磨均匀即得。局部涂药抹擦均匀，每日2～3次。治疗风湿性关节炎、类风湿性关节炎、痛风、骨关节炎等关节肿胀疼痛。皮肤过敏及有创口者禁用。痹证膏：马钱子1000g，蟾酥10g，川乌150g，草乌150g，乳香150g，没药150g，青风藤200g，当归200g，香油2000g，广丹1000g（冬季用750g），除广丹外，余药入油煎，熬至药枯，滤渣取油。将药油置铁锅内，再用微火熬炼，同时用勺撩油，散发浓烟至烟微显白色转浓时，蘸取少许，滴水成珠，并吹之不散，立即停止加热，随即将炒、过筛的广丹缓缓加入油中（一般油丹比为1000：390～437），槐枝条搅拌，使油与丹充分溶化成膏。喷洒冷水，使浓烟出尽，置冷水中浸泡8～10天，每日换水1～2次，将膏药分摊在羊皮纸上，微凉，然后向内对折，即成。用时微加温，贴患处。阴虚阳盛、热证疼痛者忌服；心功能不全，心律紊乱者禁用。属热痹痛型者多配伍祛风清热除湿、通络之品，如萆薢、薏苡仁、制乳香、制没药等，如痹隆清安片（方）：制马钱子50g，萆薢200g，生地黄200g，制乳香150g，制没药150g，薏苡仁100g，制法、用法、用量同"痹苦乃停片"，高热、体质虚弱、癫痫患者忌服。主治类风湿关节炎热痹痛型者。

治疗急性软组织扭挫伤时多配伍消肿止痛、活血通络之品，如天仙子、生草乌、生南星、乳香、没药、细辛等，如消伤痛擦剂：马钱子1000g，天仙子300g，生草乌300g，生南星300g，乳香300g，没药300g，细辛300g，冰片40g，薄荷水20g，冬青油200g，前7味研成粗粉，加75%乙醇适量浸泡24小时，过滤，收集滤液，加入冰片等，搅匀即得。外涂患处。每日3～4次。

(4)用量

内服成人每日1.0g。外用适量。

(5)用法

内服制水丸或制糖衣片。外用制擦剂。

53. 赵心波

(1)炮制

赵老炮制马钱子的方法为：将生马钱子先用砂锅煮，内放一把绿豆，至开花时，剥去马钱子外衣，用刀切成薄片，晒2～3天后，再用砂土炒至黄色，研末备用。

(2)应用

治疗风湿性关节炎、类风湿性关节炎、腰肌劳损、背肌筋膜炎、腰椎间盘突出症、坐骨神经痛等及脊髓灰质炎后遗症、进行性肌营养不良等。

(3)配伍

治疗风湿性关节炎、类风湿性关节炎、腰肌劳损、背肌筋膜炎、腰椎间盘突出症、坐骨神经痛等所致的臂或腰腿痛，全身或局部麻木多配伍活血通络、化痰除湿之品，如地鳖虫、川牛膝、乳香、没药、全蝎、僵蚕、苍术等，如经验方：制马钱子300g，川牛膝36g，麻黄36g，乳香36g，没药36g，全蝎

36g，僵蚕36g，苍术36g，甘草36g，共为细末。每晚睡前服1次，以适量温开水送服。

治疗脊髓灰质炎后遗症、进行性肌营养不良多配伍补肾通络之品，如巴戟天、肉苁蓉、菟丝子、天麻、僵蚕、蜈蚣、全蝎等，如加味金刚丸：制马钱子60g，萆薢30g，肉苁蓉30g，菟丝子15g，巴戟天30g，天麻30g，僵蚕30g，蜈蚣50条，全蝎30g，木瓜30g，牛膝30g，乌贼骨30g，蜜丸3g，每次1~2粒，每日服1~2次。

(4)用量

成人每日0.15~0.5g。

(5)用法

每晚睡前服1次，以适量温开水送服，从小剂量开始，逐渐增加剂量。

54. 赵永宽

(1)炮制

赵老炮制马钱子用油炸法：取净马钱子加水煮沸，取出，再用水浸泡，捞出，刮去皮毛，微晾，切成薄片，干燥。另取麻油少许，置锅内烧热，加入马钱子片，炒至微黄色，取出，放凉。

(2)应用

治疗骨结核等。

(3)配伍

多配伍补肾健骨、活血通络之品，如鹿茸、炮附子、蜈蚣、地鳖虫、炮穿山甲等。如加味虎挣散：制马钱子30g，鹿茸 10g, 炮附子 50g, 全蝎 50g, 地鳖虫 50g, 蜈蚣 100 条, 炮穿山甲 50g, 黄芪 50g, 白花蛇 100g, 共为细末。每次 1.5g, 如无惊厥和抽搐反应，每隔两日，可递增 0.5g, 至每次 2.5g 为止。每日 3 次。

(4)用量

成人每次 0.1~0.15g, 每日 3 次。

(5)用法

制丸剂，饭后服。

55. 赵炳南

(1)炮制

赵老炮制马钱子用油炸法：取净马钱子，加水煮沸，取出，再用水浸泡，捞出，刮去皮毛，微晾，切成薄片，干燥。另取麻油少许，置锅内烧热，加入马钱子片，炒至微黄色，取出，放凉。

(2)应用

治疗多发性毛囊炎、寻常疣、带状疱疹后遗痛、甲癣、结节性痒疹、神经性皮炎、局限型硬皮病、斑痕疙瘩等。

(3)配伍

多配伍祛风化痰、解毒通络之品，如川乌、草乌、鲜羊蹄根梗叶（土大黄）、大风子、羊踯躅花、鲜凤仙花、透骨草、百部、皂刺、苦杏仁、银杏、蜂房、苦参子、穿山甲、全蝎、斑蝥、金头蜈蚣等。如黑色拔膏棍［详见：轻粉］，外涂患处，加温包扎。

(4)用量

适量。

(5)用法

制膏外用。

56. 赵锡武

(1)炮制

赵老认为马钱子的炮制用油炸法：先用净水浸泡（冬天用温水，夏天用凉水）10~14 天，然后去皮，取子纳入煮沸的花生油内（旺火 10 余分钟，慢火 30 余分钟），煎至马钱子成焦黄色（以手捏之即碎为度），取出后拌滑石粉内，经 10~14 小时后吸取油，筛去滑石粉，再用清水冲洗 1 次，晾干，研粉备用。

(2)应用

治疗急性炎症性脱髓鞘性多发性神经病、脊髓灰质炎后遗症等。

(3)配伍

多配伍补肾、通络之品，如巴戟天、肉苁蓉、菟丝子、天麻、僵蚕、蜈蚣、全蝎等，如加味金刚丸：制马钱子 60g，萆薢 30g，肉苁蓉 30g，菟丝子 15g，巴戟天 30g，天麻 30g，僵蚕 30g，蜈蚣 50 条，全蝎 30g，木瓜 30g，牛膝 30g，乌贼骨 30g，蜜丸 3g，每次 1~2 粒，每日服 1~2 次，早期马钱子中毒症状，如牙关紧闭可即停药，并服凉水。

(4)用量

成人每日 0.25~0.5g。

(5)用法

制蜜丸内服。

57. 赵振兴

(1)炮制

赵教授炮制马钱子用砂烫法：取砂子置锅内，用武火炒热后，加入净马钱子，不断翻动，烫至鼓起并显棕黄色或深棕色，取出，筛去砂子，放凉。

(2)应用

治疗脑血管病后遗症。

(3)配伍

多配伍活血通络之品，如水蛭、白花蛇、川芎、蜈蚣等，如偏瘫康复方：制马钱子300g，水蛭30g，白花蛇30g（或金水蛇3条），川芎30g，蜈蚣30g，先将白花蛇和蜈蚣共研细末，再与研为细末的其他诸药混匀，装胶囊，每粒含生药0.3g，含马钱子0.2g。

(4)用量

成人每日0.2～1.0g。

(5)用法

每天夜间睡觉前用开水送服1～5粒，服后即卧床。忌下床运动和白天服用。服本药时需注意从小量（1粒）开始，服后约40～50分钟患者自觉患侧肢体肌张力增高，或有蚁行感，或灼热如火烧，或短暂性麻木窜痛，属正常药物作用，说明服药剂量已够，不可再增加药量以免发生中毒现象。如无此反应，次日递增为2粒，以后每隔1周递增1粒，最大量为每日服5粒，但连续服用时间不得超过90天，以防蓄积中毒，停药 2 ~ 3 周后继续服用。

(6)疗效

治疗脑血管病后遗症 100 例,结果:基本治愈(肢体功能基本恢复,生活自理,能参加轻工作和劳动)31 例,显效(肢体功能恢复较好,行动无困难,但灵巧动作差,生活能部分自理)38 例,好转(下肢功能恢复,上肢出现主动运动,或手指出现屈伸动作,行走无困难,但生活不能自理)24 例,无效 7 例。

58. 郭晓庄

(1)炮制

郭教授炮制马钱子颇有特色:将生马钱子置热锅中,加水适量,慢火煮沸,8 小时后取出,剥去外皮,切成厚 0.5 ~ 1mm 的薄片,晾干,炒至均匀的棕褐色,粉碎备用。

(2)应用

治疗腰椎间盘突出症、腰肌劳损、坐骨神经炎、背肌筋膜炎、急性腰扭伤、类风湿性关节炎等。

(3)配伍

多配伍活血、通络、化痰、除湿之品,如地鳖虫、川牛膝、乳香、没药、全蝎、僵蚕、苍术等,如腰痛宁胶囊:制马钱子 6000g,地鳖虫 720g,川牛膝 720g,麻黄 720g,乳香 720g,没药 720g,全蝎 720g,僵蚕 720g,苍术 720g,甘草 720g,制胶囊,每粒含 0.25g。每晚睡前服 1 次,以 30 ~ 60ml 黄酒加适量温开水送服,从 4 粒开始,逐渐增加剂量,最大剂量 6 粒。忌用茶水送服。

(4)用量

成人每日 0.1~0.6g。

(5)用法

每晚睡前服 1 次，以 30~60ml 黄酒加适量温开水送服，从小剂量开始，逐渐增加剂量。忌用茶水送服。

59. 郭炎林

(1)炮制

郭老认为，马钱子有大毒，应严格按照《中华人民共和国药典》要求炮制后方能使用。先取砂子置锅内炒热，加入捡净的马钱子，炒至深黄色并鼓起，取出，筛去砂子，刮去毛，研粉。

(2)应用

郭老认为，马钱子是味奇药，能祛风湿、通经络，清血热、消结肿、止疼痛、强筋骨。用之得当，可疗痼疾，起沉疴；投之失误，则延误病情，甚则害人性命。故临诊时须在正确辨证的基础上，选择应用。同时，还认为，马钱子在治疗神经性疾病及痹证、痿证等方面有独特的疗效。

(3)配伍

可单独应用，取其有大毒，以毒攻毒，且力专效宏，能力克顽疾，亦可配入方中，以图缓治。治疗历节多配伍乌蛇、川牛膝、川木瓜等祛风通络之品。治疗痿证多配伍益气养血，滋补肝肾之剂。治疗乳痈多配伍炒穿山甲、制乳香、制没药等消肿散结止痛之品。

(4)用法

在临床应用时，一般从小剂量开始，并密切观察患者服药后的反应，以确定其耐受程度。如出现不良反应，如口干、头晕、头痛、心悸、胃肠道不适等证，停药即可。如出现中毒症状，如唇舌麻木，恶心呕吐，甚则四肢震颤，应立即停药，并服以金银花解毒汤（金银花、防风、甘草、绿豆）或蜂蜜90～120ml，或以淘米水适量急服均可解之。如出现昏迷惊厥，呼吸困难，脉迟或结代等危候，则需中西结合抢救治疗。

多制丸剂、酒剂、散剂、汤剂等。

(5)用量

成人每日最大剂量可用至2.8g。

(6)病案举例

例1：张某，男，36岁，1986年11月24日初诊。自述半年前不明原因出现双下肢麻木、疼痛，曾服西药消炎痛、强的松等治疗，虽可缓解一时，但仍时常发作。近来症状加重，活动受限。且右足踝关节肿大，皮肤灼热，潮红，左足踝部肌肉强硬萎缩，舌质红，苔薄白，脉浮数。证属历节风，乃因素体气血亏虚，复感风湿之邪，留滞经络，侵袭筋骨，流注关节，使气血运行不畅，蕴而化热，久则伤阴，肌失濡养所致。治法：祛风除湿，清热通络。处方：制马钱子60g，乌蛇50g，川牛膝50g，川木瓜50g，白酒1500ml。将上药制成药酒，每日2次，每次服5～10ml，患者服药酒一料，下肢麻木、疼痛消失，右足踝肿胀减退，左足踝肌肉强硬萎缩明显好转。继服一料，病情基本痊愈。1年后随访，患者已病愈恢复工作。

例2：李某，男，25岁，农民，1988年10月4日初诊。自述8天前自感两小腿轻微疼痛，继则发软无力，行走困难，两手无力握物，伴食欲不振，畏寒身冷，遂来就诊。血压：

100/60mmHg，舌质淡，苔薄白，脉细缓。证属痿证，乃为脾胃虚弱，肝肾亏损，筋脉失养所致。治法：益气养血，滋补肝肾，强筋壮骨。处方：制马钱子粉 0.3g，口服，每日 2 次，早晚分服，并辅益气养血，滋补肝肾之剂。上方稍事出入，共服 30 余剂，病告痊愈。其中制马钱子粉从每服 0.3g，递增至每服 0.6g，未见中毒症状。

例3：王某，女，23 岁，工人，1994 年 10 月 5 日初诊。自述正值哺乳期，上午不慎右侧乳房被硬物碰撞，初仅感微痛不适，未予重视。至下午始觉周身发冷，继则发热，全身不适，右侧乳房右下部红肿疼痛，触之痛甚，灼热，伴心烦口渴，舌质红，少苔，脉数有力。证属乳痈。乃因气血瘀阻，经络不通，乳汁不下。郁而化热，欲腐成脓。治法：清热散结，行气活血，消肿止痛。处方：制马钱子、炒穿山甲、制乳香、制没药各等份，共研细末，每服 0.9g，黄酒一盏为引，服药后微汗出，病情稍有减轻，次晨再服 1.2g，遂肿消，热清，痛止，乳汁自下。嘱改服 1.0g，每日 2 次，共服药 5 次，病告痊愈。

60. 贾堃

(1)炮制

贾老炮制马钱子用油炸法：取净马钱子，加水煮沸，取出，再用水浸泡，捞出，刮去皮毛，微晾，切成薄片，干燥。另取麻油少许，置锅内烧热，加入马钱子片，炒至微黄色，取出，放凉。

(2)应用

　　治疗多种癌症及癌痛。

　　(3)配伍

　　治疗多种癌症多配伍培补元气、祛瘀生新、清热解毒、化痰除湿、健脾和胃之品，如黄芪、人参、骨碎补、补骨脂、薏苡仁、硇砂、蟾酥、丹参、土鳖虫、莪术、辣蓼子、三棱、干漆、蚤休、白矾、雄黄、仙鹤草、天南星、牡蛎、僵蚕、半夏、海藻、山慈菇、苍术、厚朴、薏苡仁、猪苓、藿香、佩兰叶、枳壳等，如治疗多种癌症的平消片：制马钱子12g，仙鹤草18g，枳壳18g，净火硝18g，白矾18g，郁金18g，干漆6g，五灵脂15g，制片，每片0.48g，每片含马钱子0.05g，每服8片，每日3次。治疗癌瘤疼痛的金钱丸：制马钱子120g，制乳香15g，制没药15g，红花15g，郁金15g，麻黄60g，共研为细粉，用米饭糊，或用面粉打糊为丸，如绿豆大。每次服6～12丸，每日3次，开水送下。治疗食管癌的七矾丸：红人参30g，制马钱子150g，鸡内金30g，赭石60g，蜈蚣10条，地鳖虫30g，水蛭150g，西红花30g，硇砂15g，炒干漆30g，白矾30g，柿饼霜60g，制水丸，每次1～3g，每日3次。黄芪煎水送下，或温开水送下。治疗胃癌的芪酥丸［详见：蟾酥］，每次服1～2丸，每日3次。开水送下。治疗肝癌的硇茵丸：制马钱子粉18g，火硝粉30g，红花粉30g，红人参粉30g，鸡内金粉30g，郁金粉60g，硇砂粉9g，滑石粉200g，茵陈200g，明白矾45g，黄芩150g，炒谷芽150g，生甘草30g，后5味药加水煎2遍，去渣，熬膏，烘干为末，合前八味药粉，研为极细粉，水泛为丸，如绿豆大。每次服1～2g，每日3次。温开水送下。治疗肝癌的硝马丸：制马钱子15g，火硝15g，郁金15g，白矾15g，生甘草3g，制水丸，如绿豆大小，每次 0.3~0.9g，每日 3 次，温开水送下。治疗白血病的补金丸［详见：蟾酥］，每次 1~3g，每日 3 次，温开水送服。治疗脑瘤的参石丸［详见：蟾酥］，每次服 1~3g，每日 3 次。开水送下。治疗肺癌的芪仙丸［详见：蟾酥］，每服 8~10g，每日 3 次。饭后开水冲服。

(4)用量

成人每日 1.2g。

(5)用法

制片或丸，片剂每服 8 片，丸剂每服 1~2g，均每日 3 次。

(6)病案举例

例 1：刘某，男，69 岁，退休工人。住西安市东关北火巷 59 号。1984 年 3 月 7 日初诊。主诉：咳嗽、气喘 10 年，近两个月加重。现病史：咳嗽、气喘 10 年，两个月前因受凉咳嗽、气喘加重并伴有发热。曾在第四军医大学附属二院检查，X 线片报告：右肺中野模糊阴影，右肺上叶肺不张，亦见小片状块影。意见：右肺炎伴右肺上叶部分不张。血象：正常。肺功能测定：流速、容量均降低。经用抗生素等药物治疗后，热退，但仍咳喘，少痰，胸闷，胸痛，乏力，气短，脘腹痞满，纳差。大小便正常。既往史：既往身体健康。个人史：有吸烟及饮酒嗜好。家庭史：配偶及子女均健康。舌象：舌质淡红，舌苔白。脉象：脉弦细。辨证：气痰结聚，肺脾亏虚。治法：益气宣肺，化痰散结。方药：沙参 30g，白术 12g，郁金 15g，清半夏 15g，瓦楞子 30g，娑罗子 15g，山豆根 10g，料姜石 60g，生甘草 3g，水煎服，每日早晚分服。连服 6 剂。

3 月 17 日复诊：服药后，饮食增加，气短好转，咳喘、胸闷、胸痛未见减轻。舌脉同前。此乃病重药轻。继续用上方加瓜蒌 30g，土贝母 15g，连服 6 剂。服法同前。嘱患者进行支气管镜检，以确定诊断。

3 月 31 日三诊：3 月 29 日第四军医大学附属二院纤维支气管镜检报告：右肺上叶开口深部见有玉米粒大小似菜花样瘤组织突出，堵塞全上叶支气管，致使所居各段开口看不见，瘤组织表面充血，触之易出血，在此处取活检。正对此上叶开口略下方主支气管内侧壁处支气管壁略内陷，其中央有直径约 0.6cm 黑色突起物，周围黏膜轻度充血。右下叶背段及中叶内侧段口均见似米粒大小黏膜突起，似息肉样，中叶外侧亦有上述黑色样物堵塞。结论：中心型肺癌。活检病理：鳞状细胞癌（病理号：84－815）。因镜检而咳嗽，咯血痰，余症同前。舌脉同上。方药：继续用上方，再加生艾叶 20g，陈皮 10g，生姜 10g，蜂房 10g，全蝎 10g，仙鹤草 60g，煎服法：同上。连服 6 剂。平消片每次服 8 片，每日 3 次。

4 月 7 日~5 月 5 日四至八诊：来诊 5 次，服上方 24 剂后，血痰消失，症状缓解。但经 X 线拍片检查，右肺上叶阴影稍有增加。因年老体衰，拒绝手术及化疗，建议加用放疗，以抑制癌瘤发展。舌脉同上。方药：继续用上方。连服 6 剂。

5 月 17 日~7 月 25 日九至十五诊：来诊 7 次，此间进行放疗。舌象：舌红少苔。脉象：脉细弦。辨证：气阴不足。调整前方如下：补骨脂 30g，沙参 30g，白术 12g，郁金 15g，清半夏 15g，瓦楞子 30g，娑罗子 15g，山豆根 10g，生艾叶 20g，陈皮 10g，生姜 10g，川贝母 15g，地龙 10g，料姜石 60g，生甘草 3g，煎服法：同上。共服 42 剂。

8 月 8 日十六诊：咳嗽、气喘均减轻，咯白黏痰。舌象：舌质红，苔白腻。脉象：脉细弦。继续用上方，加细辛 3g，以逐阴分之痰结。煎服法：同上。

9月25日十七诊：家属来诉，前方服18剂，症状逐渐消退，饮食增加，精神好转。于9月13日行X线片复查：右肺上叶可见片状及条索状阴影，纵隔轻度右移，侧位片相当于右上肺后段呈密度增高影。患者因无明显症状，要求停服汤剂。嘱继续服平消片，不能间断。

1985年1月28日十八诊：近日受凉，咳嗽少痰，口干，胸痛，咳嗽时胸痛较甚，无发热恶寒，纳差，腹胀，身困，大小便正常。舌象：舌苔白。脉象：脉弦细。辨证：宿痰未尽，为寒邪所缚，气阴不足。治法：仍予宣肺化痰，益气散结。方药：生艾叶20g，陈皮10g，杏仁15g，细辛3g，生姜10g，沙参30g，白术12g，郁金15g，清半夏15g，瓦楞子30g，山豆根10g，地龙12g，蜂房10g，全蝎10g，料姜石60g，生甘草3g，煎服法：同上。连服6剂。

2月4日~7月29日十九至三十二诊：来诊14次，服汤剂96剂，症状又消除，能做一般家务。X线片复查：与1984年9月13日片比较，病灶无明显变化。舌象：同前。脉象：同前。仍继服平消片。

1986年1月6日~1月13日三十三至三十四诊：因感受风寒，咳嗽，气喘，浑身酸困，咯白痰，纳差。大小便尚正常。舌象：舌苔白。脉象：脉弦细。方药：大蒜10瓣，生艾叶20g，木瓜12g，百部12g，陈皮10g，生姜10g，清半夏15g，山豆根10g，白前10g，杏仁15g，生甘草3g，煎服法：同上。连服12剂。

3月17日~4月7日三十五至三十八诊：近日咳嗽，气喘，吐黄痰，烦热。大便干，小便黄。舌象：舌质红，舌苔薄黄。脉象：脉细数。辨证：痰湿内郁化热。方药：原方加鱼腥草30g，猪苓60g，煎服法：同上。连服24剂，症状消除。

12月6日三十九诊：近日发热恶寒，咳嗽，气喘，吐白痰，胸闷。舌象：舌苔白。脉象：脉浮紧。辨证：风寒感冒。治法：宣肺解表。方药：小青龙汤。服6剂。

12月13日四十诊：服上药症状好转，但仍有胸闷。继续用上方，加瓜蒌30g，连服6剂。

1987年1月10日四十一诊：劳累后出现气短，其余正常。经X线检查，病灶无明显变化，病情稳定。

例2：赵某，女，40岁，工人。陕西省咸阳市人。1983年12月4日初诊。主诉：胃脘部胀满疼痛半年，咽下困难3月余。现病史：半年来胃脘胀满疼痛，近3个月咽食噎阻，伴呃逆，纳差，头晕，乏力，身困，大便干，小便正常。曾在外院行胃镜检查，诊为胃底贲门癌。病理报告："腺癌"。因拒绝手术，服氟脲嘧啶1周，呕吐较甚而停药，遂来我院门诊治疗。患者形体消瘦，面色萎黄不华，情志忧郁。既往史：1963年患外阴白斑，手术切除。个人史：20岁结婚，生三女一子。家庭史：父母早亡，死因不详。爱人及儿女均健康。舌象：舌质淡，舌苔白。脉象：脉沉涩。上消化道钡透：胃底黏膜不齐，贲门狭窄，食道中下段扩张。辨证：气痰结聚，肝胃不和，气血亏虚。治法：理气和胃，软坚散结。方药：①黄芪60g，白术15g，厚朴10g，陈皮10g，佛手15g，瓦楞子30g，娑罗子15g，全蝎10g，蜂房10g，煎服法：一剂药煎2遍，合在一起，分2次服。②平消片：每次服8片，每日3次。

患者在我院历时一年半治疗，来诊60次，服平消片120瓶，汤剂384剂，病情逐渐稳定，但仍感胃脘隐痛，生气后感到噎阻。

1984 年 7 月 29 日来诊，收住院治疗。改用补金丸，每次服 2 片，每日 3 次。汤剂仍以前方为主方，随证加减用药。经 3 个月观察治疗，症状消失，带药出院。

1987 年 1 月 24 日来诊，无明显症状，体重增加，精神好转，可做家务劳动。

例 3：姚某，男，28 岁，陕西省渭南县良田乡农民。1980 年 9 月 25 日初诊。主诉：肝区疼痛、腹胀半年。现病史：半年来肝区不舒，伴腹胀，乏力。1980 年 9 月 2 日在渭南地区医院检查肝功，黄疸指数：10U；转氨酶：130U/L。9 月 8 日同位素检查：肝位置正常，弥漫性增大，核素分布欠均匀，肝右叶上外可疑一放射性稀缺损区。省医院 B 超检查：肝上界 6 肋处，下界肋下 7.5cm，剑下 7cm，开大后，见密集微小波，反射波型迟钝，出波减弱。右侧胸腔 7 肋处，见液平段，侧卧可见 2cm 液平段。9 月 13 日抽腹水 600ml。腹水检查：氯化物 620mg，蛋白 3090mg，糖 125mg，细胞计数 150，淋巴细胞占优势。肝功大致正常，AKP 21.3，AFP 60。同位素扫描：肝外形失常，肝位置明显下移。报告结果：符合肝硬化，肝内占位疾病。9 月 20 日西安医学院第一附属医院检查：肝大，呈结节状。一般情况差，无手术指征。同意肝硬化、肝新生物诊断。现症：腹胀，食欲不振，小便不利，形体消瘦。肝肋下 7cm，质较硬，边缘不齐。脾大 3cm。腹水征（＋）。舌象：舌质绛，舌苔白。脉象：脉沉细。辨证：肝郁脾虚，水湿内停。治法：疏肝健脾，利水散结。方药：①柴胡 10g，白术 20g，白芍 15g，茯苓 60g，猪苓 50g，半边莲 30g，半枝莲 30g，瓦楞子 30g，郁金 15g，蜂房 10g，全蝎 10g，生甘草 3g。

煎服法：一剂药煎2遍，合在一起，分2次服。②平消片：每次服8片，每日3次，温开水送下。

经3个月连续治疗，平消片坚持服用，服上方一百余剂，腹水消失，肝大2cm，脾未扪及。又经半年治疗，症状消失。

1981年5月23日陕西省人民医院复查，肝功正常。超声波检查示：肝肋下0.5cm。AKP 13.2，AFP阴性。以后一直坚持服平消片。

1986年底随访，身体健壮，已参加劳动。

例4：王某，男，52岁，干部。1981年3月4日初诊。主诉：颈部发现包块3年。现病史：患者1978年发现两侧颈部包块，1980年到临潼区医院切片活检为"淋巴肉瘤"，化疗1个疗程，因副作用大而停止。现腹股沟淋巴结及腋窝淋巴结肿大，低热，一般为37.2℃左右，心悸，颈下包块疼痛。舌暗紫有瘀斑，舌苔白，脉弦细尺濡。治宜软坚散结，疏肝解郁，清热解毒，理气止痛。方药：①昆布12g，海藻12g，牡蛎30g，丹参60g，瓦楞子30g，山豆根10g，山慈菇30g，郁金15g。②平消片：每次8片，每日3次，温开水送服。

3月11日复诊：服药后纳可，口干，其他无异常。方药：①上方加天花粉30g，煎服法同上。②平消片：每次8片，每日服3次。

3月18日三诊：药后精神好转，热已除，右侧颈部包块疼痛减轻，腹股沟淋巴结及腋下淋巴结包块均疼痛消失，大小便正常。

上方加减共服432剂，平消片110瓶，共来诊70次，症状消除，包块消失。1989年11月2日因中耳炎、耳膜下陷、听力差来诊，前病已愈。1990年随访健壮。

例5：李某，女，53岁。1980年11月12日初诊。主诉：腹胀腹痛6个月。现病史：1980年5月因为腹痛在西安医学院第二附属医院作剖腹探查，诊断为双侧卵巢乳头状浆液性囊腺癌，大网膜及肠管转移。超声波检查：子宫靠上方有一8.5cm×9cm肿块，波型迟钝，出波衰减，呈丛状。意见：子宫癌。现症：腹胀，刺痛，闭经，阵发性腰痛等。舌象：舌绛，少苔。脉象：脉沉细数。辨证：脾肾虚弱，气瘀搏结。治法：滋补脾肾，软坚散结。方药：①黄芪60g，丹参60g，蜂房10g，全蝎10g，瓦楞子30g，山豆根10g，补骨脂20g，山慈菇30g，党参30g，煎服法：一剂药煎2遍，合在一起，分3次服。②平消片：每次服8片，每日3次，温开水送下。

12月1日复诊：症状无变化。舌象：同前。脉象：同前。方药：上方加料姜石60g。煎服法：同前。

1981年1月26日三诊：食纳差，盆腔部位疼痛，胸部刺痛，尿道疼痛。大便尚好。舌象：舌质淡苔白。脉象：脉弦缓。方药：蜂房10g，全蝎10g，蛇蜕10g，黄芪60g，瓦楞子30g，娑罗子15g，元胡15g，料姜石60g。煎服法：同前。平消片继服。

四诊（9月9日）：精神好转，食纳增加，经西安医学院第二附属医院检查，直肠、胃、肝等均已正常。

61. 唐由君

(1)炮制

唐老认为马钱子的炮制应严格按照《中华人民共和国药典》中马钱子炮制方法的规定进行。取砂子置锅内，用武火炒热后，加入净马钱子，不断翻动，烫至鼓起并显棕黄色或深棕色，取出，筛去砂子，放凉即可。

(2)应用

治疗急性单核细胞性白血病。

(3)配伍

多配伍益气养血、补益肝肾、清热攻毒、凉血止血之品，如黄芪、党参、白芍、阿胶、五味子、补骨脂、生地黄、熟地黄、女贞子、金银花、山豆根、黄芩、黄鼬粉、干蟾皮、柳树根、地骨皮、丹皮、赤芍、仙鹤草等。

(4)用量

成人每日 0.6g。

(5)用法

分 2 次冲服。

(6)病案举例

张某，男，36 岁，1977 年 7 月初诊。头晕、乏力、心悸伴遍身瘀斑、齿衄 1 月余，舌质淡，苔微黄腻，脉细数。查体：浅表淋巴结（颌下、腋下、腹股沟）广泛肿大，大者 2.5cm×3cm，小者 0.5cm×0.6cm，有的有压痛。胸骨压痛明显。肝肋下 1cm，脾肋下 7cm，无明显触痛。四肢、胸腹散在新、旧出血斑点。骨髓增生明显活跃，原始加幼稚单核细胞占 78%，粒、红两系高度受抑，巨核系未见，血小板少见。外周血象：血红蛋白 50g/L，血小板 28×10^9/L，白细胞 6.4×10^9/L，原始加幼稚单核细胞占 22%。诊断：急性单核细胞性白血病。处方：马钱子（分冲）0.6g，生地黄 15g，熟地黄 15g，赤芍 15g，白芍 15g，丹皮 9g，黄芩 12g，肥知母 12g，地骨皮 30g，阿胶（烊化）10g，山豆根 15g，女贞子 30g，陈皮 9g，金银花30g，补骨脂9g，黄芪30g，仙鹤草30g，党参30g，五味子9g，柳树根30g，水煎服，每日1剂，共服70余剂。住院治疗95天，完全缓解出院。出院后应用黄鼬粉0.6~2g，每日2次，或干蟾粉0.3~0.6g，每日2次，同时服上方8个月。在缓解后的19年里，多次复查血象、骨髓象，均未发现异常（包括细胞形态），目前已停服各种药物17年。至1996年12月1日，病人仍健康生存。

62. 黄肖功

(1)炮制

先将马钱子与黄砂同炒，炒至起泡鼓起为度。

(2)应用

治疗痿证、慢性咽喉炎、类风湿性关节炎等。

(3)配伍

治疗痿证多配伍熟地黄、山茱萸、肉苁蓉、鹿角片、益智仁等补益肝肾之品。慢性咽喉炎多单用。类风湿性关节炎多配伍搜风通络蠲痹、补肾之品等。

(4)用量

成人内服每日0.6g，外用适量。

(5)用法

内服：制马钱子去壳，敲碎，研成细末，过100目筛，装入胶囊，每丸含马钱子粉0.2g（需极为精确，以1g为单位分装5粒），或加入赋型剂制片（或制蜜丸），每片含马钱子粉0.2g。每次1粒，每日3次，白开水送服。或每次1片，每日2~3次，将药片置于咽部含化，待其溶解后可慢慢咽下。每天总量不超过 3 粒。外用：多用于类风湿性关节炎，对个别关节肿胀特别明显或疼痛特别严重者，以小药匙取马钱子粉0.1g 左右，用代温灸膏为覆盖物，把药物固定在肿痛的关节上，每 24 小时更换 1 次。

(6)病案举例

例 1：张某，男，45 岁。患者因腰椎间盘突出而于某中心医院做腰椎间盘复位术，术后即出现小便失禁、大便秘结、排便困难，两下肢痿软无力、两下肢肌肉日趋萎缩，不能站立及单独行走、勉强倚杖而行。起病半年后就诊于黄师。黄师诊为痿证，给予温肾助阳之剂加服马钱子粉（炮制及服法如前）。温肾助阳剂处方：熟地黄 15g，山茱萸 9g，肉苁蓉 12g，炮附子 15g，桂枝 15g，鹿角片（先煎）12g，金樱子 9g，益智仁12g，芡实 30g，桑螵蛸 10g，郁李仁 12g，火麻仁 12g，每日 1剂，水煎服。服药 3 周后，痿证明显改善，大小便全部恢复正常。继续服上方 2 个月，诸症均释，复如常人。随访 8 年，其证未发。

例 2：李某，男，48 岁。患慢性咽喉炎 10 余年，干咳涩痛，呛咳不已，不胜其苦。历经中西药物及专科医院治疗无效。黄师仅配以马钱子单味制品（即上述片剂），每日 3 次，每次 1 片，含服。患者服药 1 周以后，症状大减，2 周后症去十之七八，未匝月诸症均除。后又来配了百余片，以备后用。

例 3：陈某，女，42 岁。患者患有类风湿性关节炎 8 年，时轻时重。发则两手掌指关节、腕关节及足趾的部分蹠趾关节肿胀，肤色不红，疼痛剧烈，状似鸡啄，夜重昼轻，碍于睡眠。遍服西药消炎痛、芬必得、索密痛及中药祛风蠲痹之剂和蛇酒。亦曾于 8 年中先后服用 3 个疗程的强的松，均仅 1 小时之小效。刻诊见四肢多关节肿胀、剧痛，颇为痛苦，已见多个关节畸形，功能障碍。黄师嘱患者停服所有中西药物，按上法服马钱子粉，每次1粒，每日3次。对其中几个发病严重的关节按上法外敷。3天后疼痛明显减轻，1周后疼痛基本消失，继续用药（内服加外敷）1周，病情稳定。停服马钱子，续以温经通络、搜风蠲痹合补肾之品，巩固疗效。随访1年，病情控制，未见反复发作。

63. 黄金昶

(1)炮制

黄教授认为马钱子的炮制应严格按照《中华人民共和国药典》中马钱子炮制方法的规定进行。取砂子置锅内，用武火炒热后，加入净马钱子，不断翻动，烫至鼓起并显棕黄色或深棕色，取出，筛去砂子，放凉即可。并强调应用者应学会炮制方法，通过亲自炮制便于掌握用药剂量，同时要了解不同的炮制方法使药物功能发生变化。

(2)应用

治疗多种恶性肿瘤。应用指征：只要体内有癌毒，无论早中晚，亦不论对放化疗敏感与否皆可使用。

(3)配伍

多配伍以毒攻毒之品，如蟾酥、斑蝥、狼毒、钩吻、喜树、守宫、白花蛇、轻粉等，温阳之品如附子、肉桂、桂枝、干姜、硫黄、川椒目、吴茱萸、高良姜、鹿角胶、鹿茸等，破瘀之品如桃仁、红花、三棱、莪术、泽兰、地鳖虫、水蛭、蜈蚣、全蝎、穿山甲等，通利大小便之品如大黄、元明粉、牵牛子、槟榔、番泻叶、巴豆、土茯苓、金钱草等。

配伍蜂蜜可减缓其不良反应的发生。

(4)用法

马钱子制剂宜睡前服，宜用蜂蜜及浓糖水送服。

(5)用量

马钱子的用量应严格按照《中华人民共和国药典》执行。内服每次量 0.3~0.6g 或入丸、散。外用：适量。

此外，应根据病人病情调整用量：如年龄大，病情发展缓慢，饮食欠佳者，药宜少，量宜轻；若年龄小，发展快，恶性程度高，药宜多，量宜大。

(6)注意事项

全面了解马钱子的不良反应、治疗及中毒剂量，以便在出现不良反应时及时救治，并牢牢记住治疗及中毒剂量，服用时自小剂量始，逐渐加量。同时勿犯"寒寒"、"热热"、"虚虚"、"实实"之戒。保持大小便畅通，防止蓄积中毒。

64. 萧劲夫

(1)炮制

萧教授认为马钱子的炮制应严格按照《中华人民共和国药典》中马钱子炮制方法的规定进行。取砂子置锅内，用武火炒热后，加入净马钱子，不断翻动，烫至鼓起并显棕黄色或深棕色，取出，筛去砂子，放凉即可。

(2)应用

治疗颈椎病。

(3)配伍

多配伍活血、化痰、止痛之品，如蟾酥、红花、川乌、天南星等，如颈椎敷贴药：马钱子、蟾酥、红花、川乌、天南星、氮酮、丙二醇等，制软膏。

(4)用量

适量。

(5)用法

制软膏，外用。

(6)疗效

李全等将360例颈型、神经根型颈椎病患者随机分为治疗组185例和对照组175例，治疗组采用马钱子药膏，对照组采用扶他林软膏，均外用于颈项部，每天外搽3次，每次五六分钟，7天为1个疗程，持续治疗4周，每周观察记录1次。将颈项部疼痛、上肢放射痛、上肢麻木症状按轻重不同分别计为0，1，2，3分。同时参照2002年卫生部颁发的《中药新药临床研究指导原则》中关于颈椎病的诊断疗效标准判定疗效。结果：360例患者均进入结果分析。治疗组治疗1，2，3，4周颈项痛、放射痛评分低于对照组（$P < 0.05$ 或 0.01）。治疗组治疗2，3，4周上肢麻木症状低于对照组（$P < 0.05$ 或0.01）。对各症状的缓解主要体现在治疗的第1，2周，治疗第3，4周时效果趋于稳定，与治疗2周后的差异不明显。治愈率和总有效率：治疗组高于对照组（41.6%，33.1%；92.4%，85.8%，$P < 0.05$）。治疗组有14例患者出现皮肤瘙痒症状，9例患者出现敷药部位的皮肤潮红，其中严重的有2例患者出现皮肤小水疱，对照组10例患者出现皮肤瘙痒症状，6例患者出现敷药部位的皮肤潮红，但经过正确的局部处理措施后，症状缓解。

65. 谢海洲

(1)炮制

谢老的制法为：先将马钱子的表面茸毛去掉，然后放入香油中炸酥（剖开成褐色），干燥后研成细末。

(2)应用

治疗类风湿性关节炎。

(3)配伍

谢老在应用中常配伍养血润燥之品，如当归、白芍、川芎、丹参、生地黄、制首乌、枸杞子、女贞子等，从中选一二味，既能养血滋阴又能缓和马钱子的燥性。马钱子可以单用，也可以随汤送服。

(4)用量

成人每日 0.75g。

(5)用法

制丸剂，分 2 次内服，但宜从小量开始，渐增至适宜剂量。

(6)病案举例

王某，女，18 岁，1981 年 3 月 16 日初诊。5 年前，始觉指腕关节，游走刺痛，渐由腕及肩、肘，两年后刺痛渐至髋、膝、踝、足，时轻时重，多方治疗，疗效欠佳。刻诊：周身关节游走刺痛，以双膝、双腕、双手指、双足趾尤著，对称性肿胀疼痛难忍，关节变形，呈典型梭形指，晨起僵硬，气候变化，诸症加重，生活不能自理，被迫停学。舌胖大紫黯、边有瘀点，脉弦涩无力。仍服激素。ESR 80mm/h，抗"O"乳胶凝集试验阳性，类风湿因子乳胶凝集试验阳性，X 线摄片提示：两膝关节轻度脱钙，肌肉萎缩，两侧髌骨上囊、下囊均模糊不清。符合类风湿性关节炎。辨证为顽痹，乃风寒湿邪外侵，经络闭阻，气血失畅，阻滞日久，痰浊血瘀所致。治宜祛风散寒，除湿化痰，活血化瘀。处方：制马钱子（分冲，药后若无毒性反应酌情增至 0.9g）0.5g，防风 10g，全蝎 10g，羌活 10g，独活 10g，薏苡仁 30g，制川乌 4.5g，制草乌 4.5g，秦艽 12g，白芥子 12g，当归 15g，川芎 15g，蜈蚣 2 条，白花蛇 1 条，麝香（分冲）0.3g，甘草 6g，每日 1 剂，文火水煎，早晚分服。服 15 剂，病情稍减，药已中病，守方继进，制马钱子增加 0.2g，激素减半。进药 30 剂，诸症减轻，关节功能改善，上方继进 30 剂，制马钱子再增加 0.2g，撤激素，疼痛肿胀消失，行走自如，生活自理。上方制马钱予减 0.3g，续服药 30 剂，诸症皆除，恢复学业。查：ESR 5mm/h，抗"O"阴性，类风湿因子阴性，X 线摄片提示：未见明显骨质改变。为巩固疗效，以上方易汤为丸，每年初冬服 30 天，连服 3 年。随访至今，病无复发。

66. 傅盛澄

(1)炮制

傅教授认为马钱子的炮制应严格按照《中华人民共和国药典》中马钱子炮制方法的规定进行：取砂子置锅内，用武火炒热后，加入净马钱子，不断翻动，烫至鼓起并显棕黄色或深棕色，取出，筛去砂子，放凉即可。

(2)应用

治疗顽固性类风湿性关节炎。

(3)配伍

多配伍祛风、化痰、通络之品，如白附子、雷公藤、伸筋草、蜈蚣、胆南星等。如通化蠲痹汤：制马钱子 1g，白附子 10g，党参 15g，白术 10g，雷公藤 12g，伸筋草 30g，蜈蚣 8g，胆南星 7g，水煎服，每日 1 剂。痰盛者肢体关节肿痛，晨僵，四肢沉重，肌肤麻木，苔腻，脉滑，常加白芥子、天麻、半夏、茯苓、薏苡仁、竹沥、桂枝、海桐皮等化裁，以化痰通络除痹。瘀盛者肢体关节肿痛，固定不移，夜重昼轻，或有皮下结节，瘀斑，舌暗，脉沉涩，常加蜂房、全蝎、牛膝、乌蛇、炮附子、黄芪、血竭、路路通等化裁，以行痰通络祛痹。肿胀：刘寄奴、苏木、薏苡仁。湿热者加黄柏、白茅根等；寒湿者加麻黄、炮附子、细辛等；气虚者加黄芪、茯苓、草薢、姜黄等。疼痛：乌蛇、全蝎、蜂房、延胡索。寒痛加炮附子、花椒、肉桂等；热痛加连翘、桑枝、生地黄等；上肢痛加羌活、姜黄、威灵仙等；下肢痛加独活、牛膝、草薢等；腰痛加杜仲、续断、桑寄生；经脉挛急：芍药、甘草、伸筋草等。肌肤麻木不仁：海桐皮、路路通、天麻、汉防己、地龙等。皮下结节：浙贝母、胆南星、土茯苓、昆布、半枝莲、益母草等。增强关节活动功能：党参、龟板、伸筋草、鸡血藤、牛膝、路路通等。

(4)用量

成人每日 1g。

(5)用法

水煎服，每日 1 剂。

67. 裘昌林

(1)炮制

裘教授炮制马钱子的方法为：将生马钱子用水浸泡半月，取出去毛，切片后用香油煎至呈棕黄色。捞出后用六一散粉吸附，筛去六一散，磨粉。

(2)应用

治疗重症肌无力。

(3)配伍

中气虚弱者配伍生黄芪 30～45g，当归 9g，白术 9g，党参 15g，炙甘草 6g，升麻 4.5g，柴胡 4.5g，淫羊藿 30g；脾肾两虚者配伍生黄芪 30g，淫羊藿 30g，当归 9g，白术 9g，党参 15g，熟地黄 15g，淮山药 15g，仙茅 12g，知母 12g，巴戟天 12g；寒甚者再配伍肉桂、附子、鹿角霜（胶）等。

(4)用量

成人每次 0.2g，每日 3 次，饭后即服，每隔 2～4 日增服 0.2g，逐渐加至 1.4g 止，如不到 1.4g 而自觉肌体局部有一过性肌肉跳动、抽动感时，亦不可再增加。肌力基本正常后减少马钱子用量至停药。

(5)用法

制胶囊（每粒胶囊含 0.2g）内服。

(6)疗效

治疗重症肌无力 8 例，结果：近期治愈（肌力正常，恢复工作）4 例，好转（肌力明显增强）1 例，无效 3 例。

68. 裘钦豪

(1)炮制

裘老炮制马钱子用油炸法：取净马钱子，加水煮沸，取出，再用水浸泡，捞出，刮去皮毛，微晾，切成薄片，干燥。另取麻油少许，置锅内烧热，加入马钱子片，炒至微黄色，取出，放凉。

(2)应用

治疗癌痛。

(3)配伍

多配伍活血、化痰、止痛之品，如蟾酥、生川乌、生南星、生白芷、姜黄等，如镇痛消肿方 [详见：蟾酥]，外敷于疼痛部位

(4)用量

适量。

(5)用法

制硬膏剂外用。

69. 虞尚仁

(1)炮制

虞老炮制马钱子的方法为：将生马钱子用水浸泡半月，取出去毛，切片后用香油煎至呈棕黄色。捞出后用六一散粉吸附，筛去六一散，磨粉。

(2)应用

治疗腰椎结核导致的下肢瘫痪。

(3)配伍

多配伍补肾、通络之品，如海马、广地龙、麝香等，如龙马散：制马钱子30g，广地龙30g，海马30g，制枳壳15g，麝香3g，各研极细末，装胶囊，成人每次0.9～1.5g，儿童酌减。每日1～2次，在午后及临睡时，用温开水送服。最大不能超过2.1g。

(4)用量

成人每次0.25g，儿童酌减。每日1～2次。最大不能超过0.6g。

(5)用法

制胶囊内服。急慢性肾炎、心血管疾病、衰弱等禁用。

70. 谭之彬

(1)炮制

谭老炮制马钱子的方法是：马钱子置砂锅内加水至3000ml，加绿豆50g同煮，待绿豆开花，取出马钱子浸泡于冷水中，去皮，切成薄片，晾干，用香油炸至棕黄色即可。

(2)应用

治疗痹症、面瘫、坐骨神经痛、中风后遗症、腱鞘炎、腱鞘囊肿、骨关节病、乳癖、癃闭、喉痹等。

(3)配伍

治疗痹症多配伍祛风散寒、化痰、活血通络之品，如制川乌、炙麻黄、炒僵蚕、炒苍术、制乳香、制没药、炒全蝎、炒地鳖虫、炒牛膝等。如Ⅰ号马钱子丸：制马钱子300g，制川乌35g，炙麻黄35g，制乳香35g，制没药35g，炒僵蚕35g，炒全蝎35g，炒地鳖虫35g，炒牛膝35g，炒苍术35g，共为细末，过80目筛，装空心胶囊，每粒重0.25g，备用。每晚睡前服一次，成人一般4~6粒，最多不超过10粒。用黄酒一盅为引，服药期间忌食猪肉、绿豆、茶叶及秋南瓜，孕妇忌用。15天为1个疗程。

治疗面瘫多配伍祛风、化痰、通络之品，如白附子、白僵蚕等，如面瘫膏：马钱子50g，白附子25g，白僵蚕50g，共为细末，以香油调成软膏，外敷患侧，每3天换敷1次。

治疗坐骨神经痛多配伍活血、通络、止痛之品，如当归、川芎、蜈蚣、细辛、桃仁、制没药、制乳香等，如复方马钱子汤：制马钱子（研末吞服）0.6g，当归12g，川芎10g，生地黄20g，蜈蚣3条，细辛3g，桃仁9g，制没药10g，制乳香10g，水煎服，每日1剂。

治疗中风后遗症多配伍益气、通络之品，如黄芪、川芎、当归、水蛭、地鳖虫、木瓜、地龙等，如Ⅱ号马钱子丸：制马钱子300g，川芎300g，当归300g，黄芪1000g，川大黄500g，水蛭300g，地鳖虫100g，木瓜200g，地龙100g，烘干，共为细末，过80目筛，制蜜丸，每丸（含生药3g）6g，每服1丸，每日2次，黄酒送下，服药期间忌食猪肉、绿豆、茶叶及秋南瓜，孕妇忌用。15天为1个疗程。

治疗腱鞘炎、腱鞘囊肿、骨关节病等多配伍活血通络、止痛之品，如地龙、制没药、制乳香、川乌等，如复方马钱子膏：马钱子50g，地龙50g，制没药50g，制乳香50g，甘草50g，川乌15g，麻黄80g，凡士林350g，将上药共为细末，放入加热融化的凡士林内搅匀，冷后凝膏即得。外敷患处，每5

天换药 1 次。

治疗癥闭多单用，如制马钱子研末，每次吞服 0.6g，每日 2 次。

治疗乳癖多配伍化痰、通络之品，如白僵蚕、炮穿山甲、炒地龙、儿茶、血竭等，如乳癖膏：马钱子 50g，白僵蚕 50g，炮穿山甲 30g，炒地龙 50g，儿茶 10g，血竭 20g。共为细末，过 80 目筛，另取香油 600g，蜂蜡 200g。将香油加热后，取蜂蜡置油内熔化，加入药粉，搅匀即得软膏。外敷患处，每 5 天换药 1 次。

治疗喉痹多配伍化痰、行气、利咽之品，如青木香、山豆根、白僵蚕、炮穿山甲等，如利咽散：制马钱子 12g，青木香 15g，白僵蚕 30g，炮穿山甲 15g，山豆根 15g，共为细末，过筛，储瓶备用。每服 1～1.5g，每日 2 次。

(4)用量

成人内服每日用量 0.3～0.6g。外敷适量。

(5)用法

制丸散剂内服，制膏剂外敷。

(6)病案举例

例 1：刘某，女，47 岁，教师。1983 年 6 月 21 日初诊。两膝关节肿痛 4 年，多次在某市医院诊治，长期服用炎痛喜康、消炎痛、泼尼松等，症状稍减，仍时轻时重，活动受限，有畏寒感，以右膝关节为甚，得温则痛减，面萎黄虚浮，舌淡苔白，脉弦紧。属痛痹，治宜散寒止痛，祛风除湿，方选：Ⅰ号马钱子丸，服 1 个疗程后肿痛明显减轻，继服 1 个疗程，痛止肿消，能参加各种活动，1 年后随访未复发。

例 2：张某，女，66 岁。1973 年 6 月 21 日初诊。患者于

4 个月前左上下肢关节酸胀疼痛，颜面抽动，神志呆异，遂于发病当晚不省人事，左侧瘫痪，曾用中西药、针刺等未见效。查患者身体羸瘦，皮肤枯涩，表情痴呆，嗜睡，反应迟钝，语言不利，舌胖质红苔黄，脉沉细数。证属中风后遗症，方选Ⅱ号马钱子丸，服 1 个疗程后症状减轻，继服 2 个疗程，主要症状消失，生活能自理，又嘱制马钱子 0.2g，吞服，每日 2 次。1 个月后复查，已告痊愈，随访 3 年未复发。

71. 潘国贤

(1)炮制

潘老炮制马钱子用油炸法：取净马钱子，加水煮沸，取出，再用水浸泡，捞出，刮去皮毛，微晾，切成薄片，干燥。另取麻油少许，置锅内烧热，加入马钱子片，炒至微黄色，取出，放凉。

(2)应用

治疗肝癌。

(3)配伍

多配伍攻毒、化痰、活血之品如蟾酥、蜘蛛、干漆、火硝、明矾、白僵蚕、制半夏、五灵脂、莪术、制乳香、制没药等，内服外用。如化癥丹：制马钱子 25g，五灵脂 30g，干漆 12g，火硝 33g，枳壳 60g，仙鹤草 9g，公丁香 50g，地鳖虫 50g，明矾 80g，莪术 30g，广郁金 30g，蜘蛛 80g，共为细末，瓷瓶收贮。每服 3g，每日 2 次。软坚丹：蟾酥 2g，炮穿山甲 30g，制乳香 10g，制没药 10g，红芽大戟 20g，甘遂 15g，生南星 10g，白僵蚕 10g，制半夏 10g，朴硝 10g，麝香 2g，蜈蚣 30

条，铜绿少许、阿魏少许，共为细末，瓷瓶收贮。用时取药粉适量调凡士林摊于纱布上，贴敷肿块部位，每日1次。

(4)用量

成人每日0.3g。

(5)用法

制丸剂，分2次口服。

72. 颜德馨

(1)炮制

颜老的炮制方法是：先将马钱子用土炒至膨胀，再入香油中炸之，俟其有响爆之声，外呈棕黄色，切开呈紫红色时取出，研末备用。

(2)应用

治疗风湿性关节炎、类风湿性关节炎、颈椎病、肩周炎、坐骨神经痛、腰肌劳损、老年性痴呆等。

(3)配伍

治疗风湿性关节炎、类风湿性关节炎、颈椎病、肩关节周围炎、坐骨神经痛、腰肌劳损等多配伍地龙、地鳖虫、全蝎等活血通络、止痛之品，如龙马定痛丹：制马钱子30g，地龙3g，地鳖虫3g，全蝎3g，朱砂0.3g，制蜜丸，每晚服1丸。

治疗老年性痴呆多配伍红人参、紫河车、枸杞子、川芎、地鳖虫、当归、地龙、制乳香、制没药、三七、全蝎、血竭等健脑补肾、通络之品，如健脑散：红人参15g，制马钱子15g，川芎15g，地鳖虫21g，当归21g，枸杞子21g，地龙12g，制乳香12g，制没药12g，三七12g，全蝎12g，紫河车24g，鸡内金24g，血竭9g，甘草9g。制散剂，每早晚各服4.5g，温开水送下，也可连续服2~3个月。

(4)用量

治疗风湿性关节炎、类风湿性关节炎、颈椎病、肩关节周围炎、坐骨神经痛、腰肌劳损等成人每天内服0.75g。治疗老年性痴呆成人每天内服0.60g。

(5)用法

制蜜丸或散剂内服。

(6)病案举例

苏某，男，60岁，木工。患类风湿性关节炎多年，反复发作，四肢关节痛，游走不定，每逢天气变化及阴雨连绵时疼痛加剧，伴午后五心烦热，头晕气短，动辄乏力。经用阿司匹林、激素及中药补益肝肾、祛风除湿之品治疗，效果不显，实验室检查：抗"O"1200U，血沉40mm/h，黏蛋白47mg/dl，脉弦滑，舌质紫，苔薄腻。证属周痹，投龙马定痛丹1粒，每晚1次，1周后症状减轻，1月后复查抗"O"与血沉、黏蛋白，均已正常。续投上方1料巩固，随访多年未发。

73. 冀建宛

(1)炮制

冀教授炮制马钱子用油炸法：取净马钱子，加水煮沸，取出，再用水浸泡，捞出，刮去皮毛，微晾，切成薄片，干燥。另取麻油少许，置锅内烧热，加入马钱子片，炒至微黄色，取出，放凉。

(2)应用

治疗多发性神经病。

(3)配伍

多配伍祛风、化痰除湿解毒、活血止痛之品，如麻黄、全蝎、僵蚕、苍术、半夏、南星、乳香、没药、川牛膝等。如复方马钱子胶囊：制马钱子300g，制南星40g，制半夏40g，麻黄40g，苍术40g，川牛膝40g，制乳香40g，全蝎40g，僵蚕40g，甘草40g，制胶囊。成人每次服1粒，每日3次，1个月为1个疗程。小儿酌情减量。

(4)用量

成人每日0.3～0.6g。

(5)用法

分2次内服。因其能诱发冠心病，故有冠心病史者禁用，若服后病人出现胸闷、心悸、急躁、胸痛等症状者应立即停药。

(6)疗效

治疗多发性神经病76例（其中男40例，女36例，病程在2～18年，糖尿病患者4例，农药中毒者10例，长期服用痢特灵者10例，其他者3例；在就诊前，均服过止痛及营养神经之西药或抗风湿类中西药，但疗效不佳），结果：全部痊愈（双侧对称性远端肢体感觉异常、麻木、疼痛等自觉症状完全消失，触觉、温觉、腱反射、肌张力等体征恢复正常），治愈率达100%，获愈时间最短半个疗程，最长1年。

(7)病案举例

例1：郭某，男，42岁，邓州市十林乡水泥厂工人。2002年秋因慢性肠炎服痢特灵1个月，后渐出现手足麻木，双足尤甚，行走若踩被褥样，十分痛苦。2002年11月来诊，给予复方马钱子胶囊，每次服1粒，每日3次，2003年9月症状消失，行走恢复正常。连续1年随访无复发。

例2：林某，女，62岁，南阳市教委退休职工。2002年10月10日就诊。自述患糖尿病3年，双下肢麻木1年，诊为糖尿病性周围神经炎，给予复方马钱子胶囊，每次服1粒，每日3次，2002年12月13日复诊糖尿病时，自述下肢麻木已愈。

参考文献

1. 高学敏. 新世纪全国高等中医药院校规划教材·中药学（供中医药类专业用）[M]. 北京：中国中医药出版社，2002，9.

2. 马云翔. 马云翔医学学术经验选编 [M]. 南京：江苏科学技术出版社，1990，12.

3. 方厚贤. 老中医方行维临床验方简介 [J]. 现代中医，1995，29（4）：199.

4. 王东坡，张凯麟. 王琦男科用药经验撷粹 [J]. 中医杂志，2003，44（5）：343～344.

5. 宋力伟. 王以文运用马钱子的经验 [J]. 中医药学刊，2006，24（4）：608.

6. 王泽光，张孝忠，王宏羽. 中医治疗原发性肝癌110例临床观察 [J]. 北京中医杂志，1990，5：32～33.

7. 王耀廷. 运用升陷汤加炙马钱子粉治疗子宫脱垂及胃下垂 [J]. 吉林中医药，1979，3：54～55.

8. 赵峼，韦企平. 全国著名中医经验丛书·韦玉英眼科经验集［M］．北京：人民卫生出版社，2004，4：198．

9. 石玉山，杜秀兰，张鸣鹤，等．复方马钱子片治疗类风湿性关节炎临床观察［J］．中国中西医结合杂志，1997，17（8）：490．

10. 史兰陵，史培泉编著．癌症中医治验［M］．济南：山东科学技术出版社，1990．

11. 戴岐，刘振芝，靖玉仲整理．刘惠民医案［M］．济南：山东科学技术出版社，1978．

12. 于作洋．中国百年百名中医临床家丛书·刘弼臣［M］．北京：中国中医药出版社，2001，5．

13. 乔振纲，等．兴阳丹治疗阳痿［J］．上海中医药杂志，1990，（10）：26．

14. 孙秉严，孙丽瀛．孙秉严40年治癌经验集［M］．华龄出版社，1997，11．

15. 朱良春．中国百年百名中医临床家丛书·朱良春［M］．北京：中国中医药出版社，2001，1．

16. 中国中医研究院广安门医院．现代名老中医名著重刊丛书·朱仁康医疗经验［M］．北京：人民卫生出版社，2005，10．

17. 史宇广，单书健．当代名医临证精华·痹证专辑［M］．北京：中医古籍出版社，1988，12．

18. 陈树森，李兴奎．以马钱子为主治疗重症肌无力3例报告［J］．上海中医药杂志，1964，11：14～15．

19. 况时祥．脑血管病早期应用马钱子的体会［J］．四川中医，2004，22（8）：20．

20. 沙海汶．进行性肌营养不良症30例临床小结［J］．

北京中医杂志，1986（6）：18.

21. 苏晓，沈丕安. 中医中药治疗红斑狼疮关节疼痛的疗效观察 ［J］. 上海中医药大学上海市中医药研究院学报，1994，8（2）：20～22.

22. 沈舒文. 内科难治病辨治思路 ［M］. 北京：人民卫生出版社，2002，9.

23. 吴近增.“马钱通关散”治疗功能性不射精症99例的临床观察 ［J］. 中医杂志，1986，27（9）：35.

24. 史宇广，单书健. 当代名医临证精华·肿瘤专辑 ［M］. 北京：中医古籍出版社，1992，10.

25. 张觉人. 介绍中药马钱子的三个验方 ［J］. 浙江中医药大学学报，1979，1：38～40.

26. 张琪. 张琪临床经验辑要 ［M］. 北京：中国医药科技出版社，1998，329～330.

27. 张锡纯. 医学衷中参西录 ［M］. 石家庄：河北人民出版社，1977.

28. 上海中医研究所. 现代名老中医名著重刊丛书·张赞臣医疗经验 ［M］. 北京：人民卫生出版社，2005，10.

29. 韦挥德，唐蔚，林中昌，等. 全国名老中医验方选集 ［M］. 北京：学术书刊出版社，1989，10：293.

30. 林通国. 中药治疗肌萎缩侧束硬化症3例 ［J］. 广西中医药，1983（2）：22.

31. 郑顺山. 马钱子在骨伤科的应用 ［J］. 河北中医，1989，11（5）：25.

32. 张丰强，郑英. 首批国家级名老中医效验秘方精选 ［M］. 北京：国际文化出版公司，1999，1.

33. 周阿高，丁钰熊，陈梅芳．等，小金丸加减为主治疗中晚期胃癌术后患者疗效观察［J］．中西医结合杂志，1990，10（6）：343～344.

34. 周冠群，张琪．"偏头痛粉"治疗偏头痛49例［J］．上海中医药杂志，1988，8：13～14.

35. 赵建成．段凤舞肿瘤积验方［M］．合肥：安徽科学技术出版社，1991，9.

36. 甘肃新医药学研究所主编．柯与参医疗经验荟萃［M］．兰州：甘肃人民出版社，1984，2.

37. 娄高峰等整理．娄多峰论治痹病精华［M］．天津：天津科技翻译出版社，1994，2.

38. 贾召．中国百年百名中医临床家丛书·贾堃［M］．北京：中国中医药出版社，2002，3.

39. 中国中医研究院西苑医院儿科．现代名老中医名著重刊丛书·赵心波儿科临床经验选［M］．北京：人民卫生出版社，2005，9：61.

40. 金海生．赵永宽治疗疑难重症用马钱子经验［J］．浙江中医杂志，1986，21（1）：28.

41. 史宇广，单书健．当代名医临证精华·皮肤病专辑［M］．北京：中医古籍出版社，1992，10.

42. 北京中医医院．现代著名老中医名著重刊丛书·赵炳南临床经验集［M］．北京：人民卫生出版社，2006，20.

43. 中国中医研究院．现代名老中医名著重刊丛书·赵锡武医疗经验［M］．北京：人民卫生出版社，2005，10.

44. 郭晓庄．复方马钱子散治疗腰椎间盘突出症40例疗效观察［J］．中医杂志，1980，21（7）：44.

45. 任黎明. 郭炎林老中医运用马钱子的经验 [J]. 河南中医, 1998, 19 (6): 366~367.

46. 曹顺明. 黄肖功应用马钱子治疗顽症的经验 [J]. 中医杂志, 1999, 40 (6): 336.

47. 黄金昶. "以毒攻毒"、"温阳"、"破瘀"、"通利二便" 四法治疗肿瘤之我见 [J]. 中国医刊, 2006, 26 (1): 189~190.

48. 李全，李福安，卢坚. 马钱子药膏改善颈椎病患者周围神经压迫症状：随机对照306例效果观察 [J]. 中国组织工程研究与临床康复, 2007, 23 (11): 4530~4533.

49. 傅盛澄，宋艳杰. 类风湿性关节炎的论治体会 [J]. 黑龙江中医药, 1994, (2): 10.

50. 裘昌林. 马钱子治疗重症肌无力8例 [J]. 浙江中医杂志, 1986, 21 (1): 27

51. 虞尚仁. 中医对"骨关节结核"的认识与治疗 [J]. 中医杂志, 1957, 12: 638~641.

52. 谭凤森，谭凤华. 谭之彬运用马钱子的经验 [J]. 山东中医杂志, 1987, 4: 33~34.

53. 卢祥之. 著名中医治疗癌症方药及实例 [M]. 重庆：科学技术文献出版社重庆分社, 1990: 72.

54. 颜德馨. 颜德馨临床经验辑要 [M]. 北京：中国医药科技出版社, 2000, 6.

55. 周新强，蔡兴玲. 冀建宛老中医运用复方马钱子胶囊治疗周围神经炎76例 [J]. 国医论坛, 2006, 21 (1): 9.

56. 卢祥之. 名中医治病经验绝招续编 [M]. 北京：中国医药科技出版社, 1989, 8.

57. 卢祥之. 名医名方 [M]. 北京：中国医药科技出版社，1991，375.

58. 刘嘉湘. 中国中医秘方大全·肿瘤分卷 [M]. 上海：文汇出版社，1989，10.

六、巴　豆

Ba dou（《神农本草经》）

（一）概述

为大戟科植物巴豆 *Croton tiglium* L. 的干燥成熟果实。主产于四川、广西、云南、贵州等省。秋季果实成熟时采收。用仁或制霜。

【性能】辛，热。有大毒。归胃、大肠经。

【功效】峻下冷积，逐水退肿，祛痰利咽，外用蚀疮。

【应用】

1. 寒积便秘。本品辛热，能峻下冷积，开通肠道闭塞。可单用巴豆霜装入胶囊服，或配大黄、干姜制丸服，适用于寒邪食积，阻结肠道，大便不通，腹满胀痛，病起急骤，气血未衰者，如三物备急丸（《金匮要略》）。

2. 腹水鼓胀。本品峻泻，有较强的逐水退肿作用。用治腹水鼓胀，可用巴豆配杏仁为丸服（《肘后方》）。近代用本品配绛矾、神曲为丸，即含巴绛矾丸，用治晚期血吸虫病肝硬化腹水。

3. 喉痹痰阻。本品能祛痰利咽以利呼吸。治喉痹痰涎壅塞气道，呼吸困难，甚则窒息欲死者，可单用巴豆，去皮，线穿纳入喉中，牵出即苏；近代用于白喉及喉炎引起喉梗阻，用巴豆霜吹入喉部，引起呕吐，排出痰涎，使梗阻症状得以缓解。治痰涎壅塞、胸膈窒闷、肢冷汗出之寒实结胸者，常与贝母、桔梗同用，如三物小白散（《伤寒论》）。此外，小儿痰壅、乳食停积甚则惊悸者，可用本品峻药轻投，可祛痰、消积，常与胆南星、朱砂、六神曲等同用，如万应保赤散（《全国中药成药处方集》）。

4. 痈肿未溃、疥癣恶疮。本品外用有蚀腐肉、疗疮毒作用。治痈肿成脓未溃者，常与乳香、没药、木鳖子等熬膏外敷，以蚀腐皮肤，促进破溃排脓；治恶疮，单用本品炸油，以油调雄黄、轻粉末，外涂疮面即可。

【用法用量】入丸、散服，每次 0.1 ~ 0.3g，大多数制成巴豆霜用，以减低毒性。外用适量。

【使用注意】孕妇及体弱者忌用。不宜与牵牛子同用。

【古籍摘要】

1. 《神农本草经》："破癥瘕结聚，坚积，留饮痰癖，大腹水胀，荡涤五脏六腑，开通闭塞，利水谷道，去恶肉。"

2. 《名医别录》："疗女子月闭，烂胎，金疮脓血不利，丈夫阴癩，杀斑蝥毒。"

3. 《本草通玄》："巴豆禀阳刚雄猛之性，有斩关夺门之功，气血未衰，积邪坚固者，诚有神功，老羸衰弱之人，轻妄投之，祸不旋踵。巴豆、大黄，同为攻下之剂，但大黄性冷，腑病多热者宜之；巴豆性热，脏病多寒者宜之。故仲景治伤寒传里恶热者，多用大黄。东垣治五积属脏者，多用巴豆。"

【现代研究】

1. 化学成分：含巴豆油 34% ~ 57%，其中含巴豆油酸和甘油酯。油中尚含巴豆醇二酯和多种巴豆醇三酯。此外，还含巴豆毒素、巴豆苷、生物碱、β - 谷甾醇等。

2. 药理作用：巴豆油外用，对皮肤有强烈刺激作用。口服半滴至 1 滴，即能产生口腔、咽及胃黏膜的烧灼感及呕吐，短时期内可有多次大量水泻，伴有剧烈腹痛和里急后重；巴豆煎剂对金黄色葡萄球菌、白喉杆菌、流感杆菌、绿脓杆菌均有不同程度的抑制作用；巴豆油有镇痛及促血小板凝集作用。巴豆提取物对小鼠腹水型与艾氏腹水癌有明显抑制作用；巴豆油、巴豆树脂和巴豆醇酯类有弱性致癌活性。

3. 临床研究：据报道，以巴豆为主或适当配伍还可用于治疗其他多种疾病，有报道用巴豆粉胶囊合茵陈大柴胡汤，治疗胆囊炎、胆石症均取得满意疗效。用巴豆与黄蜡配伍，制成巴豆丸，囫囵吞下，可治疗急慢性化脓性骨髓炎、鼻窦炎。用巴豆制剂对甲状腺癌的疗效也较显著。另外，还可用于痹证、面神经麻痹、急性肠梗阻及小儿鹅口疮等。

4. 不良反应：本品具有强烈的毒性，其含巴豆毒蛋白及巴豆油。巴豆毒蛋白是一种细胞原浆毒，能溶解红细胞，并使局部细胞坏死；巴豆油系一种峻泻剂，对胃肠道黏膜具有强烈的刺激和腐蚀作用，可引起恶心、呕吐与腹痛，重则发生出血性胃肠炎，大便内可带血和黏膜。对肾亦有刺激作用。皮肤接触巴豆油后，能引起急性皮炎。中毒表现：症状为咽喉肿痛，呕吐，肠绞痛，腹泻，甚则腐蚀肠壁，出现霍乱样米汤样大便，头痛，眩晕，皮肤冷湿，脱水，呼吸或循环衰竭而死亡。外用巴豆霜可产生接触性皮炎，局部烧灼成脓疱状红疹，水疱等症状。

（二）名老中医应用巴豆的经验

1. 丁风华

(1)炮制

丁教授用巴豆多制霜。

(2)应用

治疗喘息型慢性支气管炎。

(3)配伍

多配伍攻毒、化痰之品，如银朱、朱砂、硇砂等，如硇砂四季方：Ⅰ. 巴豆霜 2g，朱砂 15g，硇砂 15g，银朱 12g。Ⅱ. 巴豆霜 1.5g，朱砂 24g，硇砂 24g，银朱 12g。Ⅲ. 巴豆霜 15g，五灵脂 33g，朱砂 40g，硇砂 33g，银朱 12g，枣肉（去皮去核）60g。Ⅳ. 巴豆霜 6g，朱砂 60g，硇砂 60g，银朱 30g。将上药加赋形剂制成丸剂。Ⅰ～Ⅲ方制成绿豆大小，每日 1 次，每次 7～10 粒。Ⅳ方制成豌豆大小，每隔 2～3 天服 1 次，每次 1 粒，连服 5 次为 1 个疗程，可连服 2～3 个疗程。

(4)用量

成人每日 0.1～0.3g。

(5)用法

制丸内服。

(6)疗效

Ⅰ～Ⅲ方治疗喘息型慢性支气管炎 113 例，结果：有效率为 85.8%，三方之间无明显差异。Ⅳ方治疗喘息型慢性支气管炎 137 例，痊愈 98 例（70.8%），显效 29 例（21.1%），好转 8 例（5.8%），总有效率为 97.7%。

2. 马骥

(1)炮制

马教授对病势剧而体强者，去皮炙用，取其峻猛效捷。病急体不甚强者，则宜制成霜用，取性缓。

(2)应用

治疗寒积腹痛、干霍乱、食物中毒等急症。

(3)配伍

多配伍宣肺通腹之品，如杏仁等。

(4)用量

成人每日 0.1～0.2g。

(5)用法

分 2 次内服。

3. 马志超

(1)炮制

马教授用巴豆多生用。

(2)应用

治疗急性牙髓炎。

(3)配伍

多配伍解毒杀虫之品如斑蝥等，如巴豆斑蝥散［详见：斑蝥］，用小棉球蘸药末置龋洞处，不痛后以冷水漱口。

(4)用量

适量。

(5)用法

研末外用。

4. 方行维

(1)炮制

方老用巴豆多制霜用。

(2)应用

治疗新、久各种类型的疟疾。

(3)配伍

多配伍攻毒、杀虫、截疟之品，如斑蝥、常山、草果等，如截疟外治方［详见：斑蝥］，在疟疾发作之前半小时，将上药一半以纱布包之敷贴脐部，另一半用纱布裹好，塞入鼻孔一侧，另一侧鼻孔则流清水，塞、敷约5~10分钟之后去之。

(4)用量

适量。

(5)用法

研末外用。

5. 王宗起

(1)炮制

王老用巴豆多制霜用。

(2)应用

治疗癫痫。

(3)配伍

多配伍化痰行气之品，如杏仁、赤石脂、赭石等，如王氏癫痫丸：巴豆霜 5g，杏仁 20g，赤石脂 50g，赭石 50g，取巴豆去外壳，巴豆仁挤压去油，待油尽取渣制成巴豆霜，再加入杏仁、赤石脂、赭石，共为细末，蜜丸如小豆粒大小。成人每服 3 粒，每日 3 次，饭后服。如服药过程中无不良反应，则可逐渐增量，最多每次不得超过 5 粒。儿童酌减。孕妇禁用。发作频繁、间歇时间短，以 1 个月为 1 个疗程；发作次数少、间歇时间长，以 2 个月为 1 个疗程。

(4)用量

成人每日 0.1~0.3g。

(5)用法

分 3 次饭后服。

(6)疗效

治疗癫痫 324 例，结果：治愈（症状完全消失，追访 1 年以上未复发者）247 例（76.23%），好转（发作次数减少，间歇时间延长，症状减轻者）59 例（18.21%）；无效 18 例（5.56%）。总有效率为 94.44%。

6. 王煮奇

(1)炮制

王老用巴豆多用巴豆油。

(2)应用

治疗肢体溃疡。

(3)配伍

多配伍解毒定痛之品，如黄蜡等，如巴豆膏：巴豆肉（略压碎）24g，麻油480g，黄蜡90g，白蜡30g，先将麻油及巴豆肉放置锅中，熬至巴豆肉焦黑色（中心黑透），滤去巴豆，入二蜡加热溶化、冷却后即可。用时将巴豆膏摊于纱布块上，敷盖于疮面，每日换药1次，换药时，必须洗净疮口。

(4)用量

适量。

(5)用法

制膏外涂。

(6)疗效

治疗下肢溃疡6例，结果：治愈4例，好转2例。

(7)注意

个别病例敷巴豆膏时，疮口有轻微疼痛，可加入等量凡士林调和（巴豆膏50%，凡士林50%），敷疮口时没有疼痛，同样有疗效。

(8)验案举例

丁某，男，32岁，上海石油机配件厂工人。右下肢溃疡，原疤痕处受擦伤溃烂，疮口约2cm，很痛，西医治疗1个多月无效，于1959年1月29日开始用巴豆膏，敷后痛止，疮口亦见缩小，1个月后疮口愈合。

7. 史兰陵

(1)炮制
史老应用巴豆多制霜用。
(2)应用
治疗胃癌。
(3)配伍
多配伍攻毒去腐之品，如轻粉、斑蝥等，如胃癌经验方
[详见：轻粉]，治疗胃癌。
(4)用量
成人每日内服0.2g，外用适量。
(5)用法
内服后宜立即漱口；外敷患处。

8. 史载祥

(1)炮制
史教授应用巴豆多制霜后炒炭用。
(2)应用
治疗沉寒凝滞型慢性泄泻。
(3)配伍
多配伍解毒、温里之品，如硫黄等，如巴硫散：制巴豆霜
0.62g，生硫黄1.24g，制巴豆霜用文火炒炭，以手捻无油腻为
度（市售巴豆霜含油量约为20%左右，炒炭后可降至3%左
右）。生硫黄去净杂质，研极细末即可。以上药量为1日量，

装入空心胶囊，分2次饭后服。考虑到地区及个体差异，也可以半量起服，2～3天后无明显副作用，再加至规定剂量。

(4)用量

成人每日0.6g。

(5)用法

分2次饭后服。

(6)疗效

治疗沉寒凝滞型慢性腹泻38例，结果：基本治愈20例（52.6%），进步13例（34.2%），无效5例，有效率为86.8%。服药最少1天，最多30天。治疗后症状缓解时间最短2天，最长30天，平均16天。

9. 刘树农

(1)炮制

刘老应用巴豆多去油用。

(2)应用

治疗痰癖，血吸虫病所致肝硬化腹水。

(3)配伍

多配伍行气通里之品，如杏仁、赭石等，如紫圆：巴豆（去油）30粒，杏仁（去皮尖）50粒，赤石脂30g，赭石30g，巴豆、杏仁另研为膏，后二味共捣为散，再捣相得，若质硬，再入蜜少许同捣为丸。30日儿每服麻子大1丸，乳汁少许化下；百日儿每服小豆大1丸。成人服梧桐子大3～5粒。

(4)用量

成人每日0.1～0.3g。

(5)用法

分3次饭后服。

10. 刘武荣

(1)炮制

刘老应用巴豆多生用。

(2)应用

治疗胆道蛔虫症。

(3)配伍

多配伍利胆退黄、行气通里之品如茵陈、山栀、大黄、木香，如巴豆方：巴豆去壳取仁，切成米粒大小颗粒，不去油，每次150～200mg，温水生吞服，2小时后重复1次，一般在12小时内可服3～4次，次日酌情给药1次。再用茵陈30g，山栀20g，大黄15g，木香15g，水煎服，于胆绞痛缓解后服药，疗程3～5天。

(4)用量

成人每日0.6～0.8g。

(5)用法

分3～4次饭后服。

(6)疗效

治疗胆道蛔虫症276例，结果痊愈（症状、体征完全消失）200例（72.46%）；显效（症状、体征明显减轻）72例（26.08%）；无效4例（1.46%）。

11. 孙秉严

(1)炮制

孙老应用巴豆多生用（不去油）。

(2)应用

治疗多种癌症。

(3)配伍

多配伍攻毒抗癌之品，如蟾酥、轻粉、雄黄、斑蝥、樟丹，如消瘤丸［详见：轻粉］，每次 2 丸，可逐渐增加至 5~6 丸，每日 1 次，口服，治疗颅内肿瘤、喉癌、乳腺癌、食管癌等。化瘤丹［详见：蟾酥］，每次 3~5 丸，每日 1 次，口服，治疗颅内肿瘤、喉癌、食管癌、子宫癌等。

(4)用量

成人每日 0.1~0.2g。

(5)用法

制丸内服。

(6)验案举例

例 1：于某，男，60 岁，福建省福州市人。1985 年底出现吞咽困难，逐月加重，1986 年 3 月在福建省立医院经 X 线及食管镜检查，发现食管中段肿物长 5cm，病理检查为"鳞癌"。因无手术条件，只采用放疗，放疗后略有缓解，但仍有吞咽障碍，医院认为应以维持治疗为主。1986 年 7 月 17 日来诊，来诊时进食噎堵，咽痛，咳嗽，饮食减少，呕吐，查体见身体消瘦，脉沉细而弱。甲印为寒，舌齿印（＋），耳软骨膜增厚（＋）。X 线片示食管中段明显狭窄，证属寒瘀毒结，治以散寒化结、泻下攻毒。

成药处方：消瘤丸，每日 20 丸；新丹，每日 15 丸；1211 液，每日 60ml；化坚液，每日 100ml；口服。

汤药处方：黄药子 30g，续断 10g，沙苑子 10g，蜈蚣 3 条，僵蚕 10g，蝉蜕 10g，枇杷叶 10g，钩藤 10g，远志 10g，附子 10g，肉桂 20g，干姜 20g，竹茹 10g，赭石 30g，党参 10g，生黄芪 30g，熟地黄 20g，柿蒂 15g，牵牛子 15g，大枣 15g，每日 1 剂，水煎 2 次，早晚服。

服药 1 个月后，一切不适症状消失，吞咽障碍感消失，可进普食，无疼痛感。X 线钡餐检查见食道病变较前明显好转，钡剂通过比较顺利，原黏膜浸润部分消失。1986 年 9 月 18 日复诊一切良好，继续治疗。1990 年 4 月检查一切良好，未见复发。

例 2：张某，女，38 岁，天津市和平区何兴村家庭妇女。1959 年 6 月初因"阴道流黄白色臭水，流到好的皮肤上即发生溃烂"到某妇产科医院经取活组织检查，确诊为宫颈癌，检查后流血很多，建议手术，患者拒绝。遂电疗十几天后因反应大而中断。1960 年 3 月 5 日来诊，来诊时头晕头痛，周身倦怠无力，手足心发热，阴道经常流黄白色臭水，恶臭难闻，有时流血及流血丝。放疗后头晕重，腰腹疼痛，腕部肿痛，手指发胀，食欲不振，口干舌燥，喜吃凉的食物，大便干燥，小便赤涩，生育 3 胎。查见面容憔悴皮肤不润泽、干黄，唇色紫赤，舌尖赤，舌质红，苔中部薄白黄，全身肌肤干枯脱屑。口臭。脉沉细而数。

成药处方：化瘤丹 6～7 丸，每日 2 次。

汤药处方：土茯苓 9g，苍术 9g，金银花 24g，连翘 12g，黄芩 9g，知母 30g，黄柏 30g，菊花 9g，乌贼骨 10g，鳖甲 10g，黄芪 9g，天冬 9g，地骨皮 12g，青蒿 9g，柴胡 6g，大蓟 30g，小蓟 30g，槐花 30g，槐角 30g，滑石 9g，车前子 12g，每日 1 剂，水煎 2 次，早晚服。

服 15 剂，除阴道仍流少量黄水、有味外，诸症消失。因服汤药太多，患者要求服丸药，改服化瘤丹，每日早晚服 5～6 丸，解毒丹每日服 1～2 剂。4 个多月一切症状消失，随访 2 年多未复发。

12. 朱良春

(1)炮制

朱老应用巴豆多制霜：巴豆去两层硬壳后，捣烂或碾烂，用 7～10 层棉纸包裹，注意包裹要宽松，然后用手动带螺杆的压机挤压，或夹在两硬木板中放在大型钳工台虎钳上，螺杆扳手加套管，缓缓用力挤压即成，密封瓶放备用。

(2)应用

治疗乙脑（极期）中毒性菌痢、百日咳脑病、脊髓灰质炎、肺炎、寒痰哮喘、瘰疬、乳痈、跌打损伤等。

(3)配伍

治疗乙脑（极期）、中毒性菌痢、百日咳脑病、脊髓灰质炎多配伍清热解毒、化痰定惊之品如雄黄、犀黄、炙全蝎、陈胆星、川贝等，如夺痰定惊散：巴豆霜 0.25g，炙全蝎 15 只，犀黄 0.35g，硼砂 1g，飞朱砂 1.5g，川贝母 1.5g，天竺黄 1.5g，飞雄黄 1.2g，陈胆星 3g，麝香 0.15g，研极细末，每次 0.7g，幼儿 0.4g，每日 1～2 次鼻饲，以排出浊便为度。若未排便者，可续服 1 次。

治疗哮喘证属寒痰者多配伍化痰之品，如生姜，如用巴豆霜适量，生姜汁适量拌调为丸如枣核大，即比黄豆稍大，用药棉包裹留头。塞鼻内 1~2 小时，塞入片刻后，鼻内有热灼感，而喘逆渐平，喘平后即可将药取出。

治疗瘰疬多配伍攻毒、化痰之品，如雄黄、芫花等，如用巴豆（不去油）10 粒，制芫花 10g，雄黄 15g，糖酥 10g，共碾细面，取黑枣 250g，煮去皮核，捣泥，晒半干，和药末为丸，较枣核稍大，放酒精缸备用，用时左右交替塞鼻，戒房事，连用 30~100 日，重证亦愈。如属颈部瘰疬，每料药加白砒石 10g，塞鼻时用纱布包裹，线扎留线头塞入患侧鼻道，每天塞 8~10 小时为 1 个疗程。用塞鼻药感辣味难忍或出汗太多，可间日塞，塞药后静卧 1~2 小时为宜。本法治瘰疬不论已溃未溃，坚持用药者，均能治愈。

治疗乳痈初起（急性乳腺炎）多配伍化痰之品，如半夏等，如用巴豆霜 3g，生半夏粉 3g，冰片 1g，用姜汁拌调成丸，较枣核稍大，交替塞入左右鼻孔。

治疗跌伤、压伤、打伤、刀伤、枪伤、割喉，以及因吊、惊、溺而昏迷，多配伍活血疗伤之品，如活地鳖虫、自然铜、乳香、血竭等，如回生丹：巴豆（去壳研，用纸包压数次，去净油，用净末）6g，活地鳖虫（取雄性活地鳖虫，洗净，去足，放瓦上小火焙黄，研细末）15g，自然铜（放瓦上木炭火烧红，入好醋淬，片刻取出，再烧再淬，连制九次，为细末）9g，炙乳香（每30g用灯心7.5g同炒枯，共研细，吹去灯心，净末）6g，飞陈血竭 6g，飞朱砂 6g，麝香（后入）0.7g，以上各药研极细末，储入小口瓷瓶，密封备用。成人每用 0.5g，小儿 0.25g，酒冲服。牙关不开者，鼻饲之。严重者可连服 2 次。苏醒后宜避风调养。若苏醒后转心腹痛者，此瘀血未净，急取白糖 60g，热黄酒或开水化服，自愈。如服后见大便下紫血状者，则效更著。

(4)用量

成人内服每日 0.1~0.3g，外用适量。

(5)用法

内服或外用。

13. 朱培庭

(1)炮制

朱教授应用巴豆多制霜用。

(2)应用

治疗急性单纯性、化脓性阑尾炎，阑尾周围脓肿。

(3)配伍

多配伍解毒通腹之品，如雄黄、生大黄，如疗痫丸：巴豆霜 1 份，生大黄 1 份，明雄黄 2 份，共为细面调匀，装入胶囊备用，每丸含生药 0.3g，以温开水送服 1~2 丸、药后 3~4 小时不大便可再服 1 丸。以后每日 1 丸，连服 2~3 天后停服。服本丸 2~3 天后，自觉症状基本消失，右下腹尚存深压痛者可加用红藤煎（红藤 30g，赤芍 15g，枳壳 9g，木香 9g，败酱草 15g，生甘草 6g）。

(4)用量

成人每日 0.1~0.2g。

(5)用法

制丸内服，以大便通畅为宜。

(6) 疗效

治疗急性阑尾炎，阑尾周围脓肿 241 例，结果：治愈者
109 例，占 45.2%，无效改手术者 132 例，占 54.8%。治愈
109 例中，单用疗痈丸者 54 例，加用中药红藤煎者 54 例，加
用西药穴位封闭者 3 例。

14. 陈百平

(1)炮制

陈老应用巴豆多制霜用。

(2)应用

治疗癫痫、精神分裂症属痰火炽盛者。若属寒证或虚火者
则忌用。

(3)配伍

多配伍涤痰、泻火之品，如胆南星、黄连等，如巴星散：
巴豆霜 0.3g，胆南星 10g，川黄连 5g，共为细末，此为 1 日
量，分 3 次服。

(4)用量

成人每日 0.3g。

(5)用法

分 3 次内服。以日泻 4~5 次稀便为宜。

15. 陈意柯

(1) 炮制

陈师应用巴豆多取壳烧炭用。

(2)应用

治疗寒性腹泻、痢疾。

(3)配伍

多配伍解毒定痛之品，如蜂蜡，如巴蜡丸：将巴豆壳烧炭，研细，与溶化的蜂蜡 1∶2 混合均匀，制成黄豆大小，每次餐前服用 5~7 粒，温水送下，每日服 2~3 次，一般 2~3 天即显良效。

(4)用量

成人每日 0.3g。

(5)用法

分 2~3 次内服。

16. 李鸣真

(1)炮制

李教授应用巴豆多生用。

(2)应用

治疗胆囊炎、胆石症急性发作。

(3)配伍

多配伍清理肝胆湿热的大柴胡汤加减，先服生巴豆末 100mg，如投药 4 小时未见排便，可再增 1 剂，待便通呕止后，再易以大柴胡汤加减。

(4)用量

成人每日 0.1g~0.2g。

(5)用法

分 2 次内服。以日泻 4~5 次稀便为宜。

17. 李耀先

(1)炮制
李老应用巴豆多制霜用。
(2)应用
治疗牛皮癣、风癣。
(3)配伍
多配伍攻毒化痰、祛风止痒之品，如斑蝥、雄黄、砒石、生川乌、生草乌、白矾、川椒、川槿皮、白芷等，如牛皮癣药膏［详见：砒石］，外敷患处。
(4)用量
适量。
(5)用法
制膏剂外用。

18. 何世英

(1)炮制
何老应用巴豆多焙干用之。
(2)应用
治疗小儿尿毒症伴腹水。
(3)配伍
多配伍攻毒之品，如蟾蜍，如蟾蜍散：蟾蜍 2 只，巴豆 14 粒，焙干后研细末，分 4 天服。以上是 13 岁儿童用量，13

岁以下酌减。

(4)用量

13岁以上儿童每日服0.05～0.1g。

(5)用法

分3次内服。

19. 吴运仓

(1)炮制

吴老应用巴豆时，用黄蜡炸之。

(2)应用

治疗乳癖。

(3)配伍

多配伍解毒定痛之品，如黄蜡，如巴蜡丸：巴豆（去皮取仁）120g，黄蜡120g，先将黄蜡置锅内用文火熔化，再将巴豆仁倒入炸之，约经6～7分钟，以巴豆仁变深黄色为度，离火，滤出黄蜡溶液（此液有毒，不可再用），迅速将巴豆仁摊于竹筛上，并不时搅动，勿使相互黏结，待巴豆仁上之黄蜡凝后收起备用。每日3次，每次5粒，温开水送下，1个月为1个疗程，停药10天，再服第2个疗程，以愈为度。

(4)用量

成人每日0.1～0.3g。

(5)用法

分3次内服。

(6) 疗效

治疗乳癖458例，除3例癌变外，其余455例全部治愈。

其中 2 个疗程治愈者 323 例, 3 个疗程治愈者 117 例, 4 个疗程以上治愈者 15 例。

20. 严苍山

(1)炮制

严先生应用巴豆多制霜用。

(2)应用

治疗痢疾。

(3)配伍

多配伍解毒通腹、行气止痛之品, 如生大黄、黄芩、沉香、丁香、木香、白芍等, 如痢疾散: 巴豆霜 3.1g, 生川大黄 6.3g, 黄芩 6.3g, 净硼砂 9.4g, 当归 6.3g, 沉香 6.3g, 丁香 3.1g, 木香 6.3g, 白芍 6.3g, 甘草 6.3g, 上药共研极细末, 瓷瓶收贮。每服 0.3g, 每日 2~3 次, 可单独服用, 也可与芍药汤等同服。

(4)用量

成人每次 0.015g。

(5)用法

每日 2~3 次内服。

21. 余无言

(1)炮制

余先生应用巴豆多去皮膜用。

(2)应用

◀◀◀◀◀

治疗疔疮痈疽等。

(3)配伍

多配伍清热解毒之品，如雄黄、生大黄，如痈疔百效丸：巴豆（去皮膜）9g，明雄黄9g，生大黄9g，各研细末，再共研极细末，加飞罗面，醋糊为丸如梧桐子大。轻者每服4～5丸，重者每服7～8丸。如极重或疔疮走黄者，可服10～12丸，用白开水送下。务必使患者得3～5次之大泻，症乃可愈。体虚，俟泻2～3次后，予冷开水或稀薄粥以饮之，泻可立止。每泻1次，则痛苦与肿势必减轻1次。

(4)用量

成人每日0.1～0.3g。

(5)用法

每日1次内服。逐日加量，以日下水样便三五次为度。

(6)验案举例

例1：塾师裴子良，患手发背，红肿灼痛，憎寒发热。先以药膏外敷，冀其肿消，不效。次日复求余治，余乃以痈疔百效丸六粒与之，服后大泻四五次；而最后一次，泻下如痰状。于是肿消痛止，消灭无形而愈。

例2：刘某，年36岁，起一发背，已四五日矣。红晕如盘，灼痛如火。急投以痈疔百效丸，大泻七八次，其肿顿消，其痛亦减，次日，消散殆尽。复予以清热解毒之剂，数服而愈。

例3：王某，年二十余，患臀部湿疮，大如指头，红肿热痛，脓水甚多。已延医治之一月而无效。先令服痈疔百效丸，大泻多次，其痛即减，红肿亦消。后复予以清血解毒利湿之剂，七日而痊。

例4：家三姐于十余岁时，即常发喉痛证，最后一次，治愈不复发者已十余年。前年秋，又复发。咽喉肿塞，痛不可忍，饮食不进者六日，只能吮入茶水少许耳。诊之断为热毒上攻，急与以痛疗百效丸八粒，研碎，用开水缓缓灌下。服后觉心如火焚，愈觉不安。告之以大便泻后自当轻快。不数时，果泻出燥粪甚多。泻至六七次，其痛若失，而喉肿亦渐消，次晨即能啜粥一大碗。后用煎剂清理余毒，数日而痊。

22. 张连波

(1)炮制

张先生应用巴豆多生用。

(2)应用

治疗慢性肺痈。

(3)配伍

多配伍宣肺排脓之品，如桔梗、杏仁、百部、薏苡仁等，如用巴豆400mg，去皮心，切细，分两次冷白开水送服。另以桔梗12g，杏仁12g，百部12g，百合12g，北沙参12g，薏苡仁30g，生甘草6g，煎汤服之。

(4)用量

成人每日0.4g，以后逐渐减量。

(5)用法

每日2次内服。

(6)验案举例

陈某，男，46岁，农民。咳吐脓血，延已两载。近来吐脓夹紫暗血块，排出不畅，胸部闷痛难忍，痰涌气息喘促，大便数日未行。舌质紫，苔灰厚腻，脉弦虚滑。X线示：肺脓疡伴空洞、脓胸。痰瘀脓毒结聚于肺，恐正气暴脱，急拟劫痰排脓。巴豆400mg，去皮心，切细，分两次冷白开水送服。另以桔梗12g，杏仁12g，百部12g，百合12g，北沙参12g，薏苡仁30g，生甘草6g，煎汤服之。翌日复诊时告之，巴豆服下，脘部有灼痛感，腹痛，大便共泻七八次，呕吐白色黏沫痰2次，咯脓血盈碗，胸部闷痛顿减，气喘轻松。继将巴豆减至每次150mg，原汤药不变。继服5日，病情已较稳定，但仍有呕泻反应。遂以原法，巴豆再减至每次100mg，并无明显不适反应。连服一月，诸症若失。

23. 张赞臣

(1)炮制

张老应用巴豆时，内服多制霜，外用多生用。

(2)应用

治疗疔疮、痈疽。

(3)配伍

治疗疔疮痈疽多配伍攻毒、化痰、活血散结之品，如砒石、斑蝥、蟾酥、制乳香、制没药等，如代刀散〔详见：砒石〕，外掺于疮头上。消散独灵丸〔详见：蟾酥〕，内服，治疗一切痈疽、疔疖、热毒弥漫、红肿疼痛、根脚坚结，或兼有大便秘结者。痈疗百效丸：巴豆肉（略去油）9g，大黄30g，明雄黄30g，共捣如泥，加入荞麦粉、陈醋适量，制丸如绿豆大。每次服10丸，温开水送下。

(4)用量

成人内服每日 0.1~0.3g，外用适量。

(5)用法

制丸剂内服或制散剂外用。

24. 郑金福

(1)炮制

郑教授应用巴豆多制霜：先将巴豆置砂锅内文火炒至微黄、去外皮，再用双层纸包裹压碎，微热半小时，去1次油。

(2)应用

治疗急性粒细胞性白血病。

(3)配伍

多配伍攻毒抗癌、活血之品如雄黄、生川乌、乳香、郁金等，如抗白丹：雄黄3g，生川乌3g，乳香3g，郁金3g，槟榔3g，巴豆（去外皮）3g，朱砂3g，大枣7枚，前5味药共研细末，制巴豆（如上法），煮熟大枣去皮及核，与上述6药混合，充分捣匀，合丸如黄豆大，可制药丸约90粒，朱砂为衣，风干贮瓶。成人每天4~8丸，小儿每天1~4丸，清晨开水1次送服，连服3~5天，休息1天。先从小剂量开始逐步加量，以保持大便每天4~5次为度。在第7~28天期间，取回回蒜外敷中脘穴周围，出现水泡用三棱针放尽泡液，外涂调药（地榆炭、麦芽炭等分，研末，加香油调匀），每日数次，直至水泡愈合。在用本药过程中，间用一种或数种化疗药物，5天为1个疗程，化疗期间，停服抗白丹。

(4)用量

成人每日 0.13~0.26g。

(5)用法

每日 1 次内服。

(6)疗效

治疗急性粒细胞性白血病 6 例，结果部分缓解 2 例，未缓解 4 例，缓解率为 33.3%。缓解者为急性粒细胞性白血病和红白血病各 1 例；抗白丹合化疗治疗急性粒细胞性白血病 4 例，完全缓解 1 例，部分缓解 2 例，未缓解 1 例，缓解率为 75%，有效者均为急性粒细胞性白血病。

25. 周石卿

(1)炮制

周教授应用巴豆多制霜用。

(2)应用

治疗水蛊腹胀大。

(3)配伍

多单用，取巴豆 15 粒，去硬壳皮膜，捣细。粗纸包，压去油取霜，米汤糊为丸，如赤小豆大。每日服 1 次，第 1 次服 2 丸，第 2 次服 3 丸，第 3 次服 4 丸。以日下水样便六七次为度。而后配用香砂六君子汤合景岳和中饮、鳖甲煎丸等。

(4)用量

成人每日 0.1~0.3g。

(5)用法

每日 1 次内服。逐日加量，以日下水样便六七次为度。

26. 姜春华

(1)炮制

姜老应用巴豆多制霜用。

(2)应用

治疗各种原因引起的肝硬化腹水。

(3)配伍

多配伍消瘀破积、健脾利气、健胃助消化之品如干漆、陈皮、苍术等，如巴漆丸：巴豆霜 1.5g，干漆（微熬去烟）10g，陈皮 10g，生苍术 10g，上药共研细粉，蜜水调和令匀，捻丸如绿豆大小。现做现服，不可太干，太干了服后不化，完粒排出，又不可研碎服，否则刺激胃部引起恶心呕吐，对食道静脉怒张者恐因此引起出血，故以不干不湿，质软易化为度。每次服 1.5g，如不泻可渐增至 2.1g、3g，最高剂量可至 4.5g。

(4)用量

成人每日 0.1～0.3g。

(5)用法

内服，以能泻出多量水为准。每日服 1 次或 2 次，或隔日 1 次，或数日 1 次。每日服 1 次者，可于清晨空腹服下，服后吃热粥一碗，以助药力，每日服 2 次者，另 1 次可于下午 3 时服用，为避免患者夜间排便，下午 3 时以后勿服为佳。

(6)注意事项

由于本方攻逐水饮力量很强，对人的体力有一定损伤，因此，凡有以下情况者不可运用本方：有肝昏迷迹象者；有极显著之食道静脉曲张或多次大量呕血黑粪者；兼有其他合并症，如高热、门静脉血栓形成者。

凡病情极度严重，体力极衰者或服巴漆丸至 3g 以上连续数日仍无泄者，治疗难以见效，宜及早采用其他方法；腹水退尽后，仍须服汤药一段时期以资巩固；在治疗期间，可根据中医传统，结合西医治疗原则，予以低盐低脂饮食，腹水退尽后可逐渐增加饮食中盐分。此外亦可酌情给维生素等；有食道静脉曲张者，于病程中仍须注意骨刺及粗硬食物，以免引起出血；服药后发生泄泻并伴有腹部剧痛者，可服阿司匹林 0.3g 即止。

27. 柯与参

(1)炮制

柯老用巴豆多去油用。

(2)应用

治疗胃癌。

(3)配伍

多配伍攻毒抗癌、活血之品，如雄黄、青黛、陈石灰、胆南星、生牡蛎、五灵脂、桃仁、红花、三棱、莪术、蜈蚣等，如化瘀消瘤丸 [详见：斑蝥]，每次 3g，每日 2 次，饭后服。治疗肝胃受损，血瘀痰结型胃癌。

(4)用量

成人每日 0.15g。

(5)用法

制丸剂分 2 次内服。

28. 施维锦

(1)炮制

施老应用巴豆多制霜用。

(2)应用

治疗重型急性阑尾炎（化脓性、坏疽性阑尾炎，阑尾周围脓肿，急性阑尾炎并发腹膜炎）与复杂型阑尾炎（年老体弱或合并其他夹杂症的阑尾炎、复发性阑尾炎）。

(3)配伍

治疗多配伍解毒、通下之品，如芒硝、大黄等，如施氏肠痈方Ⅰ.巴豆、生大黄，共研细末，装入肠溶胶囊，每颗含巴豆霜 0.08g，生大黄粉 0.25g，顿服 1 ~ 2 颗，温开水吞服。Ⅱ.乳香 90g，没药 90g，木香 120g，川厚朴 180g，生大黄 180g，蜜泛为丸，如梧桐子大。每日 3 ~ 4 次，每次 3g，首剂可与Ⅰ方同时口服，也可略迟 30 分钟后服。阑尾周围脓肿除同样口服上述丸剂外，每日加皮硝 60g，外敷肿块处。患者症情稳定后再服用肠痈汤 [赤芍 15g，桃仁 15g，白花蛇舌草 30g，枳实 15g，生大黄粉（冲）3 ~ 9g，制半夏 9g] 5 ~ 7 剂，水煎服，以资巩固。

(4)用量

成人每日 0.08 ~ 0.16g。

(5)用法

装入肠溶胶囊内服，以防止消化道副反应发生。

(6)疗效

治疗重型及复杂型阑尾炎 218 例，结果：166 例治愈

◀◀◀◀◀

（76.15%），无效 52 例（23.85%）。本法治疗近期出现并发症者 11 例（5.05%）。

29. 高艳秋

(1)炮制

高师应用巴豆多用巴豆仁。

(2)应用

治疗创伤性关节炎。

(3)配伍

多单用，如天灸疗法：取生巴豆 50~60 粒，去壳，除去果仁外膜，捣碎如泥，备用；凡士林 30g，用酒精灯加热将其烊化，趁热将巴豆泥倒入，搅拌均匀，随之将其摊涂于 7cm×7cm 纱布上（纱布外敷以等大的塑料布以防药膏外渗染衣）贴敷阿是穴或患处，外用绷带包扎固定，4~6 小时后，待患者敷贴处发痒难忍时，揭除纱布及药膏，以起红色斑疹或小水泡为佳。每周 1 次。

(4)用量

适量。

(5)用法

制膏外敷。

(6)疗效

治疗陈旧性踝关节扭伤 35 例，结果：治愈 28 例，显效 3 例，有效 2 例，无效 2 例，总有效率 94.29%。随访 3 年仅复发 1 例。

(7)验案举例

董某，男，23岁，运动员。2006年5月27日初诊。患者半年前跳远时不慎扭伤右踝关节，伤后右外踝前外侧局限性肿胀、疼痛。X线示：右踝关节骨质无明显异常。自行局部冷敷，1周后肿痛逐渐消退，近1个月来右踝关节活动后肿痛又作，不能负重，于当地诊所予以针灸治疗，未见好转。查体：右踝部外侧微肿，局部有明显压痛，关节跖屈、背伸轻度受限。诊断为陈旧性踝关节扭伤，治疗予以生巴豆外敷阿是穴处，1次后，肿胀消失，疼痛减轻；3次后，已无行走后疼痛，随访至今未见复发。

30. 桂梦熊

(1)炮制

桂老应用巴豆多制霜用。

(2)应用

治疗胃癌。

(3)配伍

治疗胃癌多配伍攻毒抗癌、化痰、活血之品，如制川乌、半枝莲、姜半夏、红丹参等，如胃积糖浆：制川乌3g，姜半夏9g，巴豆霜0.15g，炼赭石15g，枳壳9g，半枝莲30g，红丹参9g，白茅根30g，鸡内金12g，党参9g，上药浓熬取汁，加白糖15g，制成糖浆200ml，装瓶备用，每日3次，每次20ml。

(4)用量

成人每日0.015g。

(5)用法

制糖浆内服。

31. 郭志远

(1)炮制

郭老应用巴豆多生用、制霜或炒炭用。

(2)应用

治疗疟疾、消化性溃疡、久泻久痢、鼓胀、肠痈、蛔厥、骨痨流痰（骨髓炎、骨结核、多发性脓肿等）、难产、喉痹（白喉、急性扁桃体炎、扁桃体周围脓肿、急性咽炎及咽部脓肿等）、急惊风等。

(3)配伍

治疗疟疾多配伍攻毒之品，如雄黄，如取端午棕尖 1 个，独蒜 7 枚，雄黄 10g，巴豆霜 3g，捣为末备用。疟疾临发前，撒少许于膏药上贴眉心，止即去之。

治疗消化性溃疡用巴豆霜配合辨证论治。

治疗腹泻久痢（急慢性肠炎及慢性痢疾）：单用巴豆炒炭，对体虚老人慢性泄泻亦有效。

治疗鼓胀（肝硬化腹水）多配伍以毒攻毒之品，如轻粉，如取巴豆霜 3g，轻粉 1.5g，外敷于脐上，一般 1~2 小时后，即可水泻。

治疗肠痈（急慢性阑尾炎、阑尾脓肿）多配伍解毒通下之品，如芒硝、大黄，如巴豆 1g，朱砂 1.5g，芒硝 15g，大黄 10g，共研细末，外敷阑尾处。

治疗蛔厥多配伍乌梅丸。

治疗骨痨流痰（骨髓炎、骨结核、多发性脓肿等）多配伍滋阴扶正之品如猪脚等，如巴豆猪脚汤：巴豆60g，猪脚1对，水炖烂，不加食盐，服汤食肉。

治疗难产多配伍开窍之品，如麝香等，如用巴豆7粒、蓖麻7粒，麝香少许，研末调饼，贴脐。

治疗喉痹（白喉、急性扁桃体炎、扁桃体周围脓肿、急性咽炎及咽部脓肿等）用生熟巴豆各半，去油为末，吹入喉部，引起呕吐，排出痰涎或伴有腹泻。

治疗惊风、急惊风多配伍清热之品，如石膏等，如用巴豆、生石膏、赭石、朱砂等药研末顿服。慢惊风多配伍健脾之品，如白术等。

(4)用量

成人内服每日0.1～0.3g，外用适量。

(5)用法

内服或外用。

(6)注意

内服巴豆中毒的主要表现为急性胃黏膜损伤，严重可致死亡。加工巴豆时，可产生急性接触性皮炎，局部出现红斑，灼热感和瘙痒，严重者可发热，白细胞增加，尿中出现蛋白质及少量红细胞。常用绿豆、大豆汁或冷米汤解毒，防风与甘草同服也可解救。

32. 贾堃

(1)炮制

贾老应用巴豆多制霜用。

(2)应用

治疗小儿蛔虫腹痛、伤食发热、肺炎、癫痫等及成人癌痛。

(3)配伍

治疗小儿蛔虫腹痛多配伍杀虫之品，如雄黄、干漆等，如安虫散：巴豆霜3g，雄黄0.3g，干漆（炒烟尽）0.6g，共研为细粉。1～3岁，每次0.03～0.06g；3～6岁，每次0.06～0.09g；6～9岁，每次0.09～0.15g；9～12岁，每次0.15～0.3g。每日服2次，温开水送下。

治疗小儿伤食发热多配伍通腹之品，如大黄等，如大黄干姜散：大黄30g，巴豆霜3g，干姜30g，共研成细粉。1～3岁，每次0.03～0.06g；3～6岁，每次0.06～0.09g；6～9岁，每次0.09～0.15g；9～12岁，每次0.15～0.3g。每日服1次，以泻为度，泻后改服楂曲槟钙散。

治疗小儿肺炎痰热壅盛多配伍化痰、宣肺之品，如明雄黄、清半夏、胆南星、僵蚕、杏仁等，如星蚕雄砂散：明雄黄6g，巴豆霜6g，清半夏3g，胆南星3g，僵蚕3g，薄荷3g，杏仁3g，朱砂6g，钩藤3g，共研细末。1岁以内，每次0.06～0.12g；1～3岁，每次0.12～0.15g；3～6岁，每次0.15～0.18g；6～9岁，每次0.18～0.3g；9～12岁，每次0.3～0.5g。每日服2次，温开水送下。星霜散：明雄黄6g，巴豆霜6g，胆南星6g，朱砂3g，青黛30g，毛橘红9g，全蝎6g，僵蚕12g，大黄9g，东楂肉9g，制服法与星蚕雄砂散相同。

治疗小儿癫痫发作多配伍息风镇惊之品，如蝎尾、赭石等，如妙圣丹：明雄黄6g，巴豆（去油）3枚，蝎尾6g，赭石6g，苦杏仁6g，共研为细末，蒸枣肉为丸，如梧桐子大。1岁以内，每次半丸；1～3岁，每次1丸；3～6岁，每次2丸；

6~9岁，每次3丸；9~12岁，每次4~6丸。每日服3次，用广木香煎汤送下。

治疗癌痛多配伍活血化瘀、软坚逐水之品，如红蓼子、阿魏、急性子、大黄、甘遂等，如香蓼子酒：红蓼子60g，巴豆10粒，阿魏15g，急性子15g，大黄15g，甘遂10g，麝香1.5g，上药各捣为末，合在一起，纳入猪尿脬内，再加白酒500g。外敷痛处，痛止停药。

(4)用量

小儿内服每日0.04~0.3g，外用适量。

(5)用法

内服或外用。

33. 黄仁礼

(1)炮制

黄师应用巴豆多去壳用：其技术处理关键在于破硬壳而不伤种仁外白膜，这样既可保证攻下寒积的有效成分适度溶出，又不至溶出太多而产生副作用。具体要求是：入汤剂前，先用钝器轻轻敲破，去硬壳而不伤白膜，入汤煎煮前，再仔细检查，里面种仁白膜有无破损，白膜破损则不用，用之则可能产生较强毒副反应。

(2)应用

应用本品两条戒律：一是强调本品阳刚雄猛，非寒证不能用。二是强调积邪坚固，非邪实不能用。辨证要点为脉沉迟而细，重按弦紧；舌体胖，舌色淡或青灰，苔水滑或润；病程较长而体未大衰。

(3)配伍

多配伍解毒定痛之品，如蜂蜡等，如巴蜡丸：将巴豆壳烧炭，研细，与溶化的蜂蜡 1∶2 混合均匀，制成黄豆大小，每次餐前服用 5~7 粒，温水送下，每日服 2~3 次，一般 2~3 天即显良效。

(4)用量

用 2~4 粒生巴豆就有肯定疗效，一般用 2~3 粒即可。确属急、难、重症而又体实者，用 3~4 粒。1 剂未达疗效者，再用第 2 剂，也可用市售巴豆霜（取 0.6g 分装胶囊，分 3 次服），可作参考。

(5)用法

巴豆在高温煎煮过程中，其脂肪油随煎煮时间长短不同溶出量亦不同，所以一般不宜久煎，每次以 15~20 分钟为宜，每剂药可煎 2~3 次，3 次药液混匀口服为宜。如服药后温通攻下功效暂不显著，再服第 2 剂，切忌操之过急。

(6) 验案举例

例1：曾某，女，26 岁，护士，1987 年 3 月 16 日初诊。剧烈腹痛。患者腹痛反复发作，每次腹痛在左中上腹，无固定痛点，经 B 超检查肝、胆、脾、胰、肾、血、尿常规无异常。痛点较集中在左肋下，服阿托品疼痛未缓解，呈进行性加剧至休克，即收住院救治。BP 50/30mmHg，检测各项指标均正常，肌注杜冷丁后稍缓解，延余会诊。诊见：患者面青无华，少气懒言，精神疲惫，冷汗淋漓，脉沉细弦。每发则大便 3~4 天不解。诊断：气积腹痛休克，证属寒凝气滞痰结。治宜温经破结，散寒行气。方以化滞丸加减。处方：巴豆（炒至焦黑，加醋半汤匙炒干）3g，三棱 10g，莪术 10g，青皮 10g，陈皮

10g，木香10g，黄连5g，法半夏15g，丁香（后下）6g，水煎服。服1剂，痛止。再服之，恶心欲吐，坐卧不宁，少顷，呕出黄涎，腹中鸣响，大便得通，霍然轻快。17年未复发。

例2：郭某，男，86岁，2002年11月5日初诊。小便不通5天。小便排出不畅约2年，本次发病因外感咳嗽加重，继之小便不通而导尿。双肺可闻少许湿啰音。X线胸部摄片：双中下肺云雾状阴影。血象检查白细胞正常。尿分析：尿蛋白（±），尿胆红素（＋），白细胞（＋＋）；镜下检查：红细胞4～6个/HP，白细胞2～4个/HP，脓细胞（＋）。彩色B超检查：双肾盂少量积水，膀胱充盈，前列腺4.2cm×5.1cm×3.9cm，突入膀胱2cm，形态不规则，内部回声不均。心电图检查：右束支Ⅱ度传导阻滞。BP 110/65mmHg。收入门诊观察治疗，用西药治疗效微而请中医诊治。诊见：面青灰暗，精神萎靡，平素常咳嗽胸闷，痰涎清稀，四肢欠温，小腹膨隆，尿闭不通，舌淡、苔滑，脉沉细弱。诊断：老年气虚小便癃闭，证属脾虚气弱，肺失治节，肾气不化，水积膀胱。治宜补气宣肺，温通开闭。处方：黄芪30g，红参15g，炒白术15g，桔梗10g，麻黄10g，苦杏仁12g，防风12g，生巴豆（去壳不伤白膜）4粒，水煎取汁300ml，分3次服。上午11时服1次未效，14时再服，约1分钟后自觉腹中有热流入小腹，急欲排尿，尿管自行脱落，畅解小便约400ml，顿觉轻松。2剂尽，小便通畅。继用肾气丸、补中益气汤加巴豆2粒以善后，2天1剂，调理月余而愈。随访1年未复发。

34. 董廷瑶

(1)炮制

董老应用巴豆多制霜用。

(2)应用

治疗小儿癫痫，疳痰，虫积腹痛，胃呆腹胀，大便酸臭，气急痰壅，类惊风等。

(3)配伍

多配伍化痰、安神之品，如制胆星、朱砂等，如保赤散：巴豆霜9g，制胆星30g，朱砂30g，六神曲45g，上为细末，小儿六个月至一岁1次0.09g，二岁至四岁1次0.15g。温开水送服。

(4)用量

六个月至一岁每次0.008g，二岁至四岁每次0.013g。

(5)用法

制散剂内服。

(6)病案举例

陆某，女，5岁，1993年9月8日初诊。痫病3年，一月数发。近月发作频繁，发则目睛上翻，喉痰鸣响，口吐涎沫，四肢痉搐不已，神识昏蒙，约数分钟后苏醒。经多次脑电图检查，诊断为癫痫，经多方治疗罔效。刻诊：面色苍白，形神呆钝，夜眠惊惕易醒，舌苔厚腻，脉弦带滑，大便干结，间日而行。证属痰浊壅结，蒙蔽清窍，亟须豁痰开窍。先予吞服保赤散0.3g，每日2次，连服4天；继服董氏涤痰镇痫汤：皂角、钩藤（后下）、石菖蒲各6g，明矾1g，川贝、橘红、胆南星各

3g，天竺黄、竹沥半夏、竹节白附子各9g，青龙齿（先入）15g，10剂。

二诊：服保赤散后，便泄日2～3次，泻下2条寸许长如手指粗胶痰，次日又下1条；继服汤药，呕吐1次，均系胶固顽痰。服完10剂，喉中痰浊已化，神识转清，气顺便畅，夜眠转安。近因感新邪，咳嗽痰多，纳谷不馨，舌苔白腻，痰结松动兼感外邪，治拟疏化风痰。方药：藿香、苏梗、杏仁、竹沥半夏、朱茯苓、天竺黄各9g，胆南星、橘红各5g，天浆壳7枚，14剂。

三诊：药后咳停脘和，前日痫发，仅见手足轻微抽搐，瞬息即止，苔转薄润，表邪已化，神识清明，唯身软脉弱正虚元弱。再拟扶正治本，予服董氏定痫丸，每日化服3g，连服40天后病情稳定，痫证未发，胃纳亦旺，继以六君子汤出入调理善后。

35. 焦中华

(1)炮制

焦师应用巴豆多制注射剂及口服液用。

(2)应用

治疗恶性肿瘤。

(3)配伍

单独用，制注射剂及口服液。注射剂供肌肉注射，每次2～4ml，每日1～2次。口服液每次10～30ml，每日2～3次。均长期连续应用。本组病例用药均在1个月以上。在用巴豆制剂期间停用其他抗癌药物。

(4)用量

成人每次 0.06g。

(5)用法

制注射剂及口服液，供肌肉注射或口服。

(6)疗效

治疗恶性肿瘤 30 例，结果：完全缓解 1 例，部分缓解 4 例（16.67%），稳定 17 例（56.67%），恶化 8 例（26.67%），总有效率 73.33%。

(7)病案举例

李某，女，35 岁。颈部、腘窝有肿物，两处取活检病理诊为何杰金氏病。1983 年经用化学药物治疗肿瘤消失。1985 年肿瘤复发，因白细胞低，不宜再用化疗，改用巴豆注射剂。连续用药 60 支/90 天，肿瘤完全消失。为巩固疗效，继用 600 支/150 天。至 1990 年 5 月已 5 年未复发，恢复正常工作。

36. 焦树德

(1)炮制

焦老应用巴豆多制霜用。

(2)应用

治疗早期肝硬化的肝脾肿大、小儿疳积、疥疮。

(3)配伍

治疗早期肝硬化的肝脾肿大多配伍温中健脾、活血化痰、行气利水之品，如党参、干姜、白术、砂仁、肉桂、桂枝、吴萸、川乌、川椒、桃仁、红花、三棱、莪术、皂角刺、炙山甲、牡蛎、昆布、乌贼骨、香附、厚朴、枳实、茯苓、泽泻

等，如痞气丸：巴豆霜 1.5g~2.5g，黄连 24g，厚朴 18g，吴
萸 9g，泽泻 9g，白术 9g，枳实 12g，黄芩 9g，茵陈 9g，干姜
4.5g，砂仁 6g，党参 9g，茯苓 9g，川乌 9g，川椒 9g，桃仁
9g，红花 9g，香附 12g，肉桂 4.5g，三棱 9g，莪术 9g，皂角
刺 3g，生牡蛎 12g，炙山甲 6g，昆布 12g，乌贼骨 6g，山楂核
9g，桂枝 9g，炼蜜为丸，每丸重 3g，每日服 2 次，每次 1~2
丸（以大便微泄为度），温开水送下，有的服一剂即可见效，
有的须服三四剂才见效。

治疗小儿疳积用含有巴豆霜的"保赤散"、"铁娃散"。

治疗疥疮多配伍杀虫之品，如用巴豆（去壳）配胡桃仁、
大风子、水银等，捣如泥膏状，外擦。

(4)用量

成人内服每次 0.06~0.25g，外用适量。

(5)用法

制丸散内服。每次约有数厘即可，如服巴豆霜后腹泻不
止，服冷稀粥或饮冷开水可得缓解。注意此时不要饮热粥或热
水。还可制膏外敷。

(6)病案举例

史某，男，30 岁，工人。1958 年曾患慢性病毒性肝炎，
1961 年在北京某医院发现肝大，经反复检查，诊断为肝硬化，
经中西药治疗无效，且症状愈来愈加重。遂于 1962 年 4 月 5
日来诊。主要症状为胃脘发胀，两胁胀痛，左侧较重，腹鸣，
大便溏，每日 2 次，两眼眶疼痛，经常鼻衄，全身倦怠乏力，
脊柱上半段疼痛，下午五心烦热，夜难入睡且多梦，面色晦
暗，舌质边尖绛红，苔白，右脉弦滑，左脉弦。尤为突出的是
胃脘处有一大痞块如覆盘（肝大），［横径（左肋弓下缘和左

胸骨旁线交点处与右肋弓下缘和右乳中线交点处）12.5cm，直径（剑突下正中线处）8cm]，质较硬，表面光滑，压痛（±）。脾未触及。腹水征阴性。化验结果：血清总蛋白7.20g/dl，白蛋白3.85g/dl，球蛋白3.35g/dl，麝浊20单位，麝絮（＋＋＋＋），谷丙转氨酶290U/L。中医辨证为脾之积——"痞气"。积块（肝大）为渐积而成，非朝夕可去，须渐渐消磨，若攻之太急，反伤正气，正伤则积愈痼。故先用调肝和中之法，佐以软坚消积、疏达气血之品。服用汤药，同时配用"烂积丸"（黑丑、山楂、陈皮、枳实、青皮、大黄、莪术、三棱、槟榔、红曲，醋水泛制为小丸），每日2次，每次3g，随汤药服。治疗一个半月，症状有所减轻，但未全消，痞块（肝大）略见缩小（横11cm，竖6cm），肝功能也有好转。患者自觉症状已减，但肝仍很大，宜改用丸药为主，以消除积块。根据李东垣"痞气丸"方随证加减，配制丸剂常服。处方：巴豆霜1g（研入），黄连15g，吴茱萸4.5g，厚朴9g，枳实7.5g，砂仁3g，大腹皮6g，人参3g，白术6g，茯苓4.5g，焦神曲9g，黄芩6g，茵陈9g，茜草根3g，炮姜4.5g，泽泻3g，制川乌2.5g，川椒2.4g，三棱6g，莪术6g，皂角3g，昆布6g，海藻6g，生牡蛎9g，共为细末，炼蜜为丸，每丸重3g，每日2次，每次1～2丸，以大便通畅、溏软为度。服用本丸后，诸症均减轻，肝大不但缩小，而且变软。仍守本方稍事加减（有时加桂枝、鳖甲、山楂核、香附、红花，去大腹皮、昆布、海藻；有时加乌贼骨、炙山甲、木通等），并配制丸药8次，服用15个月，自觉症状全消，面色光泽红润，身体健壮，痞块明显缩小，横径7.2cm，竖径3.1cm，肝功能检查也逐步趋于正常，血清蛋白正常，麝浊5单位，麝絮

（＋），谷丙转氨酶124U/L。此时又根据《内经》"大积大聚，衰其大半乃止"即调理中焦、健运脾胃、病块不攻自能逐步消除的训嘱，嘱病人改服香砂养胃丸（白术、茯苓、香附、砂仁、苍术、厚朴、陈皮、甘草、木香、山楂、神曲、麦芽、藿香、莱菔子、枳壳、半夏、党参，共为细末，水泛为小丸），每日2次，每次服5~6g，温开水送服，以收功。

1968年秋随访，早已停药，参加全日正常工作已数年，一般的体力劳动均能胜任。查体：肝仅能触及，质地柔软。身体很健壮。1971年10月再访：数年来一直参加正常工作。查体：肝已不大，无所苦。1975年5月又访，身体健壮，工作正常。

参考文献

1. 高学敏．新世纪全国高等中医药院校规划教材·中药学（供中医药类专业用）[M]．北京：中国中医药出版社，2002，9．

2. 方厚贤．老中医方行维临床验方简介 [J]．现代中医，1995，29（4）：199．

3. 王焘奇．巴豆膏治疗6例下肢溃疡 [J]．上海中医药杂志，1959，8：28~29．

4. 史兰陵，史培泉编著．癌症中医治验 [M]．济南：山东科学技术出版社，1990．

5. 孟宪益，夏翔．中国中医秘方大全·内科分卷 [M]．上海：文汇出版社，1989，10．

6. 秦万章，唐汉钧．中国中医秘方大全·外科分卷

［M］．上海：文汇出版社，1989，10.

7. 刘嘉湘．中国中医秘方大全·肿瘤分卷［M］．上海：文汇出版社，1989，10.

8. 孙秉严，孙丽瀛．孙秉严40年治癌经验集［M］．华龄出版社，1997，11.

9. 朱良春．中国百年百名中医临床家丛书·朱良春［M］．北京：中国中医药出版社，2001，1.

10. 甘肃新医药学研究所主编．柯与参医疗经验荟萃［M］．兰州：甘肃人民出版社，1984，2.

11. 史宇广，单书健．当代名医临证精华·肿瘤专辑［M］．北京：中医古籍出版社，1992，10.

12. 朱云．张连波用巴豆、雄黄救治危重症两例［J］．上海中医药杂志，1995，10：35.

13. 上海中医研究所．现代名老中医名著重刊丛书·张赞臣医疗经验［M］．北京：人民卫生出版社，2005，10.

14. 郭一民，郭建生，曾伟刚．郭志远运用巴豆临床经验［J］．辽宁中医杂志，2006，33（6）：654.

15. 黄仁礼．巴豆临证运用心得［J］．新中医，2004，36（10）：68.

16. 黄金昶．"以毒攻毒"、"温阳"、"破瘀"、"通利二便"四法治疗肿瘤之我见［J］，中国医刊，2006，2b（1）：189~190.

17. 史宇广，单书健．当代名医临证精华·癫狂痫专辑［M］．北京：中医古籍出版社，1992，10.

18. 高艳秋．天灸疗法治疗陈旧性踝关节扭伤35例［J］．江西中医药，2008，39（4）：63.

19. 贾召. 中国百年百名中医临床家丛书·贾堃 [M].
北京: 中国中医药出版社, 2002, 3.

20. 崔应珉. 中华名医明方薪传·肿瘤 [M]. 郑州: 郑
州大学出版, 1997, 9.

21. 焦中华, 顾振东, 宋茂美. 巴豆制剂治疗恶性肿瘤30
例 [J]. 山东中医学院学报, 1990, 14 (5): 38~39.

22. 焦树德. 用药心得十讲 (第2版) [M]. 北京: 人民
卫生出版社, 1995, 10.

23. 焦树德. 树德中医内科 [M]. 北京: 人民卫生出版
社, 2005, 5.

◀◀◀◀◀

附录　常用剧毒
中药的不良反应的救治

临床上若能熟练掌握前述剧毒中药的性味功效、临床适应证及用法剂量等，一般不会发生严重的毒性作用。但长期应用还是存在一定的毒性作用的。为此，我们补充了这一节，一旦出现不良反应应及时根据具体情况进行如下救治。

一、急性中毒

一般不多见。

（一）西医救治

1. 救治原则

立即停用有关制剂；支持治疗；清除尚未吸收或已被吸收的毒药等；解毒治疗；对病对症治疗。

2. 支持疗法

卧床休息。适当补液，以维持水、电解质平衡。酸中毒时可静滴 5% 碳酸氢钠。补充维生素 B、维生素 C 等。

3. 去除胃肠道毒物

轻者灌入药用炭糊剂（药用炭 20 ~ 30g，鸡蛋清 3 ~ 5只），或通用解毒剂（2 份活性炭，1 份鞣酸，1 份氧化镁的混合剂，亦可用 2 份烧焦的馒头片，1 份氧化镁置于 1 杯浓茶中代替）15 ~ 20g，以吸附毒物。重者催吐，消化道出血、惊厥、昏迷者禁用此法，因其可诱发或加重消化道出血、惊厥、昏迷等。用 0.9% 氯化钠溶液洗胃。洗胃后灌入 50% 硫酸钠 60ml，20% 甘露醇导泻。

4. 促进毒物排出

轻者可给服较多量的白开水，或利尿：大量输液，如 5% 葡萄糖氯化钠 1500ml，维生素 C 4.0g，维生素 B_6 300mg，并适当给予辅酶 A、ATP、肌苷、地巴唑等静滴，并用利尿剂、脱水剂，以增加尿量。严重中毒者积极采用血液净化疗法，如血液透析、血液灌流、血浆置换疗法，以加快毒物排出。

5. 解毒

用糖皮质激素无效。或用特效解毒剂：如砷剂（如砒霜）、汞剂（如轻粉）等。中毒者选①二巯丙磺酸钠：每次 5mg/kg，第 1 天 3~4 次静脉注射，第 2 天 2~3 次静脉注射，第 3~7 天 1~2 次静脉注射，共 7 天为 1 个疗程。毒性较小，不良反应较少。注射后偶有面部发热、恶心、头晕、面色苍白、心率加快等，但经 10 分钟左右即可自行消失。也可供肌肉、皮下、静脉注射。②二巯基丁二酸钠（DMS）：系广谱解金属毒药，毒性较低，对肾脏有刺激性，可出现蛋白尿和管型，少数可有血清 GPT 中度升高，不良反应主要有头晕、头痛、口臭、恶心、乏力、四肢酸痛等，多见于第一次注射后。应新鲜配制使用，不可加热。用法：首剂 2g 加入灭菌注射用水 10~20ml 中静脉注射（在 10~15 分钟内注射完），以后每次 1g，每日 1~3 次，连用 3~5 天；也可肌肉注射，每日 2 次，每次 0.5g。③乙酰消旋青霉胺：其对肾脏的毒性较青霉胺小，每日剂量 1g，分 4 次口服。不良反应有乏力、头晕、恶心、腹泻、尿道排尿灼痛。少数出现发热、皮疹、淋巴结肿大等过敏反应和粒细胞减少。

6. 对病治疗

急性中毒性胃炎者：上腹部疼甚者，可予蛋清水、稀藕粉、牛奶等或丽珠得乐，呕吐甚者用吗丁啉。腹泻时，用鞣酸蛋白 1~2g，每日 3 次。严重腹痛者，可选颠茄片。

急性中毒性心脏病者：积极保护心肌用 1，6 – 二磷酸果糖、极化液等。

心律失常者：心率缓慢者一般可用阿托品、山莨菪碱。出现频发多源性室性早搏、Ron – T 型室性早搏、快速型室性阵发性心动过速、混乱性心律失常，应予利多卡因，首剂 0.1 ~ 0.2g，加入 50% 葡萄糖 20ml 中静脉注射，无效时可重复 1 ~ 2 次，奏效后再予 0.2g 加入 10% 葡萄糖 300ml，以 2 ~ 4mg/min 速度静脉滴注，维持 12 ~ 24 小时；室颤和扭转型心动过速予以电击复律；房室传导阻滞或停搏时，予异丙肾上腺素 0.5 ~ 2mg 加入 10% 葡萄糖液 500ml 中静脉滴注。I、II度房室传导阻滞、心动过缓、癫痫史、利多卡因过敏者均禁用利多卡因。

急性充血性心力衰竭者：可选利尿剂、多巴胺等。有房室传导阻滞者，可用阿托品 0.5 ~ 1mg 皮下注射，必要时 2 ~ 3 小时重复注射，每日 3 ~ 4 次，直至奏效止。

惊厥者：立即予异戊巴比妥 0.25 ~ 0.5g（小儿则按每千克体重 3 ~ 6mg/次计算）用灭菌注射用水配制后缓慢静脉注射，以迅速制止惊厥，但应注意防止呼吸中枢受到抑制或血压下降。其他抗惊厥方法如巴比妥类、水合氯醛灌肠、肌内注射地西泮等。

休克者：扩充血容量，纠正酸中毒。补液：以 5% 葡萄糖氯化钠溶液为主，24 小时总量在 2000 ~ 3000ml；应补入维生素 C、ATP、辅酶 A、辅酶 Q_{10} 等。

呼吸衰竭者：予吸氧，并迅速予以呼吸兴奋剂尼可刹米、安钠咖、洛贝林交替应用。必要时给氧、针灸、气管插管及用简易呼吸器。

阿 – 斯综合征者：立即用肾上腺素、阿托品、碳酸氢钠。

必要时用多巴胺或多巴酚丁胺，大剂量皮质激素（地塞米松静注 60mg/d，3~5 天后撤减）。同时进行心肺复苏。

急性中毒性脑病者：合理氧疗、改善脑循环、改善脑细胞代谢，促进神经细胞功能恢复药物如胞二磷胆碱、茴拉西坦、脑活素、乙酰谷酰胺、还原型谷胱甘肽等。

昏迷者：立即予纳洛酮 0.01mg/kg，静滴，必要时 15 分钟后重复给药，总量可达 10mg。

（二）中医救治

1. 救治原则

立即停用有关制剂；清除尚未吸收或已被吸收的毒物等；解毒治疗；辨病辨证论治。

2. 去除胃肠道毒物

轻者：吸附：灌入药用炭糊剂（药用炭 20~30g，鸡蛋清 3~5 个，牛乳 200~300ml）以吸附毒物。导泻：厚朴 10g，生大黄 15g，以水 100ml，煎至 60ml 顿服。中、重度者：催吐：惊厥、昏迷者禁用此法，因其可诱发或加重惊厥、昏迷等。洗胃：若患者服药困难，可按常规插入胃管，用盐水或绿豆汤反复多次洗胃。昏迷、惊厥发作时均应慎用；食道静脉曲张、主动脉瘤、消化性溃疡者，孕妇均应禁用。导泻：芒硝

15～30g，冲服。番泻叶 15g，开水泡服。

3. 促进毒物排出

轻者：多饮白开水，或绿豆、白糖适量煎汤服。中、重度者：利尿：车前草 30g，白茅根 30g，水煎服；五苓散 18g，白糖 30g，水调服；绿豆甘草解毒汤：绿豆 120g，生甘草 30g，丹参 30g，连翘 30g，石斛 30g，白茅根 30g，大黄 15～30g，水煎服，24 小时 2 剂，必要时 6 小时 1 剂。

4. 解毒

甘草 125g，水煎频服；生黄豆 120g，生绿豆 60g，共捣碎加入米泔水服下，每日 2 次；蜂蜜 60g，绿豆 120g，甘草 30g，水煎频服；香油 30g，红糖 30g，五倍子粉 12g，调和后急灌。

5. 辨病辨证论治

急性中毒性胃炎者：有急性中毒性胃炎者，若为热邪犯胃者，用连朴饮加减；若为寒邪客胃者，用良附丸加减。

急性中毒心脏病者：若为心肾阴虚者，用参麦饮合六味地黄汤加减，或用参麦注射液 40ml 加入 5% 葡萄糖 100ml 中静滴，每日 1 次；若为心肝血瘀者，用血府逐瘀汤合失笑散加减，或用丹参注射液 20ml 加入 50% 葡萄糖 100ml 中静滴，每日 1 次。

心律失常者：若为肝肾阴亏虚者，用三甲复脉汤合酸枣仁汤加减；若为心肾阳虚者，用急救回阳汤加减。

急性充血性心力衰竭者：若为心肾阴虚者，用参麦注射液40ml加入5%葡萄糖100ml中静滴；若为心肾阳虚者，用参附注射液40～80ml加入5%葡萄糖200ml中静滴。

急性中毒性休克者：若为心肾阴脱者，用固阴煎加减，或用参麦注射液60ml加入5%葡萄糖200ml中静滴，每日1次；若为心肾阳脱者，用人参四逆汤加减，或用参附注射液40～100ml加入5%葡萄糖250ml中静滴，每日1次。

惊厥者：用五虎追风散加减：白附子5g，僵蚕150g，天南星5g，蜈蚣1条，甘草30g，水煎服，每4小时1次。

昏迷者：用菖蒲郁金注射液10～20ml加入5%葡萄糖100ml中静滴，每日1次。

急性中毒性脑病者：若为风毒袭脑者，用五虎追风散加减；若为痰浊留脑者，用祛风导痰汤加减。

二、慢性中毒

（一）西医救治

1. 救治原则

立即停用有关制剂；支持治疗；清除已被吸收的毒物等；解毒治疗；对病对症治疗。

2. 支持疗法

卧床休息。促进毒物排出，利尿，补液，以维持水、电解质平衡，酸碱平衡。补充维生素 C 4.0g，维生素 B$_6$ 300mg，并适当给予辅酶 A、ATP、肌苷、地巴唑等静脉滴注。必要时可用利尿剂、脱水剂以增加尿量。

3. 解毒

谷胱甘肽 100mg，每日 2 次，肌注或缓慢静注。或用特效解毒剂：如砷剂、汞剂中毒者选二巯基丙醇 0.1～0.2g 肌注，4～6 小时 1 次，此后逐渐减少到 1 日 2 次，连用 3～5 天。二巯丙磺钠：慢性中毒时 1 天 2 次，用药 3 天，休息 4 天，为 1 个疗程，一般用 5～7 个疗程。二巯基丁二酸钠（DMS）：每日 1 次静注，每次 1g，用药 3 天，休息 4 天，为 1 个疗程，一般总量 6～8g。

4. 对病治疗

慢性中毒性胃炎者：详见"急性中毒"节。

慢性中毒性肝病者：可适当选用少数品种，避免滥用。保肝用葡醛内酯、肌醇、辅酶 A、二氯醋酸二异丙胺、还原型谷胱甘肽、促肝细胞生长素，重度者积极采用血液净化疗法，以防治肝衰竭。

慢性中毒性心脏病者：详见"急性中毒"节。

慢性中毒性肾病者：利尿、保肾用维生素 E、氨氯地平、依那普利、肾必安注射液等。

慢性中毒性肾功能衰竭者：积极采用血液净化疗法，以防肾衰竭。

慢性中毒性脑病者：详见"急性中毒"节。

（二）中医救治

1. 救治原则

立即停用有关制剂；解毒治疗；辨病辨证论治。

2. 解毒

绿豆甘草解毒汤：绿豆 120g，生甘草 30g，丹参 30g，连翘 30g，石斛 30g，白茅根 30g，大黄 15 ~ 30g，水煎服，24 小时服 1 剂。

3. 辨病辨证论治

慢性中毒性胃病者：若为脾胃阴虚者，用益胃汤合竹叶石膏汤加减；若为脾胃阳虚者，用黄芪建中汤加减。

慢性中毒性肝病者：若为肝肾阴虚者，用一贯煎合青蒿鳖甲汤加减；若为脾肾气虚者，用补中益气汤合肾气丸加减。强力宁、田基黄注射液等可适当选用。

慢性中毒性心脏病者：若为心肾气阳亏虚者，用保元汤合桂附地黄丸加减；若为心肾气阴亏虚者，用炙甘草汤合六味地黄丸加减。参麦注射液、复方丹参注射液等可适当选用。

慢性中毒性肾病者：若为肺肾气虚者，用玉屏风散合右归丸加减。若为肝肾阴虚者，用六味地黄丸合建瓴汤加减。黄芪注射液、红花注射液可适当选用。

慢性中毒性脑病者：若为心脾气虚，痰阻者，用洗心汤加减；若为脾肾阳虚，瘀阻者，用还少丹加减。

参考文献

1. 郭晓庄. 有毒中草药大辞典［M］. 天津：天津科技翻译出版公司，1992，3.

2. 方克美，杨大明，常俊. 急性中毒治疗学［M］. 江苏科学技术出版社，2002，10.

3. 叶任高，陆再英. 普通高等教育"十五"国家级规划教材·全国高等学校教材·内科学（第6版）［M］. 北京：人民卫生出版社，2004，2.